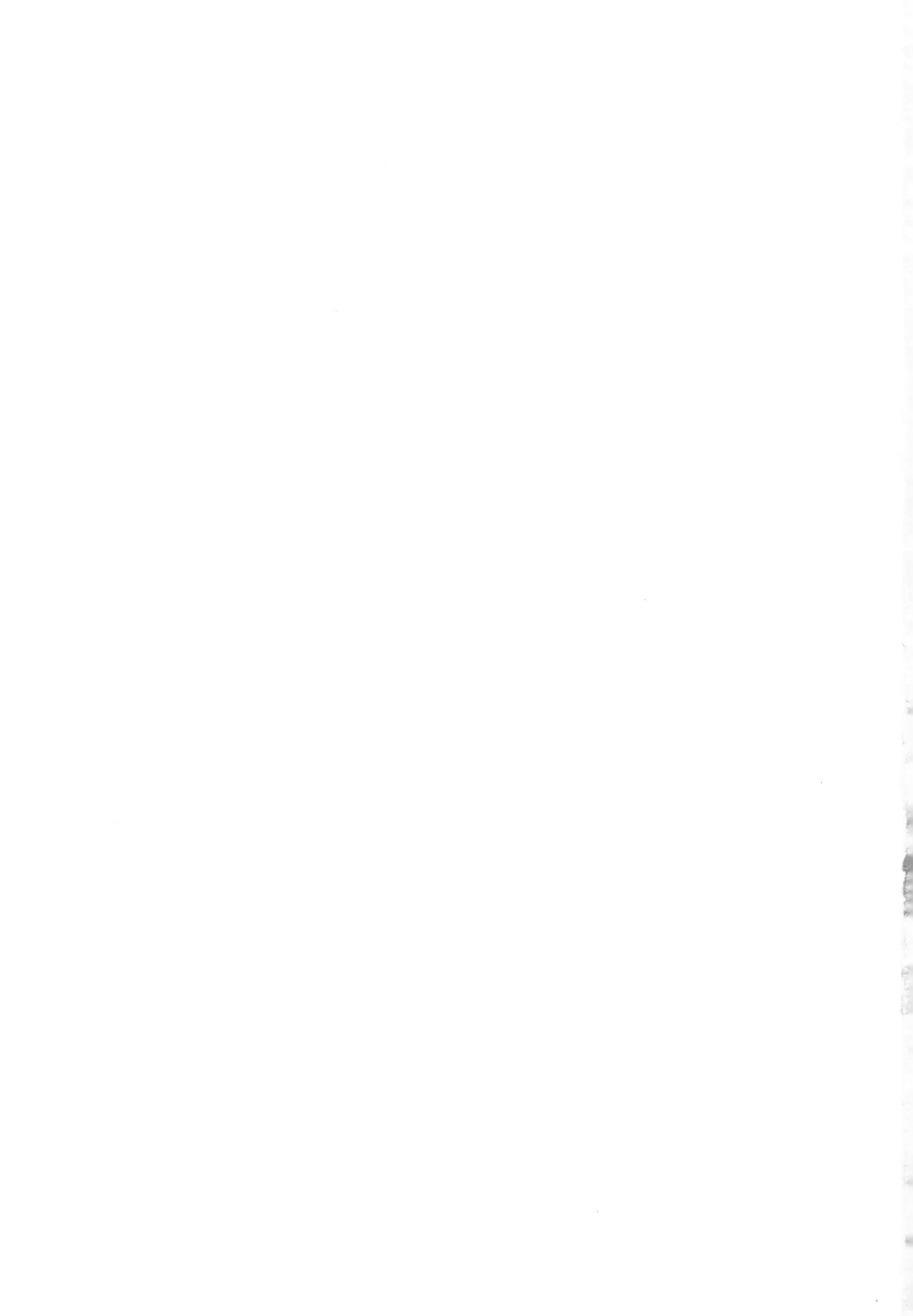

"水利血防理论与关键技术研究与应用"项目成果获2014年度大禹水利科学技术一等奖

水利血防理论与技术

卢金友 王家生 等 著

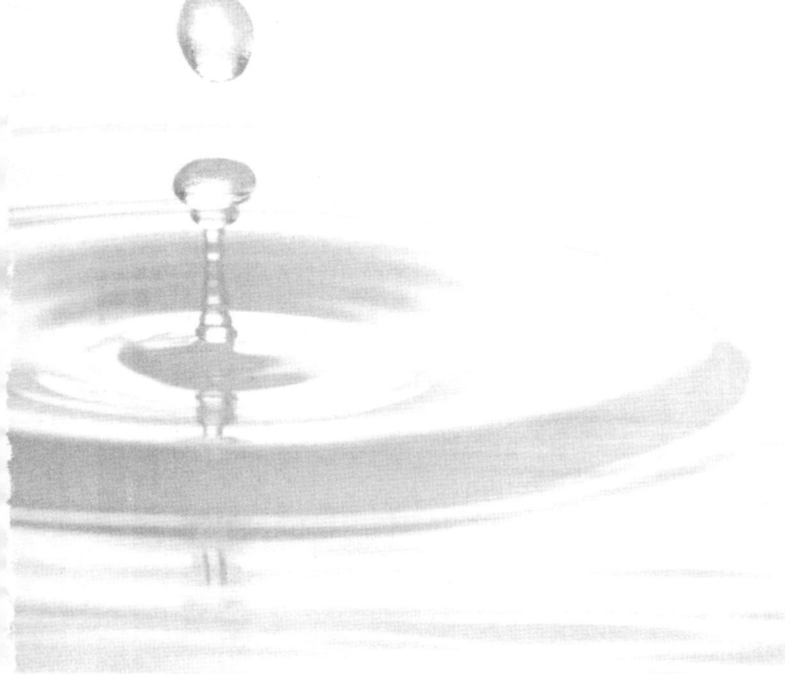

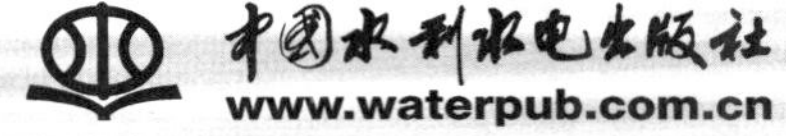

内 容 提 要

本书介绍了血吸虫病及其传播规律，血吸虫唯一中间宿主钉螺的生态学特征、运动规律和扩散规律，水利工程对钉螺扩散和血吸虫病传播的作用与影响，水利血防原理与措施，水利血防技术与工程实践等，既有水利血防的基础理论，又有水利血防技术与工程实践，具有较强的科学性、系统性和实用性。

本书可供从事水利血防技术研究、工程建设、工程运行管理及血吸虫病防治等工作的相关人员使用，也可供大专院校相关专业师生参考。

图书在版编目（CIP）数据

水利血防理论与技术 / 卢金友等著. -- 北京 : 中国水利水电出版社, 2015.12
ISBN 978-7-5170-3896-2

Ⅰ. ①水… Ⅱ. ①卢… Ⅲ. ①水利工程－灭钉螺②血吸虫病－防治 Ⅳ. ①R184.38②R532.21

中国版本图书馆CIP数据核字(2015)第296700号

书　　名	水利血防理论与技术
作　　者	卢金友　王家生　等 著
出版发行	中国水利水电出版社 （北京市海淀区玉渊潭南路1号D座　100038） 网址：www.waterpub.com.cn E-mail：sales@waterpub.com.cn 电话：(010) 68367658（发行部）
经　　售	北京科水图书销售中心（零售） 电话：(010) 88383994、63202643、68545874 全国各地新华书店和相关出版物销售网点
排　　版	中国水利水电出版社微机排版中心
印　　刷	北京嘉恒彩色印刷有限责任公司
规　　格	184mm×260mm　16开本　18.75印张　347千字
版　　次	2015年12月第1版　2015年12月第1次印刷
印　　数	0001—2500册
定　　价	**78.00**元

七 律 二 首

送 瘟 神

毛泽东

一九五八年七月一日

（一）

绿水青山枉自多，华佗无奈小虫何！
千村薜荔人遗矢，万户萧疏鬼唱歌。
坐地日行八万里，巡天遥看一千河。
牛郎欲问瘟神事，一样悲欢逐逝波。

（二）

春风杨柳万千条，六亿神州尽舜尧。
红雨随心翻作浪，青山着意化为桥。
天连五岭银锄落，地动三河铁臂摇。
借问瘟君欲何往，纸船明烛照天烧。

序

血吸虫病曾以“大肚子病”为人们所熟知。该病曾在新中国成立前的南方猖獗流行，造成大量群众死亡，致使田园荒芜，满目凄凉。毛主席在《七律二首·送瘟神》诗篇中描述的“千村薜荔人遗矢，万户萧疏鬼唱歌”，就是对当时许多“罗汉村”“棺材田”的悲惨写照。1949 年新中国成立后，党和政府高度重视，开展了大规模的防治工作，经过 60 多年的努力，钉螺面积、血吸虫病患病人数及受威胁人口均大幅度减少，取得了举世瞩目的成就。

钉螺是血吸虫病唯一中间宿主，控制钉螺扩散成为防控血吸虫病的关键手段之一。水利血防主要是通过水利工程措施改变钉螺生存环境，防止钉螺孳生扩散，从而达到控制血吸虫病传播的目的，是血吸虫病防治工作中的重要组成部分。从 20 世纪 80 年代末开始，长江水利委员会长江科学院联合相关单位，结合理论研究、分析计算与试验，交叉融合水沙动力学、生态学等多学科，对钉螺的水力学特性，钉螺在水中的运动规律、扩散规律及水利工程建设运行对钉螺和血吸虫病扩散的影响机理等进行了深入研究，并结合不同类型的水利工程研究提出了沉螺池、中层取水、抬洲降滩、控制水位灭螺、渠系硬化等一系列水利血防工程措施。这些水利血防工程措施在许多水利工程建设中得到推广应用，并取得了良好的效果。“水利血防理论及关键技术研究与应用”成果也获得了 2014 年度大禹水利科学技术一等奖。

《水利血防理论与技术》一书凝结了长江水利委员会长江科学院 20 多年来在水利血防方面的研究成果，对水利血防理论与技术的基础研究和工程实践作了较全面的总结，内容涵盖了血吸虫病的传播规律、钉螺生态学特征、钉螺运动规律、钉螺扩散规律、水利工程对钉螺扩散的影响规律、水利血防原理与措施、水利血防新技术以及水利血防工程实践等 8 个方面，既有水利血防的理论成果，又有水利血防技术与工程实践，具有很强的科学性、系统性和实用性，为水利血防规划、工程设计、建设与运行管理等提供了参考与指导，也是水利血防科研人员与一线工作人员很好的参考书与工具书。该书的出版对我国水利血防技术进步与推广应用将起到重要的推动作用。

中国工程院院士 郑守仁

2015 年 10 月

前言

血吸虫病是世界卫生组织（WHO）确定的六大重点热带病之一，是仅次于疟疾的第二大热带病。血吸虫病的传播已在77个国家有文献记载，其中52个国家面临的感染风险大，目前全球估计有6亿人口受威胁，感染人口约2亿。全球早期的国家级大规模血吸虫病防治规划均起始于控制中间宿主螺类，1972年WHO召开的血吸虫病专家委员会第一次会议，提出了以消灭中间宿主螺类为主的血吸虫病防治策略，以达到控制全球血吸虫病的传播。

日本血吸虫病在我国流行有很长历史，是我国主要寄生虫病之一。我国古代的史书上有很多关于血吸虫病的记载。血吸虫病在我国分布较广，新中国成立以前曾广泛流行于长江流域及其以南的江苏、浙江、安徽、江西、福建、上海、湖南、湖北、广东、广西、云南、四川等12个省（自治区、直辖市）。新中国成立初期，全国累计钉螺面积143亿m^2，血吸虫病患病人数达1160万，其中晚期病人60万，受血吸虫病威胁的人口超过1亿。

新中国成立以来，党和政府对人民健康非常关注，高度重视血防工作，开展了大规模的血吸虫病防治工作。经过60多年的努力，我国血吸虫病防治工作取得了举世瞩目的成就，历史上12个血吸虫病流行省（自治区、直辖市）中，上海市、浙江省、福建省、广东省、广西壮族自治区已先后达到传播阻断标准，以山丘型流行区为主的四川省和云南省以及以湖沼型流行区为主的江苏省已达到传播控制标准，以湖沼型流行区为主的安徽省、江西省、湖北省、湖南省已达到疫情控制标准。

钉螺是日本血吸虫病唯一中间宿主，控制和消灭钉螺可以有效控制血吸虫病扩散。由于血吸虫病传播环节多、钉螺孳生环境复杂，需采取卫生、水利、农业、林业等各种措施相互配合，综合治理来控制和消灭血吸虫病。水利结合血吸虫病防治主要是通过江湖治理、堤防工程、节水灌溉、人畜饮水和小流域综合治理等水利工程，改变钉螺生存环境，防止钉螺孳生扩散，从而达到减少人群感染血吸虫病几率的目的，水利结合血吸虫病防控是血吸虫病防治工作中的重要组成部分。

20 世纪 90 年代以前，水利血防理论和技术研究很少。自 20 世纪 80 年代末以来，长江水利委员会长江科学院与湖北省血吸虫病防治研究所等单位合作，采用原型观测资料分析、室内和野外现场试验、理论分析相结合的方法对钉螺运动、扩散规律，水利工程运行对钉螺和血吸虫病扩散的影响与预防策略、水利血防技术等开展了系统研究，相关研究成果的提出和应用对 20 多年的水利血防工作有着直接的推动作用，具体研究内容将在本书各章中分别介绍。

本书共分 8 章，由长江水利委员会长江科学院有关专业人员撰写。第 1 章介绍了血吸虫病在国内外的基本情况及其传播规律，水利血防研究现状及其在我国血吸虫病防控中的作用，由卢金友、王家生、徐学东撰写；第 2 章介绍了钉螺的生态学特征，由徐学东、闵凤阳、朱孔贤撰写；第 3 章介绍了钉螺的基本特性和运动规律，由闵凤阳、李凌云撰写；第 4 章介绍了钉螺随水流纵向扩散和随水位横向扩散的机理，并讨论了洪水对钉螺扩散的影响，由李凌云撰写；第 5 章分析了三峡工程、引调水工程、平垸行洪、退田还湖工程等水利工程对钉螺扩散的影响，由卢金友、王家生、李凌云、徐学东、朱孔贤撰写；第 6 章介绍了各种水利血防工程措施（阻螺、灭螺措施）和非工程措施，由卢金友、王家生、朱孔贤、闵凤阳撰写；第 7 章介绍了旋流排螺、大流量引水防螺等水利血防新技术，由王家生、卢金友、李凌云撰写；第 8 章通过列举典型工程实例分析了已有水利血防工程措施的运行效果，由徐学东、闵凤阳撰写。

在本书的编写过程中，得到了湖北省血吸虫病防治研究所、长江水利委员会血吸虫病防治领导小组办公室、长江勘测规划设计研究院、湖南省血吸虫病防治所、江苏省血吸虫病防治研究所、江西省寄生虫病防治研究所、安徽省寄生虫病防治研究所、三峡大学等单位的大力支持，对此，一并表示衷心的感谢！此外，谨借此机会向奋战在水利血防工作一线的管理人员、工程技术人员和医护人员等致以崇高的敬意！

限于撰写人员的水平，书中难免有疏漏和不妥之处，敬请读者批评指正。

作者

2015年10月

目　　录

第1章

绪　论

1.1　血吸虫病及其传播规律

1.1.1　世界血吸虫病流行概况

血吸虫病是血吸虫成虫寄生在人或其他哺乳动物的肠系静脉和肝脏附近门静脉系统的血管里，在那里吸血、产卵、排出毒素而引起的一种疾病。血吸虫病是世界卫生组织（WHO）确定的六大重点热带病之一，就社会经济与公共卫生重要性而言，血吸虫病是仅次于疟疾的第二大热带病（Zhou 等，2005；Utzinger 等，2005）。寄生于人体的血吸虫有日本血吸虫（*Schistosoma japonicum*）、埃及血吸虫（*Schistosoma haematobium*）、曼氏血吸虫（*Schistosoma mansoni*）、间插血吸虫（*Schistosoma intercalatum*）、湄公血吸虫（*Schistosoma mekongi*）和马来血吸虫（*Schistosoma malayensis*）6 种。其中，日本血吸虫病分布在亚洲的中国、日本、菲律宾和印度尼西亚，这种血吸虫是藤田 1846 年在日本山梨县甲府市首先发现的，故名日本血吸虫病；埃及血吸虫病分布在非洲及西亚地区；曼氏血吸虫病分布在中南美洲、中东和非洲；湄公血吸虫病流行于泰国、老挝、柬埔寨等；间插血吸虫病流行于中部非洲 10 个国家。中国只流行日本血吸虫病，简称血吸虫病。

血吸虫病的传播已在 77 个国家有文献记载，其中 52 个国家面临的感染风险最大。目前全球估计有6亿人口受威胁，感染人口约2亿，其中80%以上感染者和大部分严重病例分布于非洲撒哈拉以南地区。虽然一些国家的有效防治使感染人数显著减少，如中国、巴西、埃及、菲律宾及中东一些国家（如突尼斯、沙特阿拉伯王国），但由于大多数是发展中国家，尤其是非洲撒哈拉以南的国家，极端贫困，极差的卫生条件，缺乏卫生保健与人们对疾病的无知，加上人口显著增加与人口流动，导致疾病扩散，目前总的趋势感染人数还在增加。如不采取特别预防措施，水资源发展将加剧血吸虫病的流行（Chitsulo等，2000）。最显著的例子是世界最大的人工湖——位于加纳的沃尔特湖（Lake Volta）建成后，沿湖村90%以上的儿童感染了埃及血吸虫病，其中大部分人出现血尿。在北塞内加尔，20世纪80年代后期在塞内加尔河上建成地亚马（Diama）大坝以后，曼氏血吸虫病暴发流行，迄今仍未得到控制（陈名刚，2002）。

通过科学、有效的防治规划和措施，一些国家的血吸虫病防治取得了巨大成就，感染人数显著减少，这些国家包括中国、巴西、埃及、菲律宾及中东一些国家（如突尼斯、沙特阿拉伯王国）。中国、巴西和埃及的经验表明，血吸虫病的患病率可以在有国家级控制规划及有一定财力资源的地区得到控制。埃及、伊拉克、约旦、利比亚、阿曼等国的疫情均是通过群体化疗、健康教育及局部灭螺等综合措施将血吸虫病控制在较低水平（吴晓华等，2003）。

全球早期的国家级大规模血吸虫病防治规划均起始于控制中间宿主螺类，埃及早在1950年就成立了国家螺类防治局，专门组织协调全国血吸虫病防治。1972年，WHO召开的血吸虫病专家委员会第一次会议，提出了以消灭中间宿主螺类为主的血吸虫病防治策略，以达到控制全球血吸虫病的传播。1978年，WHO血吸虫病专家委员会第二次会议虽然主张采用综合性防治措施，但在报告的12条技术建议中，有8条与灭螺有关（WHO）。在全球血吸虫病流行的国家中，目前只有日本、黎巴嫩、突尼斯、伊朗和加勒比地区的一些岛国阻断了血吸虫病传播，达到了消除血吸虫病的目标。以日本为例，日本自1914年起开展全国性血吸虫病防治工作，一直采取以消灭钉螺为主的防治策略，包括环境改造和化学灭螺，并开展对患者、病畜的检查与治疗。由于日本第二次世界大战后经济的迅速复苏，通过改造钉螺滋生环境为主的综合防治措施，1977年后，无新病例发生，最终消灭了日本血吸虫病，成为世界上第一个宣布消灭血吸虫病的国家。1984年，鉴于当时重度流行国家主要在非洲不发达地区的实际情况及安全有效的吡喹酮、奥沙尼喹等药物已推广使用。因此，WHO血吸虫病专家委员会第三次会议上提出了以病情控制（morbidity control）为导向、化疗为主的防治策略。1991年WHO血吸虫病专家委员会

第四次会议上，又重申了这一以化疗为主的血吸虫病防治策略（周晓农等，2009）。

进入21世纪后，WHO在总结各国实践经验的基础上，提出了在不同流行地区可以采取阻断传播和控制疾病两种不同的策略：即大多数流行严重的国家应以病情控制为目标，但在血防工作有一定基础、感染率很低的地区，以阻断传播为防治目标；要达到阻断传播目标，必须开展螺蛳控制措施，以最终达到消除血吸虫病传播的目标（Engels 等，2002）。

1.1.2 我国血吸虫病流行概况

1.1.2.1 血吸虫病流行与防治历史

日本血吸虫病在我国流行有很长历史，是我国主要寄生虫病之一。我国史书上有很多关于血吸虫病的记载，公元前16—前15世纪，就有表达晚期血吸虫病腹水的“蛊”字。据考证，古医书里有关水毒、蛊毒的记载，包括了现代血吸虫病的主要症状（毛守白，1990）。20世纪70年代，长沙马王堆出土的西汉女尸和湖北江陵出土的西汉男尸内均检出了大量血吸虫卵，这是至今世界上日本血吸虫在人体寄生最早的证据，证实日本血吸虫病在我国的流行至少已有2000多年历史。虽然受科技发展水平的限制，我国古医书未能科学地叙述血吸虫病的流行概况和生活史，但对患病季节、感染过程、临床症状和流行区域的描述，与现在了解情况很相似。1905年，Catto氏在一个死于新加坡的中国人的肠系膜血管内发现成虫，同年，美籍医师罗根（Logan）在湖南省常德一名18岁的陈姓居民的粪便中检测出血吸虫虫卵，血吸虫病才逐渐被我国医务工作者认识和了解（郑江，2009）。此后，一些科学家和医务工作者开展了一些调查，但由于社会体制的原因，新中国成立前的数十年只进行了一些自发的零星研究，更谈不上进行任何防治工作，见诸报道的有关血吸虫病调查和防治研究报告仅20余篇。由于血吸虫病感染力强，传播环节多，流行范围广，WHO将血吸虫病列为所有寄生虫病中分布范围最广的疾病，其感染率位居水传播疾病的首位。

我国血吸虫病分布较广，新中国成立以前曾广泛流行于长江流域及其以南的江苏、浙江、安徽、江西、福建、上海、湖南、湖北、广东、广西、云南、四川12个省（自治区、直辖市）。新中国成立初期，全国累计钉螺面积143亿m^2，血吸虫病患病人数达1160万，其中晚期病人60万，受血吸虫病威胁的人口超过1.0亿（郭家钢，2006）。

新中国成立以来，党和政府对人民健康非常关注，高度重视血防工作，开展了大规模的血吸虫病防治工作，经过60多年的努力，我国血吸虫病防治工作取得了举世瞩目的成就。至 1995 年，已有广东、上海、福建、广西、浙江 5 个省（自治区、直辖市）达到了血吸虫病传播阻断标准。

20 世纪，我国血吸虫病防治大致可以分为两个阶段：1955—1988 年和 1989—1998 年（袁鸿昌，1999）。1955 年党中央发出了“全党动员，全民动手，消灭血吸虫病”的号召，指出消灭血吸虫病是一项政治任务，必须全党动员、全民动手，将消灭血吸虫病工作进行到底，同时，从中央到地方都成立了血吸虫病防治领导小组；制定了防治血吸虫病的方针、政策与措施，提出了“积极防治，采取综合性措施”的方针与策略，强调防治初期以达到血吸虫病传播控制和传播阻断作为防治目标，以环境改造灭螺为主的综合防治为主要防治策略。1958 年江西省余江县首先消灭血吸虫病，毛泽东写下了《七律二首·送瘟神》著名诗篇，极大地鼓舞了广大人民群众和血防工作人员战胜血吸虫病的决心，从此血防工作不断向前发展，血吸虫病防治取得了巨大的成就，疫区面积大为缩小，病情显著减轻。尚未控制的 118 个县、市，主要分布在水位难以控制的江湖洲滩地区和人烟稀少的大山区。

但自 1980 年以来疫情呈徘徊态势，局部地区呈严重回升的趋势，大有“瘟神”卷土重来之势。全国钉螺面积自 1980 年的 27.5 亿 m^2，增加到 1988 年的 34.7 亿 m^2，增加幅度为 26%（图 1.1.1）。原已达到基本消灭标准的湖南汨罗市、湖北黄冈等县、市，由于螺情回升，疫情反复，又重新划为流行区。1989 年夏季，武汉市内杨园地区在短期内发生大批急性血吸虫病人，引起了人们对城市血吸虫病的重视。疫区广大群众与职工希望政府采取有力措施，治理“虫害”，再送“瘟神”。1989 年，国务院主持召开长江流域五省血防会议，加强了对血吸虫病防治的领导，协调各方面的力量搞好血防工作；提出了以化疗为主结合易感地带灭螺的综合治理、科学防治方针，制定了防治规划；加强湖区和大山区血吸虫病流行规律的研究，调整了血防策略，制定了控制和消灭血吸虫病标准；改变管理机制，引进世界银行贷款，鼓励社会参与，狠抓组织落实。血吸虫病的防治工作又出现了新的局面。

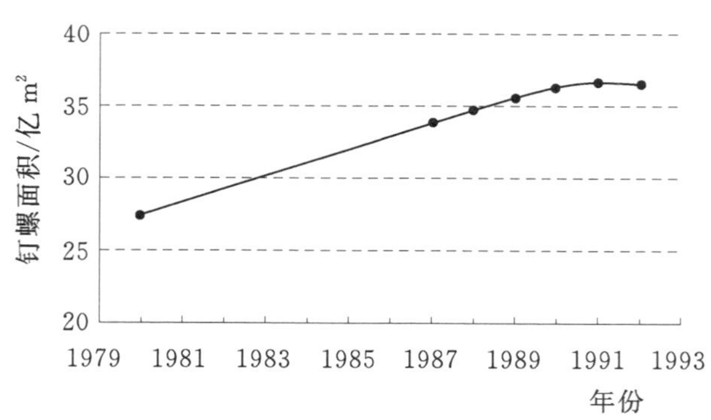

图 1.1.1　全国钉螺面积变化情况

通过实施这些血防综合治理措施，取得了良好的效果。1995 年与 1989 年相比，血吸虫感染人数从 163.8 万人减少至 86.5 万人，下降幅度为 47.2%；居民粪检阳性率从 10.20%降至 4.89%，下降幅度

为52.1%，10～30岁年龄组感染率下降幅度高达60%～70%；感染牛数从20万头降至11万头，下降幅度为49.9%；牛的粪检阳性率从13.29%降至9.29%，下降幅度为31.8%。人畜感染情况有了明显的降低。通过疾病控制策略的实施，20世纪90年代我国广大疫区的血吸虫病病情得到有效的控制，病人的症状和体征有了明显的改善，有力地保护了人民的健康。

1.1.2.2 血吸虫病流行现状

1. 全国血吸虫病地区分布

根据卫生部2012年全国血吸虫病疫情通报（李石柱等，2013），截至2012年，我国12个血吸虫病流行省（自治区、直辖市）中，上海市、浙江省、福建省、广东省、广西壮族自治区已达到传播阻断标准，以山丘型流行区为主的四川和云南2省以及以湖沼型流行区为主的江苏省已达到传播控制标准，其他以湖沼型流行区为主的安徽、江西、湖北、湖南4省已达到疫情控制标准。

全国共有血吸虫病流行县（市、区）452个，较2011年减少2个（2012年安徽省行政区划调整，新增1个传播控制区马鞍山市博望区；江苏省行政区划调整，减少沧浪区、平江区和金阊区3个流行区）。在452个流行县（市、区）中，281个（占62.17%）达到传播阻断标准，其中四川省新津县、蒲江县、名山县、丹棱县、北川县、雨城区6个县（区）和江苏省下关区、雨花台区2个县（区）于2012年达到传播阻断标准。此外，全国达到传播控制的县（市、区）共100个（占22.12%），其中安徽省铜陵县、青阳县，芜湖市弋江区和鸠江区4个县（区）以及湖北省黄州区和团风县2个县（区）于2012年达到传播控制标准。疫情控制县（市、区）由2011年的77个减少到71个（占15.71%），分布于湖区4个流行省，其中安徽省23个、湖北省19个、湖南省20个、江西省9个（表1.1.1）。

表1.1.1　2012年全国血吸虫病流行现状　　单位：个

省（自治区、直辖市）	流行县数	流行乡（镇）数	达到传播阻断标准		达到传播控制标准		达到疫情控制标准	
			县数	乡镇数	县数	乡镇数	县数	乡镇数
上海	8	80	8	80	0	0	0	0
江苏	68	485	51	403	17	82	0	0
浙江	55	471	55	471	0	0	0	0
安徽	51	362	17	166	11	89	23	107
福建	16	76	16	76	0	0	0	0

续表

省（自治区、直辖市）	流行县数	流行乡（镇）数	达到传播阻断标准		达到传播控制标准		达到疫情控制标准	
			县数	乡镇数	县数	乡镇数	县数	乡镇数
江西	39	316	22	176	8	79	9	61
湖北	63	518	22	163	22	191	19	164
湖南	39	353	6	87	13	131	20	135
广东	13	34	13	34	0	0	0	0
广西	19	69	19	69	0	0	0	0
四川	63	662	41	346	22	316	0	0
云南	18	73	11	34	7	39	0	0
合计	452	3499	281	2105	100	927	71	467

2. 全国血吸虫病人分布

2012 年全国推算血吸虫病人总数 240597 例，其中江苏、安徽、江西、湖北、湖南（湖区 5 省）血吸虫病人 236587 例，占全国血吸虫病人总数的 98.33%；云南和四川（山区 2 省）血吸虫病人 2919 例，占 1.21%；上海市、浙江省、福建省、广东省和广西壮族自治区 5 个传播阻断标准地区均未发现当地感染的血吸虫病病例。2012 年全国共有晚期血吸虫病人 30396 例，其中湖区 5 省和山区 2 省分别有 26600 例和 2714 例，分别占全国晚期血吸虫病人总数的 87.52%和 8.93%；浙江省现有晚期血吸虫病人 1082 例，上海市、福建省、广东省、广西壮族自治区均未发现晚期血吸虫病病例（表 1.1.2）。

表 1.1.2　　2012 年全国血吸虫病人分布

省（自治区、直辖市）	流行县人口数/万人	流行乡人口数/万人	流行村人口数/万人	推算病人数/人	报告急血病例数[①]/例	晚血病例数/例
上海	828.34	483.48	260.49	2	0	0
江苏	4010.13	2689.38	1350.77	3073	3	3059
浙江	3120.98	1682.93	943.40	1089	1	1082
安徽	2115.34	1316.73	696.87	25378	5	6110
福建	1072.82	370.51	76.35	0	0	0
江西	1912.95	954.34	510.23	73102	3	7779
湖北	3762.14	2364.29	996.47	72555	0	4640

续表

省（自治区、直辖市）	流行县人口数/万人	流行乡人口数/万人	流行村人口数/万人	推算病人数/人	报告急血病例数①/例	晚血病例数/例
湖南	1936.91	937.77	644.01	62479	0	5012
广东	971.16	209.45	37.97	0	0	0
广西	1234.53	306.12	106.05	0	0	0
四川	3445.86	1801.58	1058.31	1898	0	1898
云南	556.81	274.19	170.08	1021	0	816
合计	24967.97	13390.79	6851.01	240597	12	30396

① 重庆市上报1例输入性急性血吸虫病病例，故全国报告急性血吸虫病病例共计为13例。

2012年全国共报告13例急性血吸虫病病例，其中安徽省5例，江西省3例，江苏省3例，浙江省1例，重庆市1例；13例急性血吸虫病病例中，10例为异地感染。上述急性血吸虫病病例均为散发病例（表1.1.2）。

3. 全国钉螺分布

2012年在全国3499个血吸虫病流行乡（镇）中，有3145个乡（镇）（占89.89%）开展了钉螺分布调查。其中1280个乡（镇）查出钉螺，占查螺乡（镇）总数的40.70%；2012年未查出新的有螺乡（镇）。在全国30391个流行村中，查出有钉螺分布的村6593个，占流行村总数的21.69%；其中新查出有钉螺分布的流行村3个，分布在浙江省衢州市江山市贺村镇和湖北省荆州市开发区。2012年全国共查螺611893hm^2，查出钉螺面积173497.65hm^2，占总查螺面积的28.35%；其中新发现有螺面积46.71hm^2，分布于上海市金山区（0.11hm^2）和松江区（0.16hm^2），浙江省江山市（0.34hm^2），江苏省金湖县（12.43hm^2），湖北省荆州开发区（6hm^2），安徽省休宁县（2.45hm^2）、桐城市（4.12hm^2）、太湖县（4.1hm^2）以及芜湖县（17hm^2）9个县（市、区）。

钉螺按照其活动区域分类可以分为湖沼型、水网型、山丘型，其中，山丘型主要分布于四川、云南等省以及长江中下游省份的山区。湖沼型主要分布于湖北、湖南、江西、安徽、江苏等省的长江沿岸和湖泊区域里大片的冬陆夏水的洲滩。水网型主要分布在河道两岸及灌溉沟中。

2012年全国实有钉螺面积368741.67hm^2，其中湖沼型流行区有螺面积355889.34hm^2，占全国实有钉螺面积的96.52%。垸外环境有螺面积335507.38hm^2，占湖沼型流行区总有螺面积的94.27%；垸内环境有螺面积20381.95hm^2，占湖沼型流行区总有螺面积的5.73%。水网型流行区有螺面积231.52hm^2，占全国实有钉螺面积的0.06%；山丘型流行区有螺面积

12620.80hm²，占全国实有钉螺面积的3.42%。2012年我国查出感染性钉螺总面积171.68hm²，分布于江西、安徽、湖南和云南4省，江苏省、湖北省和四川省未查出感染性钉螺。2012年全国灭螺总面积105780.47hm²，其中药物灭螺99308.15hm²，占灭螺总面积的93.88%；环境改造灭螺6472.32hm²，占灭螺总面积的6.12%（表1.1.3）。

表1.1.3　2012年全国实有钉螺面积和灭螺面积

省（自治区、直辖市）	实有钉螺面积/hm²					灭螺面积/hm²		
	总面积	湖沼型		水网型	山丘型	总面积	药物灭螺	环境改造
		垸内	垸外					
上海	0.46	0	0.46	0.46	0	184.89	184.87	0.02
江苏	3896.35	0	3647.84	208.85	39.67	4053.28	3556.62	496.66
浙江	102.34	0	0	22.22	80.12	95.46	94.42	1.04
安徽	27722.38	0	24718.95	0	3003.42	8370.56	7409.03	961.53
福建	1.98	0	0	0	1.98	23.30	21.95	1.36
江西	80989.00	32.45	79117.46	0	1839.08	10008.81	9623.64	385.17
湖北	76571.40	19298.57	54818.65	0	2454.17	31646.13	28794.53	2851.60
湖南	175358.22	1050.93	173204.48	0	1102.81	22265.23	20684.06	1581.17
广东	0	0	0	0	0	0	0	0
广西	4.02	0	0	0	4.02	19.72	19.37	0.35
四川	2415.80	0	0	0	2415.80	27428.86	27235.44	193.42
云南	1679.73	0	0	0	1679.73	1684.23	1684.23	0
合计	368741.67	20381.95	335507.38	231.52	12620.80	105780.47	99308.15	6472.32

1.1.3 血吸虫病的传播与危害

日本血吸虫成虫寄生于人体或哺乳动物的肠系膜静脉中，雌雄虫体交配产卵，部分虫卵随粪便排出体外，虫卵在水中孵出毛蚴。毛蚴钻入钉螺体内发育，经两代胞蚴繁殖后形成尾蚴。尾蚴离开钉螺进入水中游动，若遇人或易感动物，侵入皮肤形成童虫。经过移行和一定时间的生长，最终在肠系膜静脉寄生并发育成熟。可见血吸虫需要两个宿主更替：一是脊椎动物人或其他哺乳动物；一是无脊椎动物钉螺。人或其他哺乳动物是进行有性繁殖的成虫阶段所寄生的对象，故称为终末宿主；钉螺是无性繁殖的幼虫阶段所寄生的对象，故称

为中间宿主。因此，日本血吸虫生活史分为成虫、虫卵、毛蚴、胞蚴、尾蚴和童虫6个阶段（图1.1.2），具体为传染源（病人、病畜）排出虫卵—虫卵在水中孵出毛蚴—毛蚴侵入中间宿主钉螺—毛蚴在钉螺内发育成胞蚴、尾蚴，尾蚴从螺体逸出—尾蚴感染终宿主（人畜等哺乳动物）—尾蚴在终宿主内发育为童虫、成虫（毛守白，1990）。

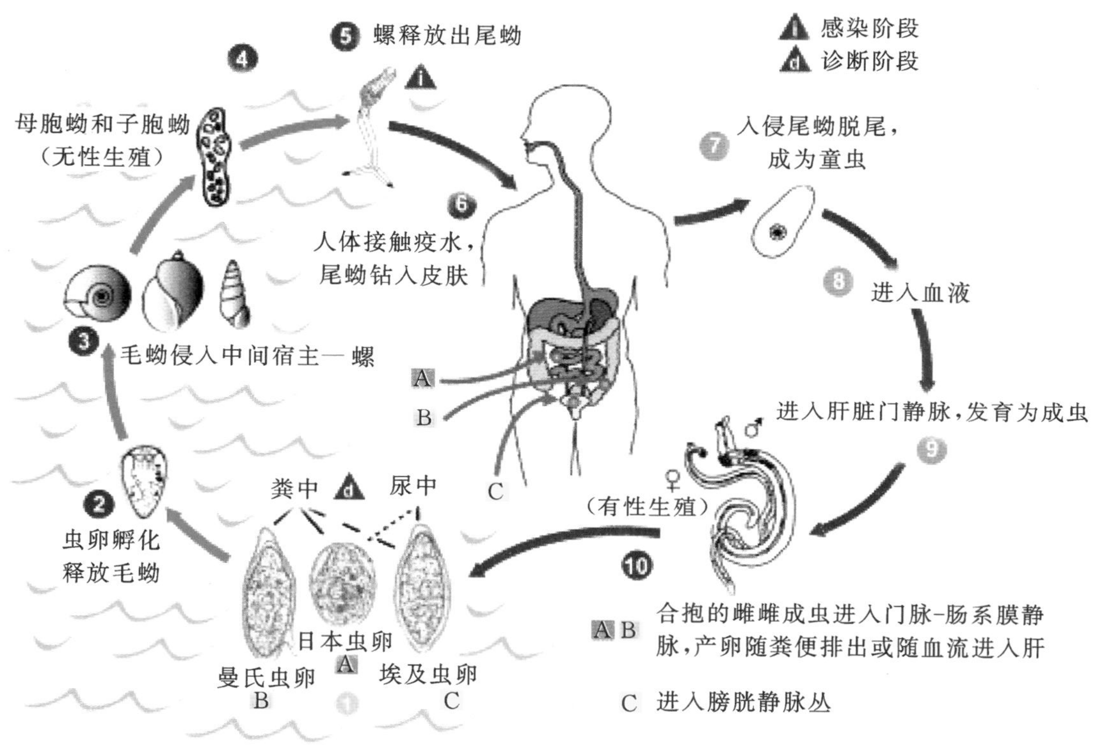

图1.1.2 血吸虫生活史

血吸虫基本特征如下：

1. 成虫

血吸虫成虫系雌雄异体。在生活中，雌雄虫体呈合抱状态。雄虫乳白色，背腹扁平，体前端具有口吸盘及腹吸盘。在腹吸盘后的体两侧向腹面卷曲，形成一条沟状结构，雌虫居于其中，称为抱雌沟。雌虫暗褐色，呈线状，前细后粗，虫体大小随不同宿主而异。雄虫较雌虫为短，平均长10～18mm，睾丸处的体宽为0.44～0.51mm；雌虫平均长13～20mm，中段最宽处仅0.24～0.30mm。成虫体壁呈海绵状，具有吸收和交换等重要的生理功能。

2. 虫卵

虫卵淡黄色，无盖，略呈椭圆形，大小平均为89μm×67μm，有一短小的侧刺，但往往被周围的粪便等污物所掩盖而不易查见。虫卵排出体外后，在自然界存活的久暂受外界环境的温度及湿度等因素影响。在0℃以上的气温中，温度越高，虫卵死亡越快。在0℃以下，则温度越低，死亡率越高。在湿粪内28℃气温经过12d约3.2%虫卵存活；18℃经过85d约2.9%存活，8℃经过180d约77%存活。干燥可以加速虫卵的死亡，在28℃干燥72h，虫卵全部死亡。

虫卵进入水中后，卵内毛蚴活跃，在卵壳内不断转动，并从卵壳的垂直裂缝中破壳而出，这一现象称为孵化。它受温度、渗透压、水质和光线等因素影响。以水温20～30℃较为适宜。温度在10～37℃以外，大多数虫卵的孵化被抑制。在等渗情况下，卵内毛蚴不能孵化。在0.7%～0.9%食盐溶液中，大多数虫卵的孵化被抑制；在1.2%以上的浓度则完全被抑制。虽然水的pH值在7.0～8.5范围均可使虫卵孵化，但孵化的最适合pH值为7.5～7.8。过酸或过碱对孵化不利。光亮能加速虫卵的孵化，反之，黑暗则孵化受到抑制。

3. 毛蚴

呈长椭圆形，左右对称，平均大小为99μm×35μm，除体前端突出的顶部乳突外，体表具有纤毛上皮细胞21个，呈四横排列。体内有一个顶腺及一对头腺，其分泌物是构成虫卵可溶性抗原物质的主要成分。毛蚴凭借其纤毛在水中作直线游动，并具有向光性和向上性的特点，故在自然水中，它多存在于光亮较充足的上层。毛蚴在11～25℃可存活14～26h，其游速0.24～0.39mm/s，过高或过低的温度对毛蚴不利。由于毛蚴在水中不停地游动，所以病人粪便入水后孵出的毛蚴亦可感染离粪便污染河水处较远的钉螺。若水中含氯（0.7～1.0）×10^{-6}余氯达（0.2～0.4）×10^{-6}时，经30min毛蚴全部死亡。

毛蚴依靠其顶部乳突及腺细胞分泌物的作用能主动侵入钉螺外露的软体部位，钉螺的分泌物对毛蚴亦有引诱作用。影响毛蚴感染钉螺的因素有：温度、接触时间的长短、螺的老幼、水的流速等。

4. 胞蚴

毛蚴侵入螺体后脱去纤毛上皮细胞，发育成母胞蚴，它主要寄生于钉螺的头足部。早期母胞蚴体小，呈袋状，两端钝圆，大小为61.4μm×38.4μm，体内含有许多胚细胞，经分裂和发育成不同大小的胚球和胚胎。晚期母胞蚴大小可达806.4μm×207.3μm，经1～2个月的发育，体内长成子胞蚴。成熟的子胞蚴活动力增强，从破裂的母胞蚴体壁逸出。母胞蚴在晚期有衰老萎缩现象。

血吸虫幼虫在钉螺体内发育所需要的时间受温度的影响。6—7 月的气温（30℃左右）平均需 47～48d。10—11 月的气温（17℃左右）平均需要 159～165d。一只毛蚴侵入钉螺后所发育的尾蚴均为同一性别，但有时可有 2 只以上的毛蚴侵入，故一只钉螺逸出的尾蚴也存在雌雄两性。

5. 尾蚴

尾蚴分体部及尾部，尾部又由尾干及尾叉组成。体部大小为(100～150)μm×(40～66)μm、尾干(140～160)μm×(20～30)μm、尾叉长 50～70μm。全身体表具有小棘和许多乳头感觉器。体壁被一层很薄的糖质衣所覆盖，它与抗血清接触后能形成套膜反应。体前端为头器，在其中央有头腺。口孔开口于头器腹面的亚顶端，食道细长，肠支短小。腹吸盘位于虫体后半部。在其下方有一团生殖细胞。体部有单细胞钻腺 5 对，2 对位于腹吸盘前，嗜酸性，内含粗颗粒；3 对位于腹吸盘后，嗜碱性，内含细颗粒。尾蚴具有对称排列的焰细胞 4 对，体部 3 对，尾干基部 1 对。尾部具有肌细胞，它们的收缩与延伸可使尾干反复作弧形的左右摆动，如圆圈一样地旋转。2 个尾叉如螺旋桨一样起推进作用，形成了运动的动力。尾蚴在水中的运动通常以尾部向前的倒退姿势前进。

感染性钉螺必须在水中伸出其软体，才有尾蚴逸出，以入水后 3～4h 为逸蚴高峰。尾蚴在水平的分布主要是浮悬于水面上，因绝大多数尾蚴都是静止地浮悬于水面，故能随水流漂浮至远处（1km 或更远），风力、水位涨落及潮流等也能使它扩散。由于河岸钉螺多栖于水边线上下，所以尾蚴的分布在近水边的水面为最多。光照对尾蚴从钉螺逸出有明显的影响，白昼有利于尾蚴逸出，黑夜不利于尾蚴逸出。尾蚴昼夜逸出具有周期性，一般接近中午逸出较多，早晨或黄昏次之，夜间最少。虽然使尾蚴逸出的温度范围较大，但以 20～25℃最适宜。尾蚴的活力和寿命又与水温有关，温度越高活力越强，死亡也越快。在 15～25℃经 56～60h，尾蚴仍有较强的活力且不影响其感染力。

尾蚴对物体的表面有极强的吸附力。人及易感动物下水后，一旦与尾蚴接触，马上就被吸附，即使立即离水，尾蚴已吸附在宿主的体表而随之出水。尾蚴钻入人及易感动物的皮肤（或黏膜）必须在有水的条件下完成，但水量不需要太多，即使皮肤上尚有一层未曾擦去的水膜，尾蚴也能作钻入皮肤的活动，尾蚴最快可在 10s 内钻入宿主的皮肤。所以人在疫水中停留较短时间，也有被感染的危险。饮用含有尾蚴的水，尾蚴亦能从口腔黏膜侵入。

6. 童虫

尾蚴钻进皮肤脱掉尾部直至发育成熟前的阶段统称为童虫。童虫在宿主体内的移行和发育速度，在个体间存在明显的差异，移行最快的童虫在皮肤中停留不到1d，即移行至肺，从肺动脉钻入肺静脉，随血流经心脏，主动脉弓，背大动脉到腹腔动脉及前、后肠系膜动脉，再经胃静脉、肠系膜静脉于第3天到达肝脏。在肝内经8～10d的生长后，于第11天开始向门静脉主干移行，大多数于第13～14天抵达门-肠系膜静脉定居。雌雄童虫最早于第15～16天合抱配偶，第22天发育成熟，此时雌虫子宫中出现完整的卵，第24天开始排卵。性成熟后虫体仍有一段时间的缓慢生长和发育。雄虫的存在和合抱对于雌虫的发育成熟是必需的，若无雄虫，则单性雌虫不能发育至性成熟，一直停留在童虫阶段。若无雌虫，单性雄虫虽可发育成熟，但所需的时间较长，体形也较小。

由上可见，血吸虫病的流行因素有3个：一是要有传染源（病人、病畜）散布血吸虫卵；二是要有传播媒介，也就是说必须通过中间宿主——钉螺来传播；三是有接触含血吸虫尾蚴的疫水的易感人群。这是构成血吸虫病流行的基本条件，然后通过人们生活和生产活动造成血吸虫病的流行和蔓延。感染血吸虫病的季节，全年各月均可发生，主要是3—11月，而以4—9月发生感染的机会最多。因为这个时期温度适宜，雨水多，钉螺最活跃，逸放出来的尾蚴最多，又因生产、生活接触疫水的机会也多，最易感染血吸虫病，尤其是急性血吸虫病。钉螺是血吸虫病的唯一中间宿主，控制钉螺扩散可以有效地控制血吸虫病的扩散。

血吸虫病是危害人民群众健康，阻碍生产发展的一种严重疾病。新中国成立前，血吸虫病在我国猖獗流行，造成疫区居民成批的死亡，无数病人的身体受到摧残，致使田园荒芜、满目凄凉。正如毛泽东在1958年所作的《七律二首·送瘟神》诗篇中所描述的那样："千村薜荔人遗矢，万户萧疏鬼唱歌"，出现许多"无人村""寡妇村""罗汉村"（腹水肚大如鼓）和"棺材田"等悲惨景象。据有关资料，湖北省阳新县20世纪40年代有8万多人死于血吸虫病，被毁灭村庄7000多个，荒芜耕地约1.5万$hm^2$❶（约23万亩）；江西省丰城县白富乡梗头村，百年前有1000多户，到1954年只剩下2人，其中死于血吸虫病者达90%；1950年，江苏省高邮县新民乡的农民在有螺洲滩下水劳动，其中4019人患了急性血吸虫病，死亡1335人，死绝45户，遗下孤儿91人。1957年调查显示，全国1000余万血吸虫病人中，约40%有症状，劳动力受到不同程度的损害；其中5%～10%的晚期病人丧失了劳动力，并受到死亡威胁；不少儿童患病后生长发育受到影响，成为侏儒。群众将血吸虫病的危害归

❶ 1亩≈0.07hm^2。

结为影响“六生”，即生活、生产、生长、生育、生趣、生命，是最真实的描述。

血吸虫病对家畜的危害也十分严重。家畜得了血吸虫病后，出现拉痢、消瘦和生长迟缓，若不及时治疗，有可能导致死亡。这些病牛既加重了血吸虫病的传播流行，又因役力显著下降，严重影响农业和畜牧业的发展。1980年，湖南省君山农场购入的200多头菜牛，不久就感染上血吸虫而无一存活。

血吸虫病至今仍是我国一大寄生虫病。全国约有1亿人受血吸虫感染的威胁，每年都有新发的病人，这些人群由于血吸虫病而丧失了劳力，给家庭和社会带来不同程度的负担，晚期患者的经济和社会负担更大，在一些重流行区出现因病致贫、因病返贫的现象。

1.2 水利血防

由于血吸虫及其中间宿主钉螺的孳生繁殖环境复杂，血吸虫病和钉螺传播环节多，因此血吸虫病防治需采取卫生、水利、农业、林业等各种措施相互配合，综合治理。水利结合血吸虫病防治主要是通过江湖治理、堤防工程、节水灌溉、人畜饮水和小流域综合治理等水利工程，改变钉螺生存环境，防止钉螺孳生扩散，从而达到减少人群感染血吸虫病几率的目的，水利结合血吸虫病防控是血吸虫病防治工作中的重要组成部分。

1.2.1 国外水利血防研究现状

在非洲多个国家，由于水利工程建设未采取有效的预防措施，引起血吸虫宿主螺类的扩散，加剧了血吸虫病的流行，但国外关于水利血防技术的研究并不多。在日本血吸虫病流行严重的东南亚及已阻断传播的日本，关于控制钉螺扩散方面未见报道。国外现有的水利结合血吸虫病防治的报道，多是关于津巴布韦 Mushandike 地区的灌溉系统的规划设计。1986年 Drape 对该灌溉系统提出了一些设计建议，用于阻断埃及血吸虫病中间宿主水泡螺的扩散。Chimbari 等（1993）对该系统运行后的效果进行了多年监测评估，在进行灌渠阻螺和环境改造的村庄，其血吸虫病感染率低于未采取阻螺措施的对照村庄。1996年 Thomson 等基于 Mushandike 地区的灌溉项目研究编写了一本关于灌溉系统建设的实用性指导手册，针对血吸虫病的各个传播环节，提出了化学措施、工程与环境改造措施、生物措施等一系列阻断传播的手段。图1.2.1为灌渠中阻螺工程结构示意图。

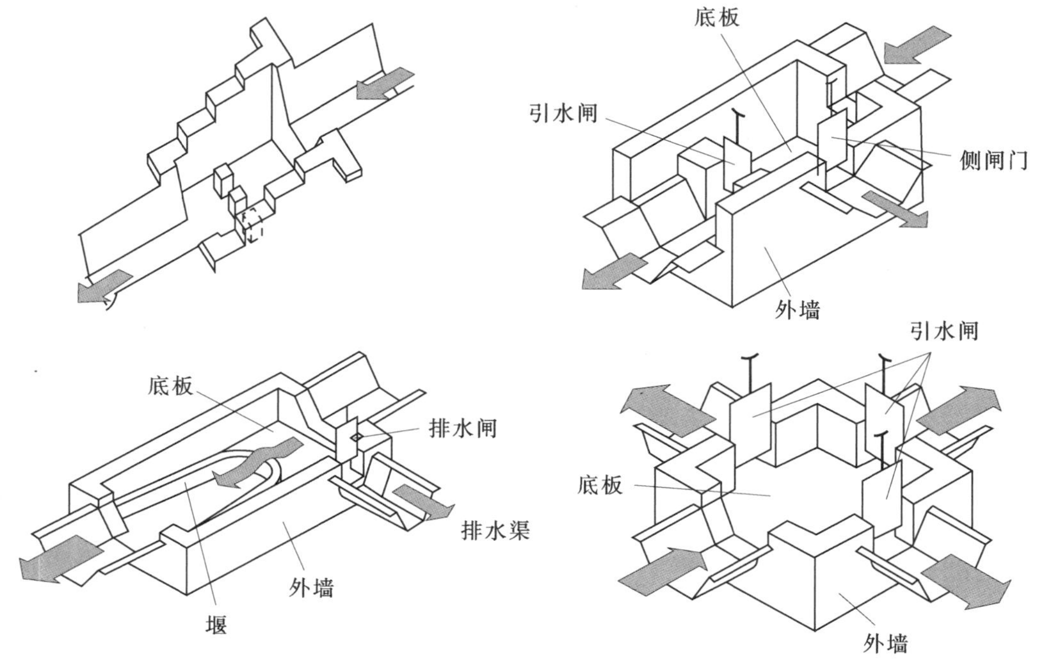

图 1.2.1 Mushandike 地区灌溉系统阻螺工程结构示意图

（Thomson 等，1996）

国外并没有单纯的水利血防技术的研究与应用，Mushandike 地区灌溉改造项目也是与地方的农村建设，公共卫生等其他措施相结合以共同达到控制血吸虫病传播的目的。这些水利血防技术都缺乏基础理论研究的支撑，主要依靠以往的工作经验；这些措施主要是针对水泡螺、双脐螺等水生螺类，针对钉螺这种水陆两栖螺类的研究几乎没有；而且，该技术适用的渠道流量较小，没有考虑泥沙淤积问题，仅适用于非洲特定区域，缺乏广泛性。

1.2.2 国内水利血防研究现状

20 世纪 90 年代以前，水利血防理论和技术研究很少。自 20 世纪 80 年代末以来，长江水利委员会长江科学院（以下简称“长江科学院”）和湖北省血吸虫病防治研究所等单位，采用原型观测资料分析、室内和野外现场试验、理论分析相结合的方法对钉螺运动、扩散规律，水利工程运行对钉螺和血吸虫病扩散的影响与预防策略、水利血防技术等开展了系统研究，研究成果将在本书后面各章中分别介绍。

20 世纪 90 年代中期以后武汉大学、同济医科大学等高校和相关水利、血防科研单位对有关问题也开展了研究，取得了相应成果。

南湖湾部队农场建设了一种拦螺工程建筑（图 1.2.2），根据钉螺和血吸

虫尾蚴具有附着水面漂浮物随水流迁移、扩散的习性，通过网具阻挡及回流池内急水产生的强烈旋涡与压力，将钉螺阻挡在场外或压沉于池底，加上池内药物的杀灭作用消灭钉螺和尾蚴，从而阻止钉螺和尾蚴进入农场场区。

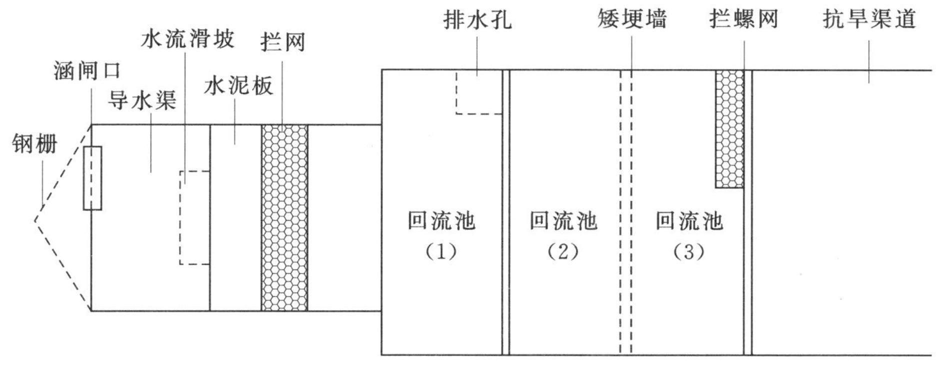

图 1.2.2　南湖湾部队农场涵闸拦螺工程设施示意图

（李国祥等，1996）

吴昭武等（2003）采用深层过水和设置防旋挡板的原理设计渠道分支口防钉螺扩散装置（图 1.2.3），并采用渣屑（钉螺扩散的载体）模拟漂浮试验，观察防螺效果。结果在干渠放水时，入水支渠口处无旋涡形成，经 20 次渣屑模拟漂浮试验，均未见渣屑随水漂流进入支渠。

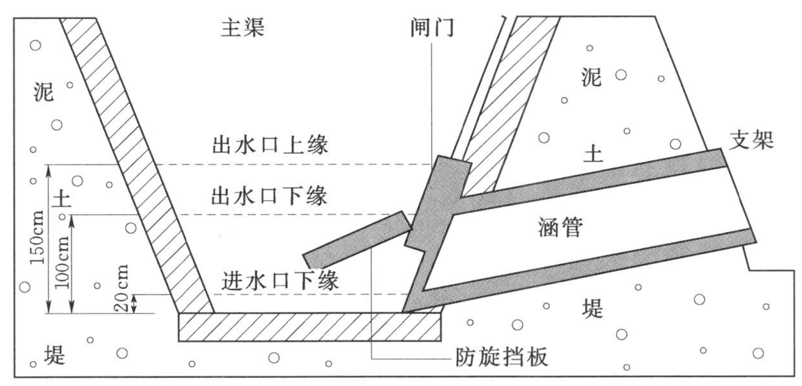

图 1.2.3　防螺斜涵管剖面示意图

（吴昭武等，2003）

李大美等（2001）根据钉螺的生态水力学特性和计算水动力学（CFD）模拟计算结果设计无螺取水技术（图 1.2.4），通过控制压力水道中的流速和压力，利用钉螺的求生本能，自己逃离水流，从而达到无螺取水的目的，在汉川进行的现场试验中也取得了良好的效果。

方雄等（2004）参考固液分离技术，结合钉螺生物、物理特性，制作 3 种规格旋流试验装置（图 1.2.5）。在循环水流中进行人工投螺试验，比较不同流速、不同规格装置及钉螺附渣和不附渣状态下，水力旋流分离钉螺的效果。试验结果表明，水力旋流装置在一定条件下阻螺效果良好，适用于高水位差快速水流阻螺，现场应用需加防附渣钉螺措施。

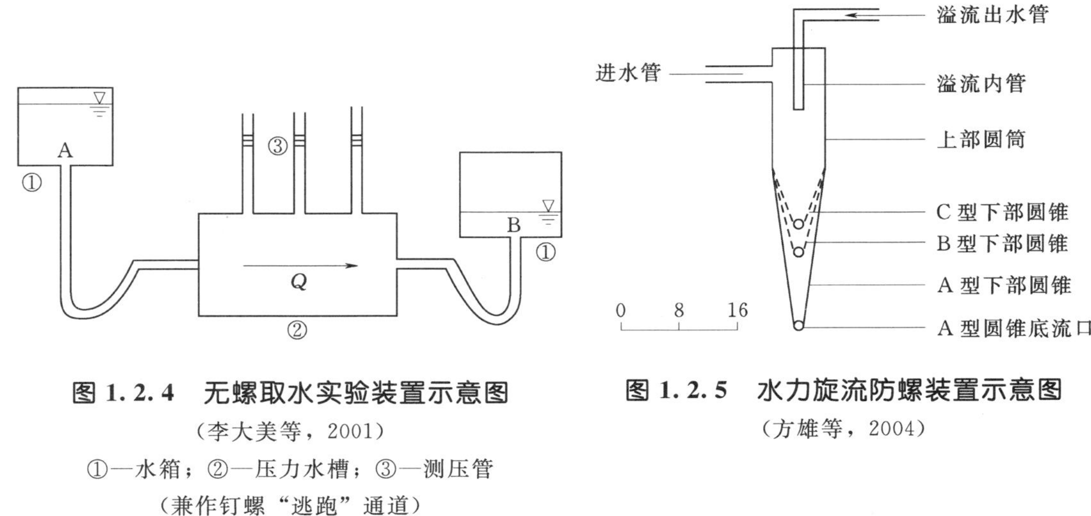

图 1.2.4 无螺取水实验装置示意图
（李大美等，2001）
①—水箱；②—压力水槽；③—测压管
（兼作钉螺“逃跑”通道）

图 1.2.5 水力旋流防螺装置示意图
（方雄等，2004）

有的研究者提出涵闸硬化护坡加灭螺缓释剂灭螺，斜面拦网拦螺等设想。

1.2.3 水利血防在我国血吸虫病防控中的作用

一方面血吸虫病是经水传播的疾病，水在血吸虫病传播和扩散过程中起着至关重要的作用；另一方面水利措施是灭螺和控制钉螺扩散的最重要措施之一，因此水利血防在血吸虫病防控中有着非常重要的作用。

水利血防也是疫区水利部门主要工作之一，早在 20 世纪 50 年代，水利结合血吸虫病防治工作就已被纳入到相关的水利规划中，1959 年完成的《长江流域综合利用规划要点报告》将血吸虫病防治作为流域综合治理的任务之一，并提出了水利灭螺规划；1990 年经国务院批准的《长江流域综合利用规划简要报告（1990 年修订）》将血吸虫病防治与水资源保护、环境影响评价并列为水资源与环境保护的三大内容之一；20 世纪 80 年代末，根据当时疫情有所回升的情况，全国又一次掀起了血防工作的高潮，水利部根据中央血防工作的精神，成立了血防工作协调小组，把水利血防放在十分重要的位置，编制了“八五”“九五”“十五”水利血防计划，在江河、湖泊综合治理和农田基本建设中进一步加强了水利血防工作；2004 年年初，水利部按照国务院关于血防工作的总体部署，认真落实水利血防工作，建立了由水利部有关司（局）、流域机

构和有关省水利厅领导组成的水利血防工作联席会议制度，定期召开会议，部署水利血防工作，协调解决水利血防工作中的重大问题。及时安排由长江水利委员会负责、疫区各省市参加，编制完成了《全国血吸虫病综合治理水利专项规划（2004—2008年）》，并已实施完成；2009年编制完成了《全国血吸虫病综合治理水利专项规划（2009—2015年）》，正在组织实施。

60多年来，血吸虫病疫区结合堤防建设、河湖整治、涵闸改造、渠系建设、饮水和小流域治理等水利工程建设，采取各种水利血防措施，改变钉螺生存环境，防止钉螺孳生扩散，减少血吸虫病感染几率，取得了很大的成绩，积累了丰富的经验。据不完全统计，疫区云南、四川、湖北、湖南、江西、安徽、江苏7省结合防螺完成涵闸改造525座、河道治理堤防护坡2079km、灌区渠道硬化2708km、人畜饮水工程1682处（表1.2.1）。这些水利血防工程在血吸虫病防治中发挥了重要的作用。

表 1.2.1　　　7省水利血防工程现状调查统计表

省份	涵闸		河道治理				灌区渠道		人畜饮水
	工程数量/座	结合灭螺/座	易感地带堤防长度/km	护堤平台加隔离沟/km	护坡/km	抬洲降滩/万 m^2	渠道长度/km	硬化长度/km	工程数量/个
云南	33	7		10	10		1431	160	
四川	2	2	22	20	23		2877	819	164
湖北	1106	114	3124	1638	693	2764	8442	1101	893
湖南	1951	149	2735	205	354	194	4396	197	
江西	567		1113	54	182		1066	89	311
安徽	592	253	1677	354	408	521	6001	341	309
江苏	120		342	360	409		2	2	5
合计	4371	525	9016	2642	2079	3479	24215	2708	1682

2005年以来，水利血防规划建设项目在云南、四川、湖北、湖南、江西、安徽、江苏7省血吸虫病疫区逐步实施。截至2011年12月，规划内饮水安全项目建设任务按期完成；河流综合治理项目，已实施河道治理1300余km，其中护坡790km、抬洲降滩150km、改造涵闸450座；节水灌溉项目，共治理渠道3300km，其中渠道衬砌2450km、改造涵闸850座。

水利结合血吸虫病防控技术的研发及应用在水利血防工作有着非常重要的支撑作用。20世纪80年代以来，早期简单的填塘灭螺、环境改造等措施已经不能满足水利血防工作的要求，长江科学院等相关研究单位通过对钉螺运动力学及钉螺扩散规律进行深入研究的基础上，提出了沉螺池、中层取水、抬洲降滩、渠系硬化等新的水利血防措施。这些措施的提出和应用对于近20年的水利血防工作有着直接的推动作用。

第2章

钉螺生态学特征

2.1 钉螺的类型

钉螺属软体动物，分布在亚洲东部和东南亚，我国内地仅有湖北钉螺。湖北钉螺指名亚种（*O. h. h . Gredler*）广泛分布于长江中下游流域及广东、浙江两省，多栖息于地势低洼、平原地区；钉螺丘陵亚种（*O. h. fausti Bartsch*）分布于长江中下游海拔较低山丘地带，但江苏省东台、大丰沿海也有分布；钉螺福建亚种（*O. h. Tangi Bartsch*）分布于福建东南沿海低山地带；钉螺广西亚种（*O. h. quangxiensis Liu et al.*）分布于广西北部，海拔200～400m保水性差的薄砂及山沟乱石中；钉螺滇川亚种（*O. h. robertson Bartsch*）分布于我国四川、云南省海拔在400～1000m，在2400m处也有分布，栖息于灌溉沟或山坡草滩。

根据钉螺分布和孳生环境的不同，又可分为水网型钉螺、湖沼型钉螺和山丘型钉螺（周晓农，2005）。

1. 水网型钉螺

水网型钉螺主要分布于我国的江苏、浙江、上海等省（直辖市）的水网地区。由于该地区河道、沟渠交错，密如蛛网，且多与江、河、湖泊相通，主要受江河湖泊水位涨落影响，沿海地区还受潮汐影响，水位升降频繁，适于钉螺生存。水网地区一年四季都能在水中找到钉螺，只是水陆分布比例随季节变化，冬季水下钉螺较少，春末夏初则较多。近水的平缓坡地、水流缓慢的河道、沟渠及浅滩、稻田进口、涵闸、节制闸、低洼水坑和未垦殖的荒地等处钉螺密度较高，尤以水面线上下10～20cm范围内的坡面上，钉螺密度最高；河边乱石、树木、码头等处，钉螺常可隐匿其中；较陡峭的边坡、日潮差大于1m以上或经常受波浪冲刷的海岸、流速较大的河岸以及与河、沟不通的死水塘很难找到钉螺。

2. 湖沼型钉螺

湖沼型钉螺主要分布于洞庭湖、鄱阳湖及其周围的湖北、湖南、江西、安徽等省。该地区大小湖泊难计其数，且多直接或间接与长江相通。每年汛期长江水位上涨，江水向湖泊倒灌，致使大片滩地被淹，使千里平原呈一片水乡泽国。这种情况，往往可从每年5月一直持续到10月左右。然后随长江水位下降，湖水外排，滩地逐渐出露，形成辽阔而潮湿的草滩，十分有利于钉螺孳生繁衍。在汛期水位线及枯水期水位线之间广阔而平坦的滩地上，钉螺呈片状或带状广泛分布于连续淹水不超过8个月、连续干旱不超过6个月的多草洲滩上。其中每年水淹2.5～5个月的岸滩钉螺最多。在滩地高程较高的湖南和湖北，有些湖滩钉螺分布呈现“两线三带”的状态。“两线”指最低有螺高程线与最高有螺高程线，“三带”为上稀螺带、密螺带及下稀螺带。江西鄱阳湖区河边滩地地势稍高，一年中水淹次数较多但时间不长，则钉螺较多，活螺密度也高；河湖间滩地地势高度次于河边滩地，则钉螺较少，活螺密度较低；湖中滩地地势较低，则钉螺很少，活螺密度也低。

3. 山丘型钉螺

山丘型钉螺主要分布在云南、四川、福建、广东、广西等省（自治区）有河流或溪流的高山或丘陵地带。其分布规律为沿水系自上而下分布于温暖潮湿的坡地、草滩、岩石裂缝、岩洞、灌溉沟渠、池塘和水库周边、田地等人、畜生活及生产频繁接触的地方。其特点是孤立、分散、面积小、密度低。水系上游钉螺呈点状分布，随水系越向下分布的范围越宽，至盆地发展成扇形或树枝状分布。根据地貌可分为高原峡谷、高原平坝和丘陵3种类型。高原峡谷钉螺90%以上分布在梯田（主要是田后埂），其次是菜园沟和水塘。高原平坝地区钉螺80%以上分布在灌溉渠中，稻田所占比例不高。虽然山区地形复杂，但从总的情况看，钉螺主要孳生地是在灌溉沟渠和田边，由于受水系和自然因素的影响，大山区钉螺分布比较稳定，有时经过多年，孳生地的范围无明显变化，但种群数可成倍增长。大山区季节分明，干、湿季钉螺密度相差很大，如四川西昌雨季的钉螺密度为干旱的39倍。丘陵地区钉螺呈现点块状分布于一些水系和沟渠、田塘，个别地方钉螺只存在于山顶、山腰等常年保持潮湿的局

部地区。如水流和水位变化不大，这类地区钉螺分布比较稳定，有的地区山前有螺，山后无螺；有的在同一水系，一些支流有螺，另一些支流无螺。但遇到大的洪水，钉螺往往沿水系和沟渠扩散。

2.2 钉螺的组成与形态

钉螺是一种水陆两栖的软体动物，由内外两部分组成。外部为螺壳和厣，主要起保护软体和防止在干燥环境中损失体液的作用，厣能封闭壳口，甚至能缩入壳内。内部为软体部分，包括头、颈、足、外套和内脏囊。内脏囊包含有各个脏器，盘曲于壳中，不能伸出壳外；而头、颈、足部可伸出壳外活动。

螺壳呈圆锥形（图 2.2.1），壳面光滑或有粗、细纵肋，壳口呈卵圆形，外唇背侧有隆起唇嵴或无，钉螺外壳主要分螺旋部和体螺层两部分，长度一般不超过 1.00cm、宽度不超过 4.00mm。但因土壤、水质、气候等条件的差异，有的钉螺较为细长，有的则较粗短，其中湖沼型钉螺的个体最为粗大，一般为 8.64mm×3.49mm（壳长×壳宽）～9.73mm×4.24mm，个别最长的可达 14.00mm，最粗可达 4.70mm。山丘型钉螺最小，一般为 5.80mm×2.71mm～6.93mm×2.85mm。水网型钉螺介于二者之间。螺旋一般为 6～9 旋。螺壳开口处有一可开关的小盖，称为厣。它附在腹足后面，呈卵圆形，有棱状肌与腹足相连。

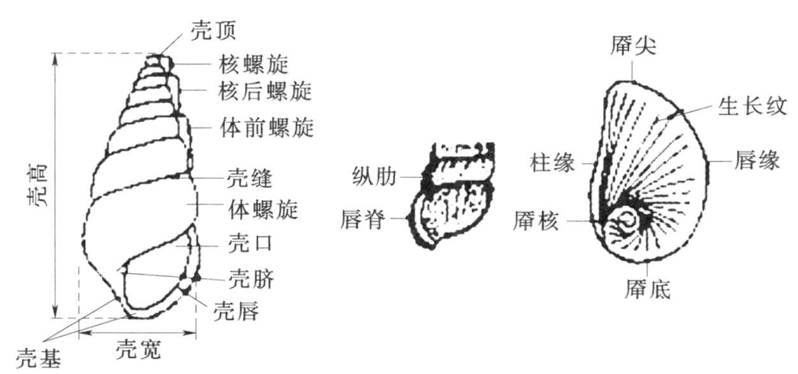

图 2.2.1 钉螺的螺壳形态及厣

湖沼型和水网型钉螺的壳表一般都有明显的纵行凸纹，故称这两类钉螺为肋壳钉螺；山区钉螺壳表纵纹很不明显，称为光壳钉螺（图 2.2.2）。

钉螺螺壳颜色一般呈黄褐色或暗褐色，但各地钉螺的颜色不一。钉螺的螺壳构造同普通螺类相比，有其自身特点。钉螺壳内构造上多分为内、中、外三层，但三层膜都不发达，内膜很薄，并无光彩。外壳虽有保护作用，但老螺常

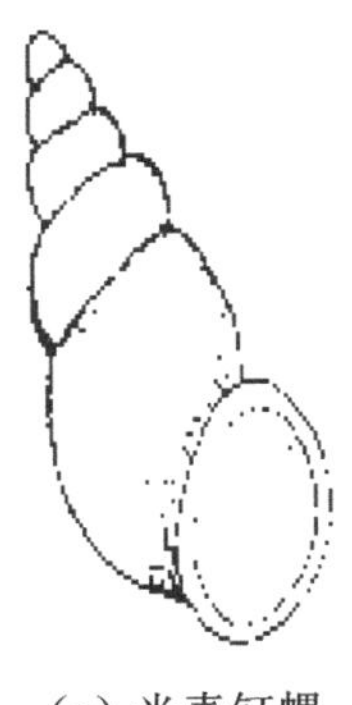
(a) 光壳钉螺

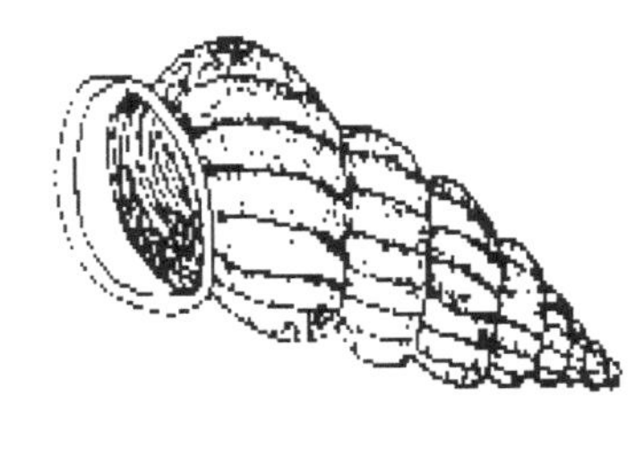
(b) 肋壳钉螺

图 2.2.2 光壳钉螺和肋壳钉螺

因受外部环境的腐蚀而损伤，并直接影响中层。钉螺壳一经受伤后不易修复，最多由内脏囊上皮生出一层较薄的内层，将伤口封闭，但不能产生出完整的外层和中层，无法使受伤处恢复原观。

2.3 钉螺的繁殖与生长

1. 性腺的变化

钉螺属软体动物，有雌、雄之分，其性腺随季节变化，雌螺卵巢除酷热和严寒一度萎缩外，均含有卵，其中以4—5月含卵最多。但因气候不同卵巢发育的情况也有所不同。在卵巢发生变化时，雄螺精巢也相应地发生变化，但精巢开始萎缩的时间稍迟，恢复时间则较早。

2. 交配

钉螺为雌雄异体，卵生，整年都可进行交配，交配最盛时期为春季4—5月，秋季9—11月次之，严寒和酷暑时最少，甚至停止。绝大多数钉螺在近水的潮湿泥土及草根附近交配，很少在水中交配。根据实验观察，经一次交配的雌螺，21个月后尚有少数储藏精子；交配二次的雌螺，储精及孕卵的数量比一次的显著增多。适合钉螺交配的温度为25℃左右，较高温或低温都不适合；干旱可使钉螺交配的频繁期推迟；高度感染日本血吸虫的钉螺，交配率显著减少。

3. 产卵

雌螺产卵时用嘴部在泥土表面挖一个小坑，将卵产在泥坑中，产后用泥将坑盖没。在产卵地点取土筛选，即可得螺卵。螺卵球状，直径为0.885～0.994mm，剥去泥皮，可见内含不同胚期卵胚的透明圆球。钉螺的产卵数，据实验室观察，一个雌螺在整个产卵季节中可产卵9～258个，平均为（135.8

±49.7）个。钉螺在半潮湿的泥土上产卵最多，水中产卵甚少，在干燥或无泥处不产卵。钉螺在黑暗或有光线的环境中，都能产卵。

4. 卵的孵化和幼螺的生长

一般螺卵产出 1 个月后，幼螺发育到 2 旋左右即可孵出。孵化的时间长短与温度有关，平均温度 13℃时需 30～40d，23℃时 20d 左右，37℃以上或 6℃以下，100 多 d 后也不能孵化。螺卵必须在水中或潮湿的泥面才能孵化。在相同的适宜温度下，在水中孵化的时间为 14～35d，在湿泥面为 24～64d。光照有利于螺卵孵化，失去泥皮的螺卵不能孵化。气候温暖的地区，在 2—3 月就可发现幼螺，4—6 月出现较多，9 月也可发现幼螺，但 10 月以后逐渐减少。在食物丰富、气候适宜的情况下，孵化的幼螺只需 2 个月就发育为成螺。较冷的地区，幼螺生长需 3～5 个月，甚至半年之久。

5. 寿命

钉螺的寿命一般约为一年。据实验室观察，有的钉螺可存活 2～3 年，甚至 5 年以上，并在 5 年中可繁殖 10 代。感染性钉螺的寿命较短，但最长也可活到 2 年 8 个月以上。

2.4 钉螺的生态习性

2.4.1 钉螺的栖息、生活习性

钉螺的生存和扩散还受到很多环境因素的影响，包括水、纬度、温度、光照、高程、水位、表层土壤和植被等。

2.4.1.1 水

幼螺喜在水中生活，成螺一般在潮湿而食物丰富的地方生活。水位升降变化不大或水流缓慢的地方往往是钉螺栖息的适宜场所，但气温的变化对钉螺栖息的地点常有影响。因此，钉螺栖息地随着不同季节气温和降雨量的不同而有所变动。在气温和雨量变化不大的地方，钉螺数量变动也相应较小。钉螺是水陆两栖类动物，既不完全喜水，也不喜干旱的陆地。钉螺不能长时间留在水中，也不能长时间在旱地上生存。其最喜栖息的场所是似有水似无水的松土，或时而有水时而无水的江湖洲滩。一般来说，在湖区水淹 8 个月以上或 1 个月以下的地带是无螺带，水淹 6～8 个月的地带为稀螺带，而水淹 4～5 个月的地带为密螺带，常年干旱的地方不适合钉螺孳生。因此，江湖洲滩、河流两岸、灌溉沟渠、地下水或地表水充足地区是钉螺孳生的适宜环境。研究表明，钉螺存活所需水的 pH 值以 6.8～7.8 为适宜。在阳光直射下，钉螺在干土上的寿

命很短，但湿土上的钉螺不易死亡。在干旱的夏天，特别是暴露在阳光下的地方，自然界的钉螺死亡最多。在湖、河岸壁淹不到水的地方，钉螺很少。土壤水分含量不等，钉螺的分布亦随之而不同。泥土含水12%时钉螺的活动力较差；含水30%，活动力强。阴雨天钉螺活动最为频繁，干旱时钉螺潜伏在松土内、裂缝里或草根下。不同环境类型的钉螺栖息情况也有所不同，长江中下游湖沼地区钉螺能在水内生活数月，水网地区的钉螺受水位变化的影响也能在水内生活一段时间，而山丘地区钉螺则以陆栖为主。

2.4.1.2 纬度

由于气候原因使得钉螺在高纬度区域无法生存。根据目前研究结果，在纬度33°15′以北的地区，钉螺很难生存。

2.4.1.3 温度

环境温度是钉螺生存十分重要的生态因子，其直接或间接地影响着钉螺的生长、发育、繁殖与分布。钉螺是一种狭温性动物，温度变化影响着钉螺螺卵的发育、钉螺的耗氧量、钉螺酶的活性等钉螺的生理特性。适宜钉螺生活与繁殖的温度为20～30℃，过冷或过热均不利于其活动、繁殖甚至影响寿命。温度高，钉螺活动剧增，但寿命短促；温度低则相反。在自然环境中，钉螺在温暖的春季和秋季较活跃，在严寒和酷热时活动很迟钝，似有夏蛰、冬眠的现象。在6℃以下时，泥土表面的钉螺显著减少，大多数隐藏在草根、缝隙、松土、枯草、树叶或砖瓦下，不食不动，但只要局部湿度稍高，钉螺就能恢复活动。钉螺的耐寒能力颇强，在实验室内，在−1～2℃的冰冻环境中，钉螺全部死亡的时间在30d以上。钉螺在25℃的干燥、通风环境中，不食不动，1～2个月内多数不死。但经干燥3～4个月，尤其在30℃以上时，绝大部分死亡。在40℃的水中6h，全数死亡。在夏季将钉螺放入水中，不久即迅速爬出水面，若使其保持在水中，则很快死亡。炎夏时，河、沟岸壁表面的钉螺大量减少，它们大多潜伏在草丛、土缝、树叶或瓦砾下，很少活动。洪青标等（2005）研究表明，螺卵的发育零点为11.79℃，高温临界温度为38.22℃，螺卵的发育速率随环境温度的升高而加快，但温度过高对螺卵的发育有抑制作用，27℃左右为螺卵发育的最适温度。

2.4.1.4 光照

最适合于钉螺的照度为3600～3800lx，照度大于此值时呈背光性，小于此值时则呈趋光性。在晴朗的白昼，地面上所受的照度常在4000lx以上，这时钉螺大多藏匿起来，少数暴露在外面的钉螺也大多缩在壳内，紧闭螺厣。而在阴雨天、黎明、黄昏和夜晚，地面照度在4000lx以下时，钉螺常常十分

活跃。

2.4.1.5 高程

20世纪60年代，毛守白（1990）指出钉螺最高分布的高程为3000.00m（吴淞基面），聂国祥等（1999）统计了大理血防所资料，并根据海拔较高地区的气候情况和钉螺可生存的温度条件得出钉螺最高的分布高程小于3000.00m，并指出报道的丽江县钉螺分布高程为2400.00m应该是目前所知的钉螺分布的最高高程。

相对高程是相对于水面线而言的高程，由于钉螺是水陆两栖生物，当与水面线的距离增加时，钉螺的数量和密度相应减小。一般认为，钉螺在常年水面线以上（多年平均水位）3.00m左右的位置数量和密度最大。

2.4.1.6 水位

洲滩的水位是控制钉螺分布的最主要因素之一。鄱阳湖的洲滩钉螺分布与水位变化相关研究指出（宁安等，2004），水位变化的重要指标为洲滩水淹日数与显露日数，通常水淹日数为216～113d、显露日数为149～252d的洲滩适合钉螺生存。鄱阳湖钉螺面积的94.55%分布于14.00～17.00m高程洲滩。洲滩水淹与显露日数比例是制约洲滩钉螺密度与分布的关键，2—5月洲滩显露有利于钉螺产卵，5月以后洲滩水淹则有利于螺卵孵化与幼螺的发育生长。因此，可通过人为控制水位变化，例如，有螺地区在春季可通过提前水淹一段时间来抑制钉螺的生长从而控制钉螺的扩散。

2.4.1.7 表层土壤

钉螺喜在富含有机质、肥沃的表层土壤环境中生活，钉螺能够生存的pH值范围很广，在氮、碳、钙含量不同的表层土壤中，钉螺也能生存，其中在有机质和氨、磷、钙的含量较丰富的土壤上，钉螺密度似有增大的趋势，微碱性、微酸性和中性的土壤都适于钉螺生存。但并不是所有的有机物、表层土壤的环境都适宜钉螺孳生。根据四川安宁河流域植物表层土壤特征与钉螺分布的关系，发现在盖度和植物多样性指数高的地方更容易孳生钉螺，壤黏土和黏土较适合钉螺孳生，砂壤土和砂土不适宜钉螺孳生，与表层土壤的比重、容重呈显著负相关。

钉螺适宜在表层土壤湿度适中的环境中生活。过干或过湿均不利于钉螺的生长。在炎热的夏天，钉螺为逃避地表高温，也有短暂时间移居水中的现象。相关调查研究表明，5月钉螺适宜在表层土壤含水率为28%～38%的土壤表层生活；在表层土壤含水率小于28%的情况下，钉螺趋向于在地表凸凹不平的环境中生活；而在表层土壤含水率大于38%的情况下，钉螺则明显趋向于在地面平整的环境中生活。

2.4.1.8 地下水位

钉螺在滩地土表的分布与地下水位有明显的关系，随着地下水位的变化，出现了两条稀螺带，两条多螺带和一条密螺带的分布特点。表2.4.1为张旭东等（1999）以安徽省怀宁县境内长江干流红星江滩为对象所得出的成果，从表中可以看出当地下水位为在距地面30cm左右时钉螺密度最大，随着地下水位升高和降低，钉螺密度减小。

表2.4.1 滩地不同地下水位与土表钉螺分布

地下水位（距地面）/cm	调查框数/个	有螺框数/个	活螺数/只	有螺框出现率/%	活螺密度/(只/0.11m²)
10	141	19	34	13.50	0.2411
20	133	47	147	35.34	1.105
30	147	107	352	70.07	2.391
40	139	64	197	64.04	1.417
50	76	18	46	23.68	0.605

2.4.1.9 植被

杂草是钉螺生存的重要条件，螺多的地方草多，螺少的地方草少，无草的地方极少找到钉螺。杂草所起的作用是保持土壤潮湿、调节温度和遮阴等，有不少草类还是钉螺的食物。钉螺的分布与洲滩植被也有着密切的关系，湖区洲滩钉螺分布与苔草群丛的总盖度、高度、种群盖度呈显著正相关，分析长江中下游滩地植被与钉螺孳生的关系表明（吴刚等，1999），不同种类的植物与钉螺孳生的关系不同。杂草群落植被类型，钉螺生存最适宜的植被高度为22.05cm、范围为15～47cm，钉螺生存最适宜的植被盖度为65.28%、范围为35%～90%；苔草、荻群落植被类型，钉螺生存最适宜的植被高度为22.69cm、范围为20～33cm，钉螺生存最适宜的植被盖度为67.80%、范围为35%～95%；芦苇群落植被类型，钉螺生存最适宜的植被高度为64.82cm、范围为62～78cm，钉螺生存最适宜植被盖度为63.95%、范围为1%～100%。

植被的分布与表层土壤的理化结构有关，但在一定条件下可互为影响。表层土壤的理化结构和植被分布又与所处的洲滩高程有关，同时还与气温、日照、降雨量、流量、地下水位等多种自然因素有关。因此研究环境对钉螺分布的影响时需要综合考虑各个因素及其之间的相互关系。

2.4.2 钉螺的分布规律

自然界的钉螺分布主要受气候、地理、降水及土壤植被等条件的影响。我国的钉螺分布具有明显而稳定的地区性。在我国大陆地区，钉螺分布于1月平均气温在0℃以上、年降水量在750mm以上的长江流域及其以南的湖北、湖南、江西、安徽、江苏、上海、浙江、福建、广东、广西、云南、四川、重庆13个省（自治区、直辖市）的广大地区。

2.4.2.1 钉螺在水边线附近的分布特点

钉螺分布在河岸水边线上下1m的范围内，主要分布于水边线上0.3m的范围内，全年平均有10%～15%的钉螺在水边线以下，6月水边线下钉螺较多，主要分布在水边线下0.3～0.6m，河底中心部位未发现钉螺。水边线以上河岸的潮湿范围与坡度有关，平坦者潮湿面积大，陡者潮湿面积小，因此河岸钉螺分布的范围与坡度有关。由于钉螺活动缓慢，水位猛涨时水下钉螺增多，在冬季和初春，水下钉螺的比例较低，为5%左右，在春末夏初比例较高，主要是出现大量幼螺和幼螺水栖的缘故。

在水网地区，钉螺一般沿水线分布，水线以上1m的范围内，特别是水线上33cm的范围内是钉螺栖息的主要场所。水上钉螺数量高于水下，据调查，一般水上占87.9%，水下占12.1%。水线上下处的分布是越向上或越向下，钉螺数量都明显依次递减。受气温影响，春夏之交水下钉螺多，冬季水下钉螺少。

在湖沼地区，淹水季节的6—10月，钉螺常被淹没于水底。但在浅水处，钉螺可沿着半浸于水的草茎或草叶爬到水面。在深水处，如果芦苇未被江水完全淹没时，钉螺也可爬出水面，附着在芦苇茎、叶上，其中幼螺比例略高于成螺。当水位达到高峰，湖滩被完全淹没时，钉螺无法爬出水面，被迫在水底生存4～5个月之久。在江滩地区，洪水期间部分钉螺沿种植在滩地上的树木上爬，并主要分布于树干洪水线迹上下1m的范围内。

在山丘地区，沟渠中的钉螺常年以陆栖为主，集中于近水地带；在沟渠水退后，沟底潮湿、肥沃，钉螺密集。此时如遇大雨，尽管沟内积水钉螺被淹，但仍能逐渐离水上陆，但尚未发现沟渠中钉螺主动定期下水或上陆的情况。

2.4.2.2 钉螺在土表和土层内的分布特点

钉螺在土表与土层内均有分布，但其分布情况因地而异，且受气候变化的影响。

1. 钉螺在土表的分布特点

钉螺在土表分布的时间较长，一般土表钉螺约占60%，土层中占40%。不同季节土层内钉螺数量变化较大，冬季钉螺在土层中的数量最多，占

57.2%～79.9%；夏季次之，为53.3%，春秋季一般在28.4%～50.2%。在上海青浦区水网地区，冬季冰冻时间持久，气温降到－5℃时，大多数钉螺深入土层。气温在－8～2℃时，土层内钉螺的数量约为土表的2倍。气温在6～15℃时，土表和土层内的钉螺数相仿。在浙江山丘地区，常年可在土层内查到钉螺。在湖北湖沼地区，土表钉螺占61%，土层内占39%。在枯水期的各月份，芦滩都有一定数量的钉螺匿居土层内。由于气候及土壤性质不同，各地钉螺在土表与土层中的分布情况会有所差异。

2. 钉螺在土层内的分布特点

钉螺在土壤内穴居是它的一项生物学特性。钉螺在土层内的分布随着土层深度增加，钉螺数量减少，死亡数量增加。在山丘地区，钉螺在土层中匿居的深度以冬季为最深为14cm；在6cm以内的土层中通常都能找到钉螺，一般以2～4cm深的土层内密度较高，土表钉螺死亡率为6.9%，浅土层为17.9%，深土层为19.1%。台湾宜兰县土层中的钉螺83.2%分布在深1～10cm、16.2%分布在深11～20cm、0.5%分布在深21～30cm的土层中；钉螺死亡率分别为28.9%、46.5%和92.1%，而土表钉螺死亡率只有3.9%。在湖沼地区，以2cm内的土层中钉螺最多，占土层钉螺的98%，超过5cm深处仅占2%，超过5cm深的土层中未查到活螺。

3. 不同季节土表与土层内的钉螺分布

不同季节土表与土层内钉螺分布的差异主要受钉螺出土和人类活动的影响。在浙江，冬季土层内钉螺约有半数向土表移动，春季有94%～96%，夏、秋季有74%～76%的钉螺爬出土层，但7月出土的钉螺仅占2.1%。另外，温度、湿度及地理环境是影响土表和土层内钉螺分布的主要因素。如气温在20℃左右时，钉螺的出土率最高，而接近或超过30℃时，钉螺的出土率又下降。钉螺在雨天的出土率平均达37.6%. 阴天为16.9%，晴天为8.4%。一般来说，土质疏松、地表有裂隙或洞穴的土层内钉螺较多。

2.4.2.3 钉螺在稻田内的分布特点

稻田中钉螺大多分布在进出水口和田埂附近，特别是和有螺沟连接的水口。在距田埂3m以上的田中，钉螺往往极少，这种现象在较大的稻田中特别显著。荒田和没有积水的冬闲田内钉螺密度最高，积水的冬闲田次之，二熟田内很低。

2.4.2.4 钉螺在沟渠内的分布特点

水流缓慢的沟渠适于钉螺栖息，因此密度较高。沟渠中的钉螺常年以陆栖为主，集中于近水地带，水退后，钉螺密集于潮湿的沟底（图2.4.1）。

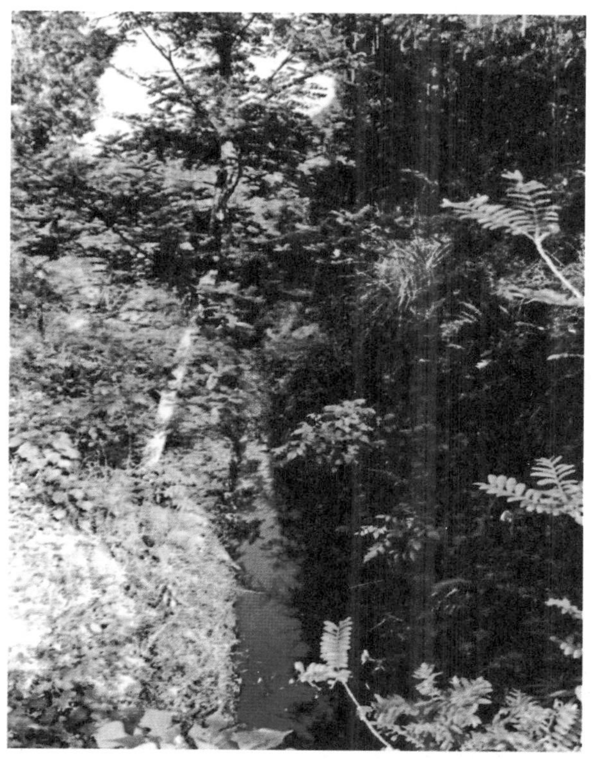

图 2.4.1 钉螺孳生地——丘陵地区沟渠

2.4.2.5 钉螺在江、湖洲滩和湖汊内的分布特点

江、湖洲滩每年一度被洪水淹没，水退后滩地潮湿，芦苇或杂草丛生，有利于钉螺孳生（图 2.4.2～图 2.4.4）；又因滩地广阔，钉螺呈面状分布。钉螺

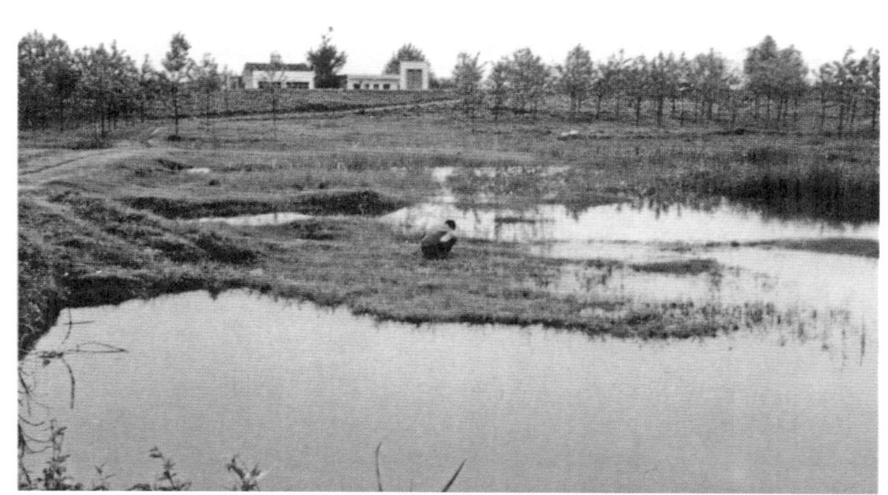

图 2.4.2 钉螺孳生地——湖汊

的分布因高程、滩地的淹水时间不同而有所差别，一般一年中淹水时间8个月以上的滩地未发现钉螺，淹水2.5～5个月的滩地钉螺较多，淹水日数极少或不被水淹的滩地一般未发现钉螺。由于淹水时间和植被分布不同，滩地有密螺带和稀螺带之分。有些地方是两线（最高有螺高程线和最低有螺高程线）、五带（两条稀螺带、两条多螺带、一条密螺带）或上下两头少，中间多的分布特点。

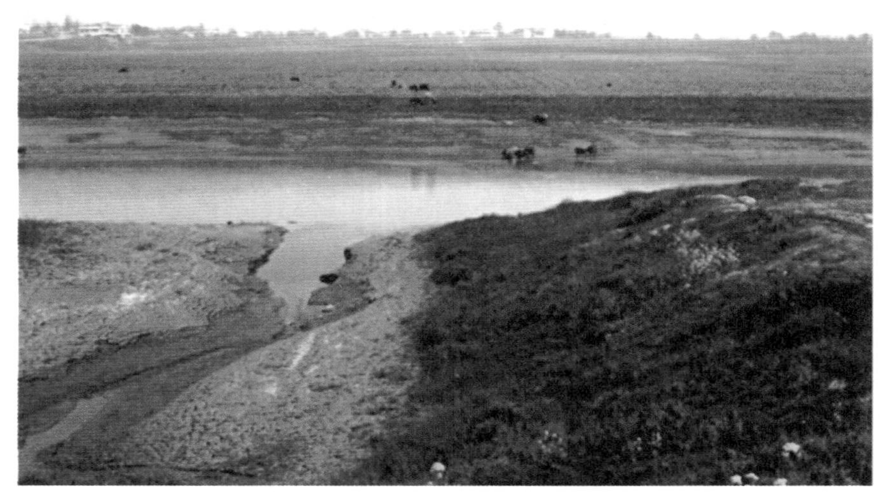

图2.4.3　钉螺孳生地——洲滩

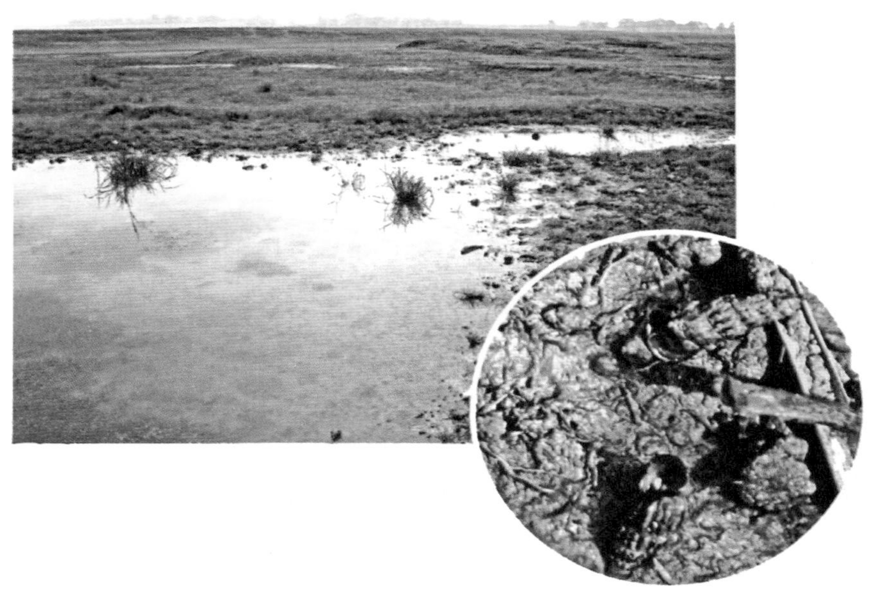

图2.4.4　钉螺孳生地——草地

2.4.2.6 残存钉螺的分布特点

经过灭螺后钉螺密度显著降低的地方，钉螺的分布由片状、线状变为点状、段状。在一般环境内，往往不易找到钉螺，但某些复杂环境和灭螺工作有遗漏的地方仍可找到，有时可找到很多钉螺，即使只有少量钉螺的地方，也可发现螺卵、幼螺，甚至阳性钉螺，且其繁殖力相当旺盛。这类地点，在水网区有浅滩、洼塘、砖瓦堆、石驳岸、桥墩、码头、宅基、坟墩、树根、河边芦苇丛、灌溉系统的干渠和支渠及其连通的田地、鱼池、竹林等；在山丘区有出水口、水闸、涵洞、烂冬田、山上源头、草埔、竹丛、石缝、石洞、梯田后壁等；在湖沼区有荒废的排灌系统、坝埂边、圩堤护坡石岸、取土坑、闸门、椰林、芦苇丛、芦滩内的坑洼、草滩上的废垄等。

2.5 钉螺对水生态环境要素变化的适应机制❶

2.5.1 钉螺对表层土壤含水率的适应性试验

2.5.1.1 试验方法

将一定数量的钉螺放入事先置有不同厚度泥土层（厚度分别为15cm、30cm、60cm）的托盘中，经过一定时间（分别为30d、60d、90d、120d）后观测钉螺生存情况，试验装置如图2.5.1所示。

2.5.1.2 试验结果分析

试验时间为2009年9月至2010年1月，试验室内自然温度平均为27.8℃。室内第一次测量泥土含水率为41.1%～43.0%，30d后，泥面开裂，泥层从薄到厚其含水率分别下降61.8%、51.3%和46.7%，钉螺死亡率分别为23.33%、16.67%和13.33%；60d后，平均室温18.8℃，泥层从薄到厚其含水率分别下降78.8%、77.6%和73.7%，钉螺死亡率分别为83.33%、63.67%和66.67%；90d后，泥面从薄到厚其含水率分别下降90.0%、86.8%和85.6%，钉螺死亡率分别为100.0%、90.00%和90.00%；120d钉螺全部死亡（表2.5.1）。对照组泥土平均含水率45.0%以上，钉螺自然平均死亡率6.45%。表明土层越薄水分越易蒸发，含水率越低，钉螺死亡率越高（图2.5.2）。从而进一步印证了现场不同高程洲土含水率钉螺分布差异的现象。

---

❶ 长江水利委员会长江科学院，三峡工程运用对下游洲滩血吸虫病扩散影响研究，2011。

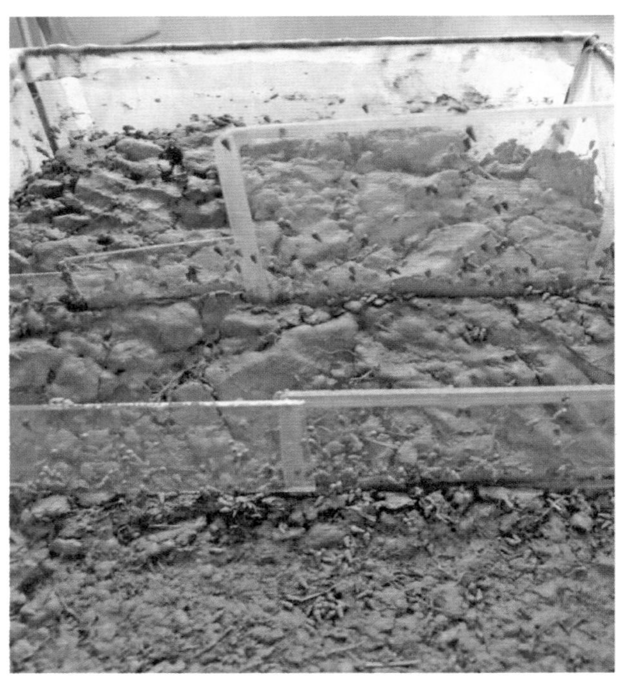

图 2.5.1 钉螺对表层土壤含水率变化适应性试验装置

表 2.5.1 室内不同泥面厚度钉螺生存时间观察

取样日期 /（年-月-日）	土层厚 /cm	烤前重量 /g	含水率 /%	含水率下降率/%	钉螺数 /只	死亡率 /%
2009-09-27	15	112.8	41.1	—	30	0
	30	112.4	41.9	—	30	0
	60	121.8	43.0	—	30	0
2009-10-27	15	124.0	15.7	61.8	23	23.33
	30	138.0	20.4	51.3	25	16.67
	60	166.0	22.9	46.7	26	13.33
2009-11-27	15	126.0	8.7	78.8	5	83.33
	30	128.0	9.4	77.6	11	63.33
	60	166.0	10.8	73.7	10	66.67
2009-12-27	15	130.6	4.1	90.0	0	100
	30	126.5	5.5	86.8	3	90.00
	60	121.5	6.2	85.6	3	90.00
2010-01-27	15	130	4.0	90.3	0	100
	30	127	5.5	86.6	0	100
	60	122	5.5	87.2	0	100

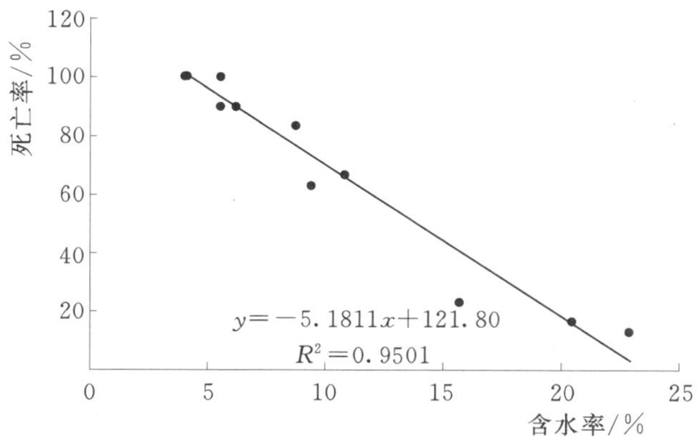

图 2.5.2 表层土壤含水率与钉螺死亡率关系图

2.5.2 钉螺对水压的适应性试验

开展钉螺对水压适应性研究，有助于确定钉螺扩散范围，同时对阻螺工程设计有一定指导作用。例如，当确定钉螺可以承受的最大水深（即水压）后就可以确定其在河道和湖区水域的扩散范围，同样对水淹灭螺的水位控制、沉螺池池深和中层取水取水口的位置等参数的确定也可提供参考依据。

2.5.2.1 试验方法

试验在高 1m，直径 10cm 的圆柱玻璃管内进行（图 2.5.3、图 2.5.4）。试验室温维持在 25℃左右（适宜钉螺生活）。采用 10 个玻璃管，每个玻璃管

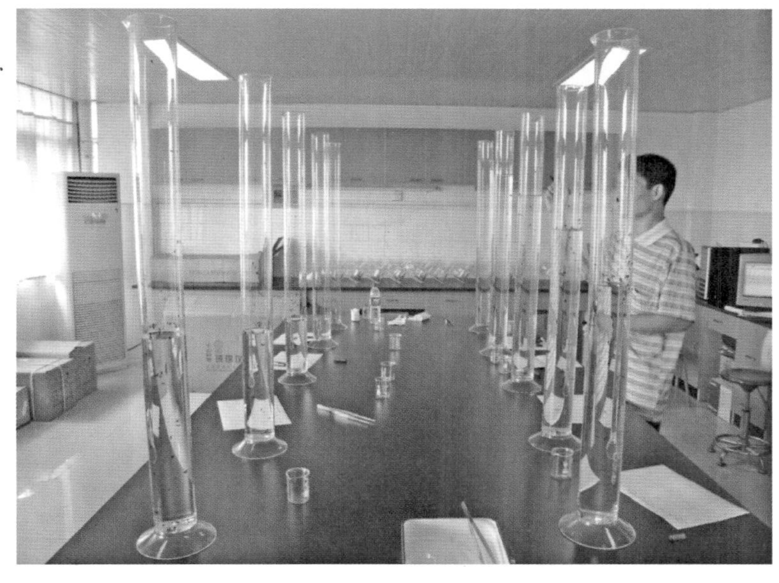

图 2.5.3 钉螺对水压适应性试验装置

定为一组，水深分别为 0cm、10cm、20cm、30cm、40cm、50cm、60cm、70cm、80cm、90cm，观察时间分别为钉螺投入后的 10min、20min、30min、40min、50min、60min、80min、100min，同时记录每一组钉螺最早爬出水面的时间。每个容器内均投入 30 个钉螺。

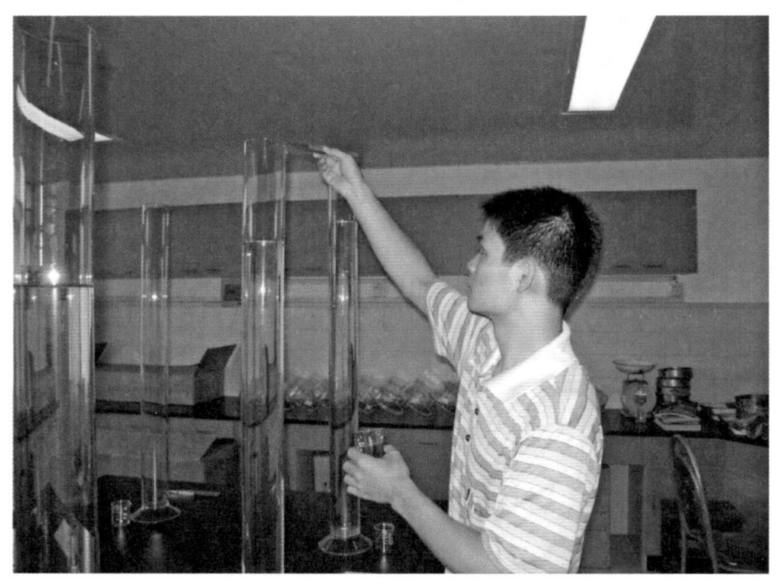

图 2.5.4 研究人员进行投螺试验

2.5.2.2 试验结果分析

试验数据的采集、整理使用 Excel 软件，数据分析采用 SPSS 统计软件包完成。静水中钉螺空间分布采用频数分布图拟合；水中压强等级与钉螺上爬速度、玻璃管水深与钉螺距水面高度的方程拟合采用线性回归模型；钉螺水中不同压强等级上爬速度、不同水深玻璃管钉螺距水面高度的差异采用单因素方差分析进行比较，两两比较采用 SNK 法进行检验。采用卡方检验比较静水中不同光照强度、水流速度、介质表面性质对钉螺运动情况的影响。所有检验均取 0.05 为检验水准，进行双尾检验。

1. 静水中钉螺空间分布

对照组（无水组）钉螺大部分停留于玻璃管底部；水深为 30cm、60cm 和 90cm 的三组钉螺多分布于静水的水表和水底两层。水深为 80cm 时不同观测时间钉螺在静水中的分布如图 2.5.5 所示。

2. 不同水深情况下钉螺平均上爬速度

静水不同水深钉螺上爬速度统计如表 2.5.2 所示，图 2.5.6 给出了钉螺爬升速度与水深关系。可以看出，随着水深增加钉螺上爬速度明显下降，从

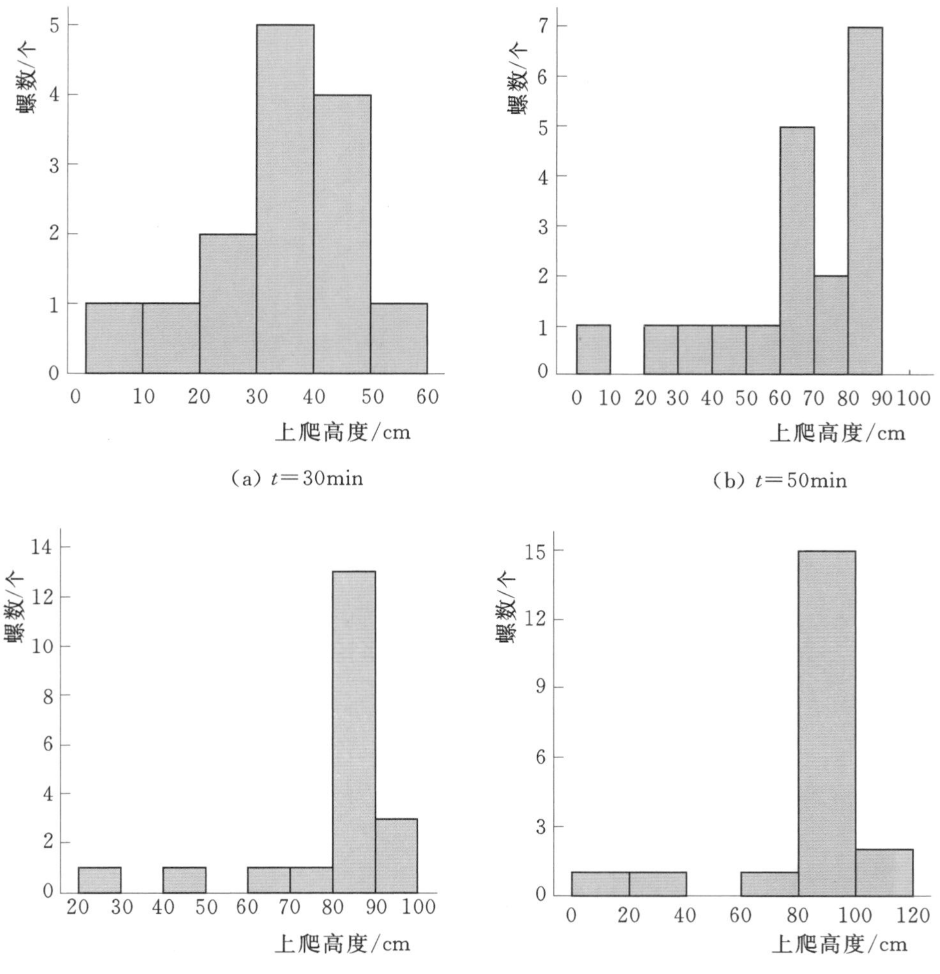

(a) t=30min

(b) t=50min

(c) t=80min

(d) t=100min

图 2.5.5　静水深度为 80cm 时钉螺上爬高度频数分布

0.1m 水深时的 0.81cm/min 下降至 0.9m 水深的 0.35cm/min，钉螺上爬速度与水深具有线性关系，具体关系式为

$$y=-0.58x+0.87 \tag{2.5.1}$$

式中：y 为钉螺上爬速度，cm/min；x 为水深，m。

式（2.5.1）表明，本次试验中钉螺最大上爬速度为 0.87cm/min，当水深为 1.51m 时钉螺上爬速度为零，即当水深大于 1.51m 时，由于水压作用，钉螺不能从水底爬出水面。

表 2.5.2　　　　静水不同水深钉螺上爬速度

水深/m	0.1	0.2	0.3	0.4	0.5	0.6	0.7	0.8	0.9
上爬速度/(cm·min^{-1})	0.81	0.75	0.70	0.64	0.58	0.52	0.46	0.41	0.35

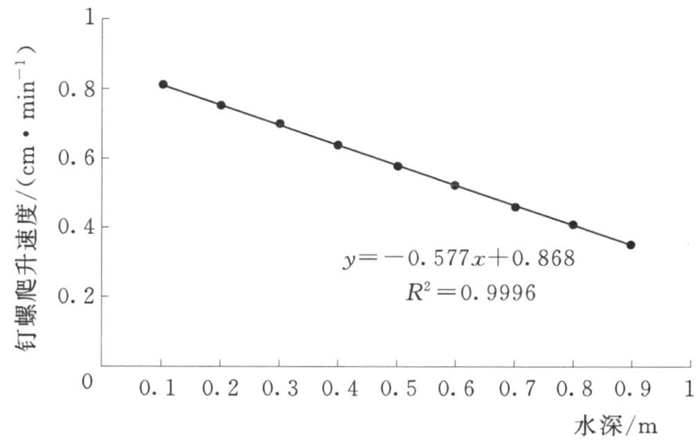

图 2.5.6 钉螺爬升速度与水深关系图

3. 玻璃管水深和钉螺距水面高度的关系

钉螺爬出水面后继续上爬。钉螺爬出水面后距水面高度的试验结果如图 2.5.7、图 2.5.8 和表 2.5.3 所示。从试验结果可以看出，钉螺距水面高度随着水深的增大而变小。但所有钉螺距水面的高度均在 13.34cm 左右。根据试验结果拟合得到静水中钉螺距水面高度与静水水深的关系式：

$$y=-0.077x+13.368 \tag{2.5.2}$$

式中：y 为钉螺爬出水面距水面高度，cm；x 为水深，m。

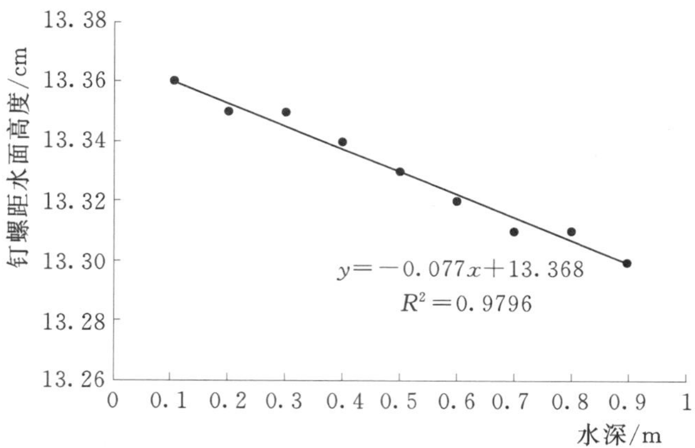

图 2.5.7 静水不同水深钉螺爬出水面后距水面高度

表 2.5.3 静水不同水深钉螺爬出水面后距水面高度

水深/m	0.1	0.2	0.3	0.4	0.5	0.6	0.7	0.8	0.9
距水面高度/cm	13.36	13.35	13.35	13.34	13.33	13.32	13.31	13.31	13.30

综合以上研究结果可知，静水水压（水深）对钉螺的环境适应能力有一定影响。不同水深的玻璃管中，试验开始 100min 之后，钉螺主要分布在水体底

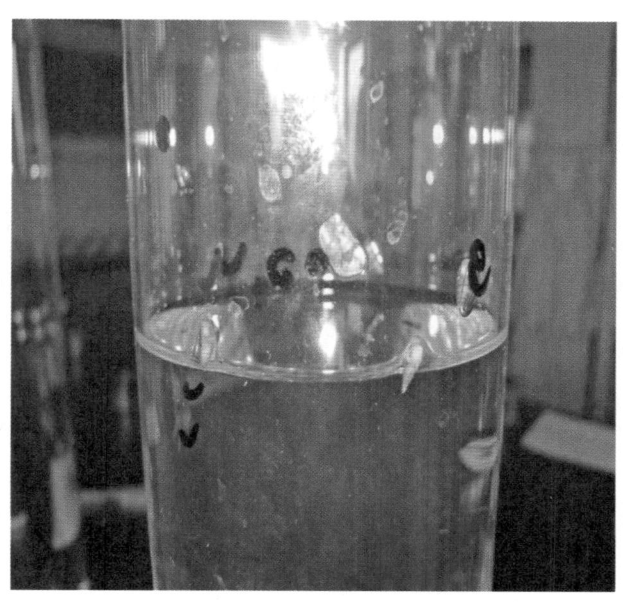

图 2.5.8 钉螺在水面分布情况

层和表层，说明钉螺静水中的分布具有两端密，中间稀的特点。钉螺平均上爬速度随着水深的增大而变小，在本次试验的条件下，钉螺最大上爬速度为 0.87cm/min，当水深大于 1.51m 时，由于水压作用，钉螺上爬速度为零，即钉螺不能从水底爬出水面。不同水深钉螺最终爬出水面之后，大部分聚集于距水线同一高度的区域。这些结果可为研制新的防止钉螺扩散措施和药物灭杀钉螺提供参考依据。

2.5.3 钉螺对环境要素适应性的现场试验

2.5.3.1 试验概况

1. 现场试验地点

分别在东洞庭湖选择了东口和丁字堤两个现场进行调查试验。两个监测现场位置见图 2.5.9，基本情况如下：

（1）东口现场。位于东洞庭湖，E113°00.571′、N29°22.476′，高程 27.00m 以上种植芦苇的面积约 3 万亩，距大堤的直线距离约 4km。观察区域位于濠河东面，从白泥洲—莎草区—芦杂区共划分 9 条等高线，现场湖洲长 393m，宽 150m，面积 50950m^2。东口现场地貌及植被状况见图 2.5.10。

（2）丁字堤现场。位于东洞庭湖，E112°49.166′、N29°30.896′，隶属东洞庭湖湿地保护区。距离东口湖外洲直线距离约 30km，水位与东口湖外洲基本处于同一平面。从白泥洲—草杂区，长 500m，宽 250m，面积 125000m^2。

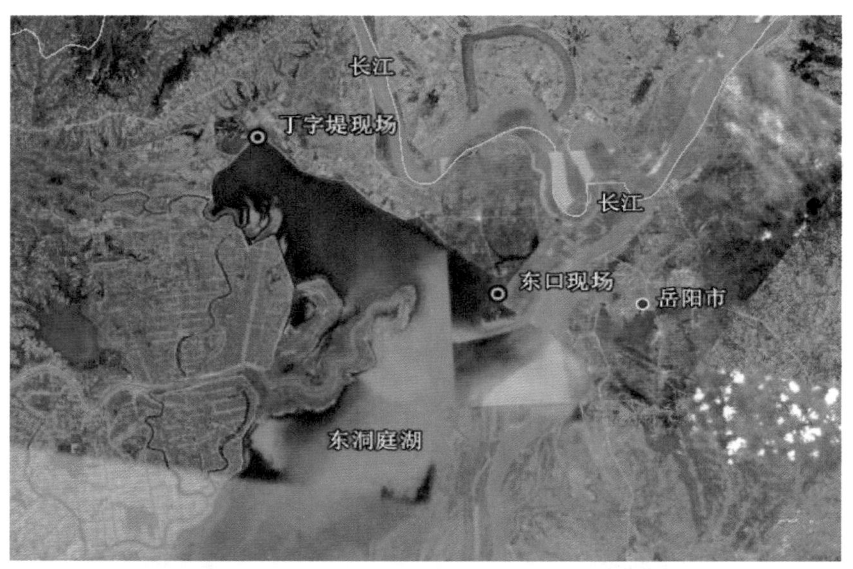

图 2.5.9 洞庭湖试验点位置示意图

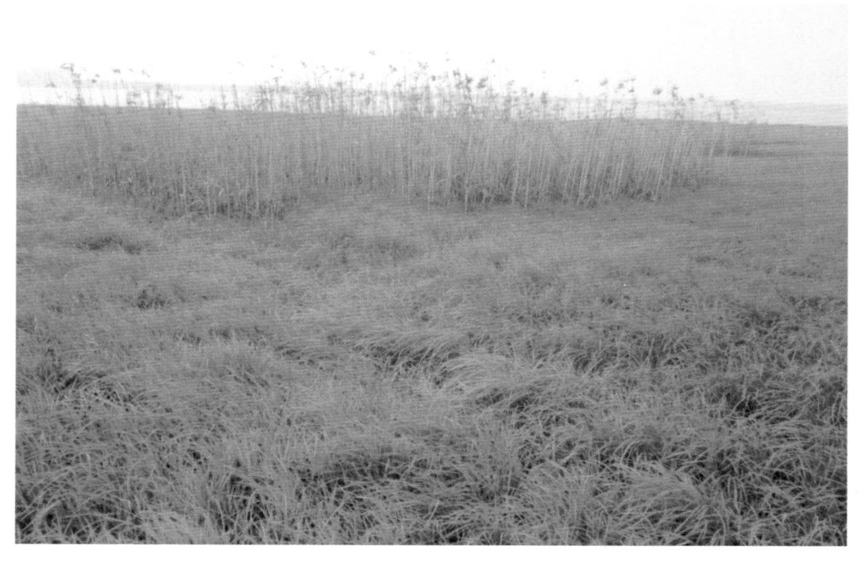

图 2.5.10 东口现场地貌及植被状况

划分为 9 条等高线，等差为 0.50m。丁字堤现场地貌及植被状况见图 2.5.11。

2. 植被调查

每年退水前后，每月对不同等高线内植被种类、高度（cm）和密度（株/0.11m^2）进行 10m×10m 机械抽样测量，求平均高度和密度。

3. 洲土含水率测量

每月对不同等高线内的洲土，使用钢制取样器（内径 5m×5cm）进行

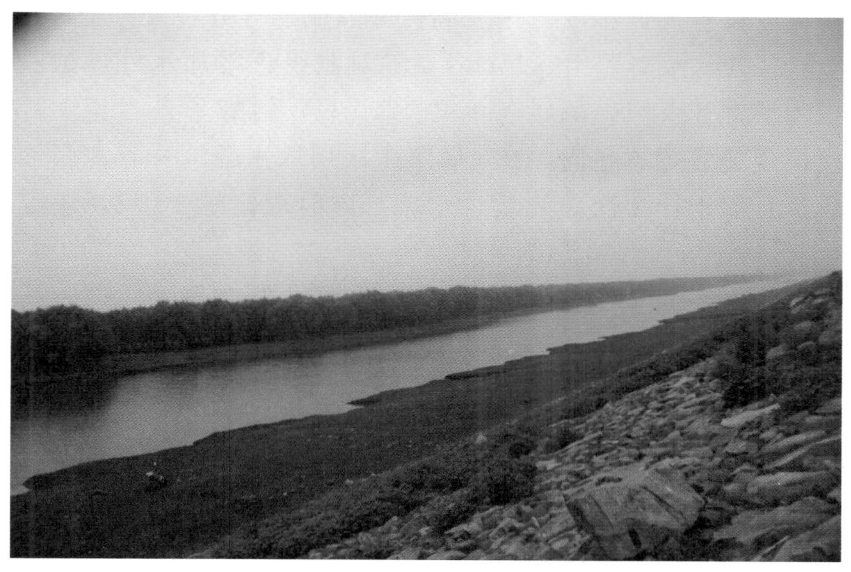

图 2.5.11 丁字堤现场地貌及植被状况

10m×10m 机械抽样，样本体积 98.13cm^3。现场称重后，带回室内用 250℃烤箱烘烤 4h，降温至 60℃左右称重，再置烤箱中在同样温度下，再烤 1h 称重，至样本 2 次重量差小于 0.1g 为止。计算不同时间不同等高线洲土样本的平均含水率。

4. 现场微环境温湿度测量

使用佐格温湿度仪（D58－THEXT－UA）对不同高程现场微环境测量温度、湿度，探头距离地面 5cm，探头置防水、防阳光直射罩内。退水后每月测量一次，每次连续记录 72h，每 3h 自动记录一次温度和湿度。

5. 现场钉螺调查

（1）成螺调查。现场 23.50～29.00m 高程之间，在每个等高区域内，以 10m×10m 设框，用常规方法各调查 10 框钉螺。退水前后定期调查。查获的钉螺带回室内计数，用水养法分别测定死活，所有活螺用压碎法在解剖镜下识别感染螺；其余钉螺再通过敲击法鉴定死活，计算各等高线钉螺总数、活螺数、自然死亡率、感染螺数和感染率。

（2）螺卵调查。每年 3 月下旬，在不同高程内，按线等距确定取样点，用平口铁铲（16.5cm×16.5cm）取出厚 2cm 湖洲表层泥土（体积 544.5cm^3），装入编号布袋中。在室内按线、点分别用内筛 16 目，外筛 80 目套筛淘洗样本，收集所有钉螺螺卵。

6. 室内钉螺存活时间测定

在底面积为 3620cm^2、高 65cm 的长方形桶状木框中放置现场取回的洲土，按外洲现场坡度设置泥面湿度，用玻璃板分隔成三等分，设置土层厚度分别为15cm、30cm、60cm及对照组（15cm），除对照组正常加水外，试验组均不再加水。各投入活螺300只，雌雄各半共1200只。钉螺采自当年9月的健康成螺。上述模拟现场装置置室内。48h后第1次用取土器取样，测量表层土壤含水率，以后每月取土样1次，测量含水率。同时取钉螺30只，用敲击法测定其死活。

2.5.3.2　试验结果

1. 植被变化

（1）东口现场。2009年5—9月，该现场水位为25.00～30.80m，在淹水期间，苔草属和禾本植物全部死亡。10月初，东口外洲水位退至22.50m。在水位逐步下降的过程中，先行外露的洲滩上植被迅速生长，25.00m以上高程的区域，苔草属植物平均高度达29.30cm。现场全部外露30d后，高程24.00～25.00m的区域，植被平均高度达45.24cm；12月后，不同高程洲滩区间苔草属植物生长达到最高水平，但26.00m高程以上苔草属植物因缺水和虫害而呈衰退状，凋谢至22.80cm左右，高程27.00m芦苇在收割前的平均高度为188cm（图2.5.12）。

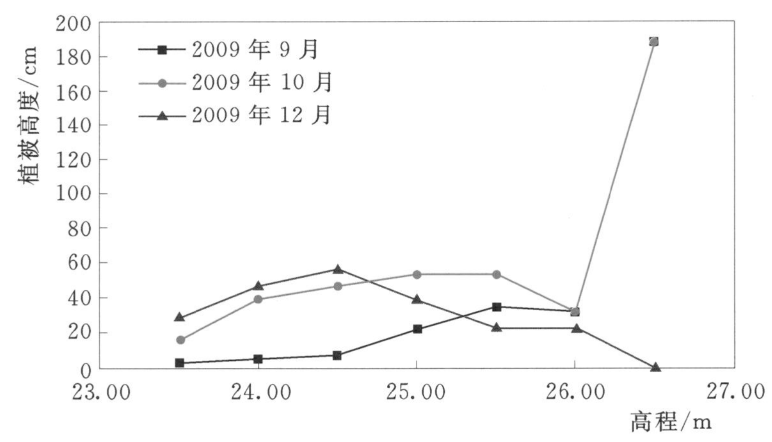

图2.5.12　东口现场退水后不同时间不同高程植被变化情况

（2）丁字堤现场。该现场等高线23.50～24.00m为白泥洲，24.00～26.50m为草洲，26.50m以上为柳林与杂草区，共设8条等高线。退水后30d左右，25.00m高程以下洲滩杂草均低于13cm；25.50m高程以上杂草平均高为38cm。12月，25.50m高程以上植被平均高度下降到28cm；25.00m高程以下洲滩植被平均高度为13～18cm。各高程植被平均高度显著低于东口现场（图2.5.13）。

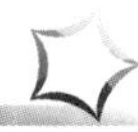

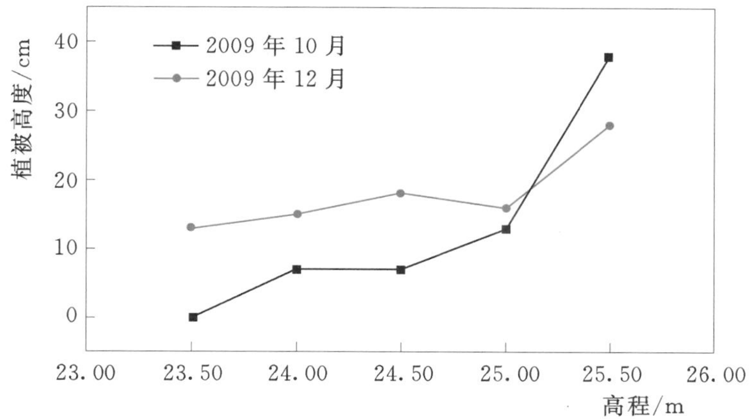

图 2.5.13 丁字堤现场不同时间不同高程植被生长变化

2. 洲土含水率测定结果

(1) 东口现场。水位退至有螺线后 30d，洲土含水率随着湖洲高程增高而下降。90d 后，除白泥洲（23.50m）植被较低外，高程 24.00～25.50m 之间植被生长茂盛且倒伏，实测现场洲土的含水率维持在 34.06%～48.12%之间，直到次年涨水淹没。高程 26.00m 以上洲土含水率低于 30%以下而且随着高程升高而下降。2010 年退水时间比 2009 年推迟 45d，但不同高程洲土含水率至 60d 后相当于 2009 年 11 月的水平，植被的茂密程度与洲土的含水率正相关。

(2) 丁字堤现场。水位退至原有螺区域 30d 后，高程 23.50～24.50m 区域洲土平均含水率 33.5%～45.5%；高程 25.00～27.50m 区域洲土坚硬，含水率平均为 27.86%。2009 年与 2010 年之间只有退水时间不同，洲土含水率不呈现年间差异，植被高度和洲土含水率显著低于东口现场同等高程水平，全年无高秆植物生长。

3. 不同高程洲滩环境温度湿度变化

2009 年 10 月和 2010 年 3 月，使用佐格温湿度仪（D58 - THEXT - UA）分别对东口不同高程洲滩微环境的温度和湿度进行了 72h 连续测量。2009 年 10 月芦苇收割前，高程 27.00m 芦洲平均温湿度高于草洲；而次年 3 月芦苇收割后，27.00m 高程芦洲平均湿度显著低于草洲，见图 2.5.14 和图 2.5.15。

丁字堤现场采取同样方法同期检测微环境温湿度，由于不同高程植被种类、高度和密度相同，2009 年秋季和 2010 年春季温度和湿度比较，不同高程洲滩间无明显差别，与自然昼夜温度基本一致。

4. 洲滩钉螺分布

东口现场钉螺分布见图 2.5.16，不同高程钉螺（卵）分布与土壤含水率、植被高度的关系见图 2.5.17 和图 2.5.18，三峡运行前后不同高程螺卵分布的变化见图 2.5.19。

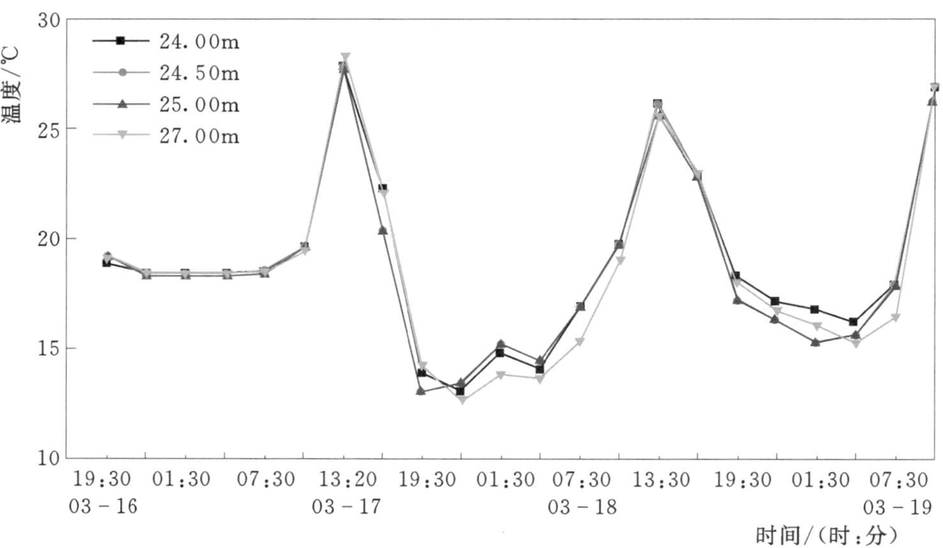

图 2.5.14　东口现场不同高程微环境昼夜温度变化图

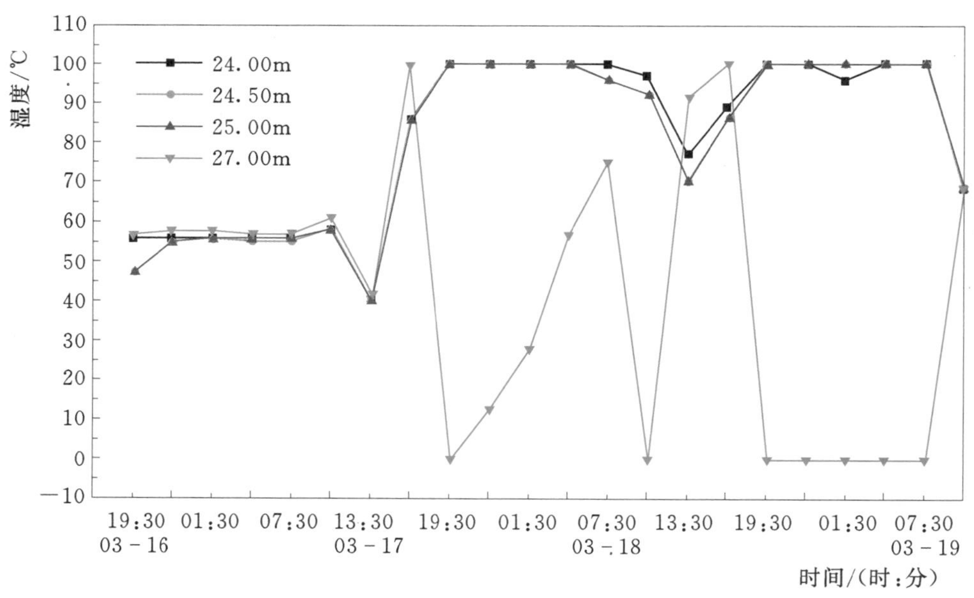

图 2.5.15　东口现场不同高程微环境昼夜湿度变化图

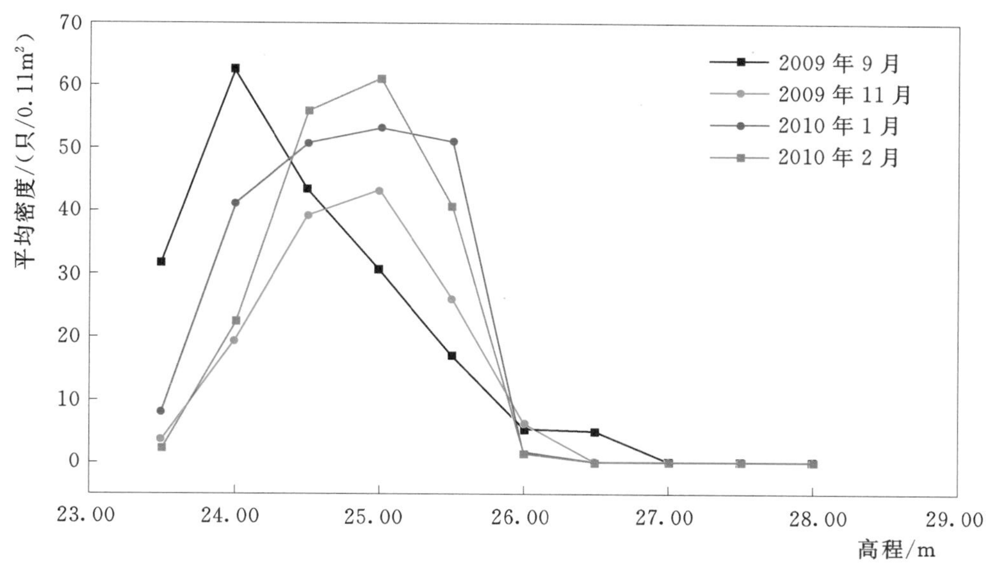

图 2.5.16　东口现场不同月份不同高程洲滩钉螺分布

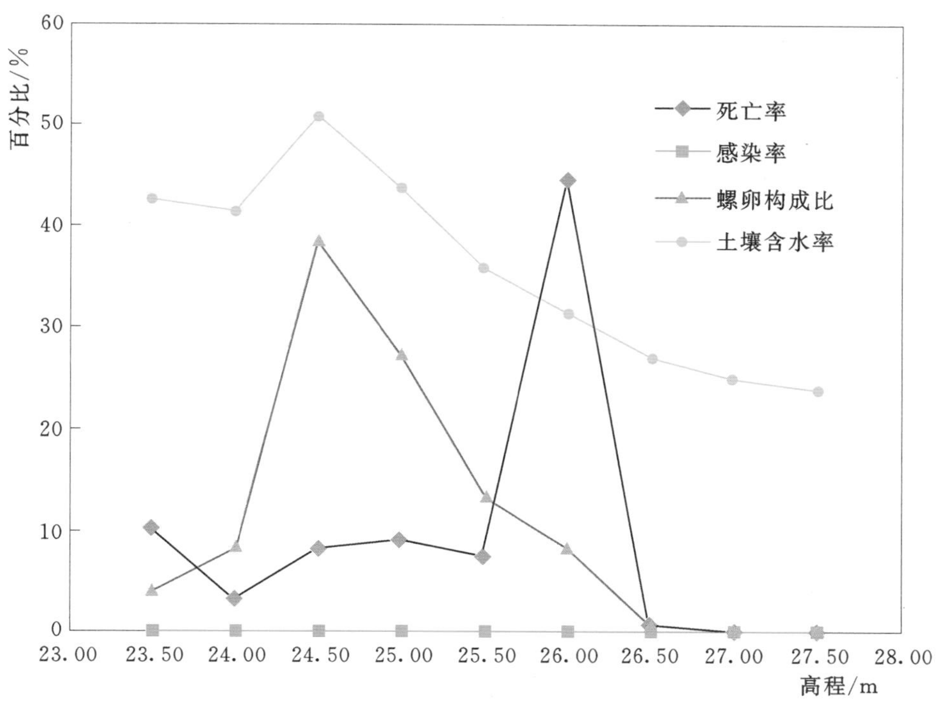

图 2.5.17　东口现场不同高程钉螺（卵）分布与土壤含水率关系

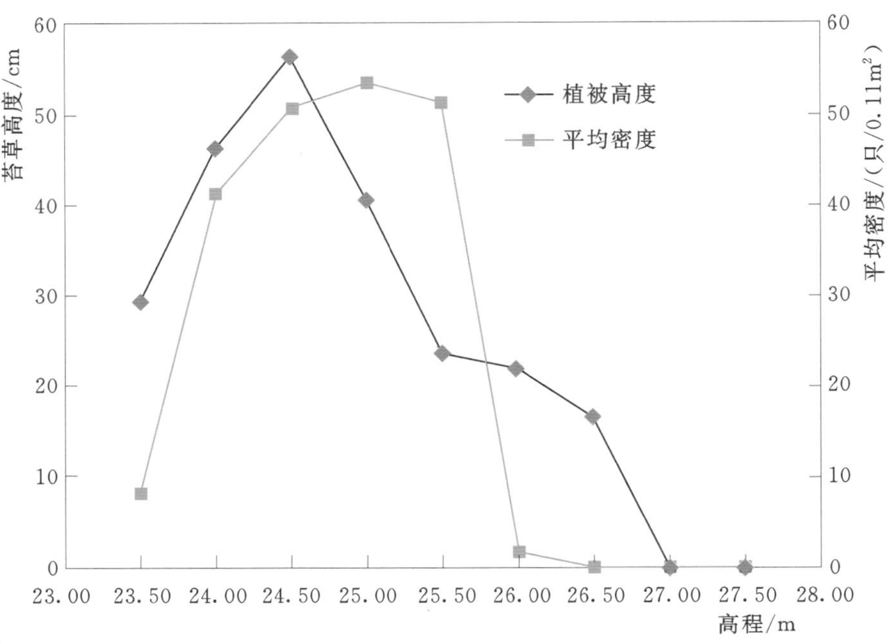

图 2.5.18　东口现场不同高程钉螺密度与植被高度关系

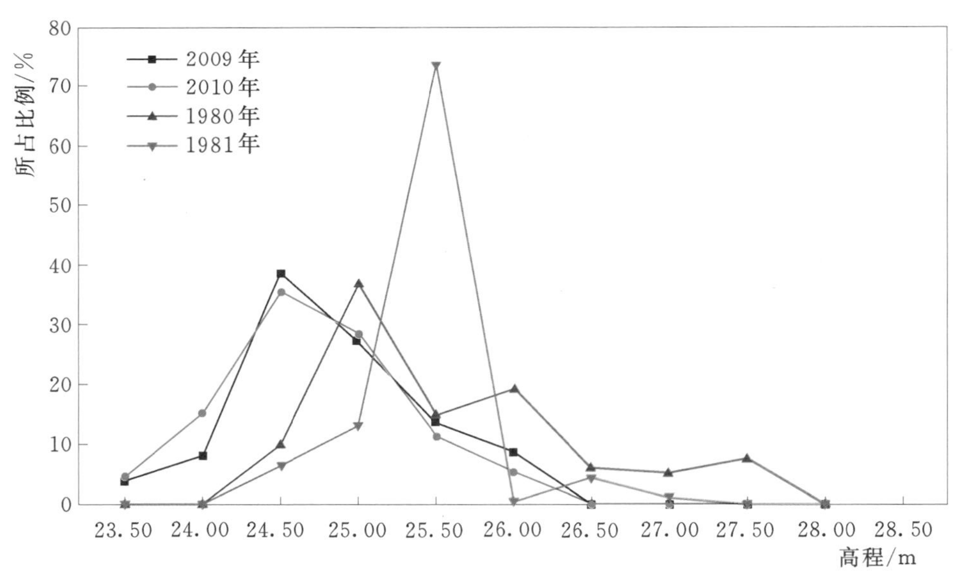

图 2.5.19　三峡工程运行前后不同高程螺卵分布的变化

2.5.3.3　钉螺分布与各要素的关系分析

1. 钉螺分布与水位、洲土含水率和植物的关系

东口现场 2009 年最高水位 30.86m，从 4 月 26 日淹没 25.00m 有螺洲滩，维持时间 141d。冬季有螺草洲高程 23.50～26.00m 区域，植被高度 21.75～

56.33cm；含水率35.62%～50.80%。现场监测，在23.50～24.50m高程区域获得钉螺和螺卵数量构成比分别占48.45%和35.5%，24.50～25.50m高程之间钉螺和螺卵构成比分别占75.30%和78.98%，26.00m高程钉螺和螺卵构成比分别为0.87%和8.80%，高程26.50m以上未发现钉螺和螺卵；枯水季节该区域植被高度、密度、微环境温湿度和洲土含水率均保持最恒定和最高的水平。2010年水位33.30m，淹没有螺洲滩197d，密螺带分布于24.50～26.00m。高程24.00m以下钉螺分布显著低于2009年，高程27.00m以上无钉螺分布。2010年水位持续上涨且维持时间长，幼螺随水向上漂移，退水时间比2009年迟34d，因此，成螺分布较2009年上移了1～2个等高线（1个等高线为0.50m）。涨水期间，当年草植被全部因水淹死亡，死亡植物被水流冲走或被鱼类取食；退水后，洲土由于植被未生长，在阳光照射下，水分蒸发加强，钉螺不适合在此环境生存，有向高程24.00～25.50m区域迁徙的趋势。同样原因，上下稀螺带钉螺死亡率均显著高于密螺带。

2. 东口现场外洲淤积厚度与钉螺分布高程变化的关系

1979年东口现场设置的水泥桩尚有高程25.50m固定标志，与本次测量同一高程相隔10m直线距离，30年间洲滩约淤长了0.35m。1980—1981年螺情调查，高程24.00m及以下为白泥洲，无钉螺分布，密螺带分布于25.50～27.50m；2009—2010年23.50m高程区域均有钉螺分布，而且24.50m高程已成为密螺带和螺卵高产区域，高程26.00m以上为上稀螺带，27.00m以上无活螺。30年间洲滩泥沙淤积速度减缓、春季水位淹没有螺洲滩时间的推迟与三峡工程运行后控制长江水位、降低水体含沙量等因素，是导致东口外洲钉螺分布下移的重要原因。湖洲的淤积只是抬高了高程扩大了湖洲的面积，为钉螺新一轮的繁殖和孳生提供了场地，引起钉螺分布区域的改变和位移，对钉螺种群和数量没有根本性的影响。

3. 钉螺繁殖与植被种类、覆盖度和洲土含水率的关系

东口现场莎草科苔属植物密集分布于23.50～25.50m高程，具有很好的保温保湿作用，同时是钉螺分布最密集的区域。三峡工程对洞庭湖湿地植物的影响是枯水期大于丰水期，除了4月和5月对洞庭湖湿地植物的生长产生不利的影响外，其他月份有着有利的影响或影响不大。2009—2010年螺卵高峰区（65.6%和63.7%）均集中在高程24.50～25.00m草洲，分布高程低于1980—1981年的螺卵高峰区高程25.00～26.00m的草洲（70.6%和86.9%）。当洪水淹没有螺区后，植被全部死亡，螺卵孵化成幼螺后在水中生活，随洪水向上高程岸边漂浮，并逐步生长发育为青螺和成螺；退水后，25.00m以下因无植被遮阴，在太阳照射和高温下，洲滩水分蒸发量大，故在23.50m以下高

程的钉螺难以生存；先期退水高程较高的区域，莎草科苔属植物生长迅速，形成新的植被，低高程钉螺有向24.50～25.00m高程植被区域迁徙定居的趋势，证实了以往研究中关于钉螺在温度9～11℃爬行速度为13.78cm/h的结论；退水30d后该区域植被高度、密度和洲土含水率非常适合钉螺生存、冬眠、交配和繁殖，微环境温度和湿度相对恒定，从而形成新的密螺带，此分布高程比30年前下移了1.00～1.50m。26.00m及以上高程植被在退水60d后因洲土含水率降低而停止生长并退化。可见钉螺分布高程主要取决于当年水位的稳定上升和持续的时间。

苔草属植物对维持微环境温度湿度与洲滩含水率具有重要作用，而该植物必需一定的生长环境和条件。丁字堤现场退水后，由于隔离沟与洞庭湖最低水位相通，及时排除了或沥干了洲滩积水并降低了湖洲地下水，致使洲土含水率迅速下降，与未遭破坏的东口外洲相比，显著低于东口外洲同一高程的含水率。表层土壤含水率的变化同时导致植被变化，生长低矮，禾本科植物与莎草科植物相间生长，并逐步形成优势，没有高秆植物生长，这些可能是钉螺自然消亡的主要因素，致使160km^{2}面积的丁字堤和建新外洲持续12年未发现活螺。有研究表明，嘉兴河岸钉螺分布与草量有明显关系，在有草的环境中，钉螺能获得适宜的温度、湿度和食物等条件，而在夏季可避免阳光直射，在冬季聚集在草根附近可避严寒。因此，结合水利工程取土吹填形成沿大堤的隔离沟的方法可在东洞庭湖沿大堤外洲有螺区域广泛推广应用。

4. 钉螺分布及数量消长规律

草洲是密螺带和主要产卵、繁殖区域，本次钉螺和螺卵分布调查，从退水到次年涨水期间，24.50～25.50m高程草洲是活螺密度最高区域，平均死亡率小于10%，显著低于26.00m高程以上区域，洲土含水率和植被是决定钉螺生存和繁殖的主要环境要素；密螺带产卵量最高，涨水后，幼螺随水位呈动态分布，成活率与水位稳定性与持续时间和自然环境因素密切相关；洞庭湖区鱼类水产资源的下降，也减少了幼螺的天敌，有利于幼螺生长和提高了存活率；7月是新老钉螺交替时期，这与左家铮等的报告一致。1980—1981年高程24.50～27.50m区域的直线距离约169m为密螺带，其高程差为3.00m；2009—2010年高程为23.50～26.00m区域的直线距离约188m为密螺带，其高程差为2.50m。二者比较，后者的高差小而面积比前者更大，钉螺繁殖区域相对比较集中。由此可见，湖洲因坡度小，基本呈平面状，0.50m的高差可以涵盖相当辽阔的面积，钉螺在湖洲上呈现出一种面状分布，有其自身的特点，与河网型的“三带三线”密集靠拢，钉螺分布面积小而集中截然不同。

钉螺是以当年春季大量繁殖幼螺来保持种群延续的，4月中旬水位淹没密

螺带并持续稳定上升到7—8月，大大提高了幼螺成活率。因此，钉螺的剧增或剧减取决于5—6月繁殖季节水位的变化。春汛水位上涨时间、速度和波及范围对钉螺的分布具有重要影响，一退一涨对幼螺成活的影响最大。2010年4月19日水位达到25.00m后，持续上涨并维持197d，因此，退水后该区域上下高程的钉螺平均密度显著高于2009年、1980年和1981年。而各年获得的螺卵数却无显著性差异。说明钉螺的繁殖力没有变化，关键是螺卵孵出率和幼螺成活率决定了当年的钉螺数量。

5. 水位持续时间对钉螺密度和分布范围的影响

1999—2009年东洞庭湖水位极少时间超过警戒水位32.50m，2009年最高水位仅30.80m，5月25日至9月15日27.00m以上水位维持114d，密螺带（高程25.00m）被淹没141d，10月5日水退到23.50m以下。从9月至次年4月上旬，钉螺分布在高程23.50～26.50m区域，密螺带分布在24.50～25.50m高程的草洲，最高平均密度61.4只/0.11m^2（在高程24.00m处）。2010年最高水位33.30m，4月17日至10月31日维持27.00m以上水位达165d，淹没密螺带（高程25.00m）达197d，钉螺分布在高程23.50～27.00m区域，密螺带分布在24.50～26.00m高程的草洲。密螺带最高平均钉螺密度（195.25只/0.11m^2）显著高于2009年，但高程24.00m及以下稀螺带钉螺分布显著低于2009年，上稀螺带分布比2009年上升0.50m高程。说明11月9日水退到23.50m，与1981年时间相当，退水月份越迟，钉螺滞留在芦杂区和芦苇区的时间也越长，幼螺、青螺附着在该区域高秆植物上并能获得丰富的食物，故生长迅速，9月中下旬多数已发育为成螺，体重增加后沉降或滞留于此区域及邻近的草洲，使密螺带向上偏移。2010年退水时间比2009年推迟了30多天而且水位稳定，故有螺分布高程和钉螺平均密度均高于2009年；2009—2010年钉螺分布高程低于1980—1981年，主要是由于上游来水和相关工程影响，使得水位下降，湖区26.50m高程以上洲滩含水率下降，钉螺分布高程也随之下移。

第3章

钉螺运动规律

钉螺是一种水陆两栖的软体动物，其生存、发育、栖息、繁殖等与水密切相关。钉螺在水中运动时，会受到多种力的影响，包括自身的重力，水流的阻力，流水的推力等，如若忽略钉螺本身的生物习性，将它作为一个无生命的物体，则可参考泥沙在水中的运动特性，建立相应的公式来描述钉螺的沉降、起动特征。但钉螺作为一种具有生命活力的动物，其生理、生态特征对其运动特性有着不可忽视的影响，如钉螺利用它某些独特的生理功能，具有倒悬浮于水面的能力和习性，并能在平静的水面和流速较小的情况下随水漂流；钉螺也可以依靠它伸出壳外的腹足牢固地吸附在河床的表面上，以抵抗水流对它的冲击。这些都是与泥沙运动所不同的。因此，研究钉螺的运动需综合考虑水流特性和钉螺的生物特性。

本章介绍了钉螺的重力特性和几何特性，以及钉螺的沉降（静水沉降和动水沉降）、起动规律。

3.1 钉螺的重力特性

重力特性是物体运动的基本力学性质之一，它是研究钉螺和螺卵的沉降和扩散规律的基础条件。衡量物体重力特性的物理指标是该物体单位实体的重量，即容重，单位为 g/cm^3，用符号 γ_s 表示。

3.1.1 钉螺的容重

钉螺不是单一的物质结构，它是由螺壳（包括钉螺的外壳、厣）和软体（包括钉螺的头、颈、足和脏器）两部分组成。螺壳容重较大，经测定为 2.65 g/cm^3，与天然泥沙容重相接近。软体体积有伸缩性，不易单独测定其容重。钉螺的软体可以全部盘曲在螺壳内。它的头、颈、足可以伸出壳外，但当遇到外界环境惊扰时便立即缩回壳内并关闭其厣，故严格地讲，螺体的几何形状并不是十分的固定。

要测定钉螺的容重，首先要测量螺体的体积，采用常规空气排水法测量钉螺的体积，通过多次试验求出活钉螺的容重。根据空气排水法测量的结果，活钉螺的平均容重为 1.80g/cm^3（徐兴建等，1993）。

由于钉螺的软体部分具有伸缩性，故活钉螺的体积也是不固定的，因此，所得的钉螺平均容重只能代表近似值。

3.1.2 螺卵的容重

螺卵，这里是指包括泥皮和卵胚在内的两种物质结构。螺卵呈土黄色圆球体，在显微镜下观察它的几何形状，大多数接近圆球体，少数近似椭球，颗粒直径在 0.5～1.0mm 之间，大部分为 0.7mm 左右，级配比较均匀。螺卵是有生命的物体，为了不致伤害它的生物活性而又能测得它的容重与自然状态相接近，必须采用特殊的方法进行干燥处理。在常温下采用滤纸和变色硅胶干燥方法测得螺卵的平均容重为 2.29g/cm^3（徐兴建等，1993）。

3.2 钉螺的几何特征

在一般的情况下，钉螺的外形如图 3.2.1 所示，近似圆锥体。从几何形态分析看，代表螺体形体的特征值主要是螺高 h 和螺径 D。

螺体随钉螺的生长而逐渐增大，在不同生长期，螺体的几何形态并不完全相似，图 3.2.2 是 3 幅在摄影体视显微镜下拍摄的钉螺照片，表明钉螺在不同生长期体形变化的特点，刚从螺卵孵化出来的幼螺体形粗短，随着钉螺生长，螺体由粗短逐渐变为细长。

用无因次数 ψ 来表示不同大小钉螺体形变化的特征值（$\psi=h/D$），根据 ψ 的大小将钉螺划分为 3 级，如表 3.2.1 所示。

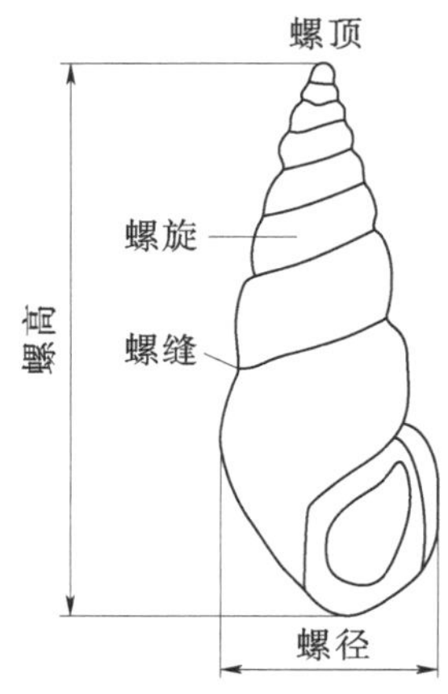

图 3.2.1 钉螺的外形示意图

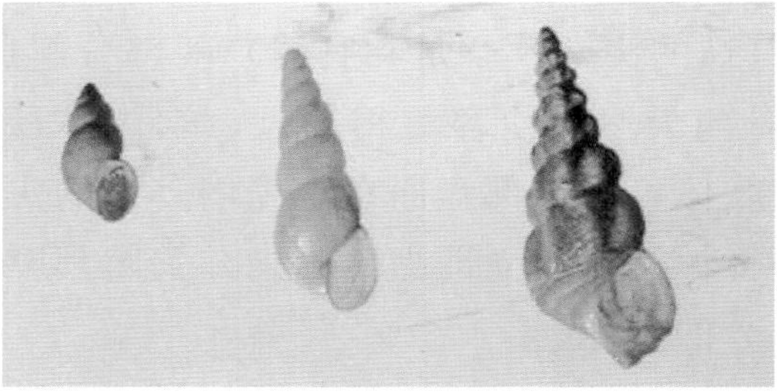

Ⅰ级幼螺　Ⅱ级中螺　Ⅲ级大螺

图 3.2.2 不同生长期钉螺照片

表 3.2.1 钉螺分级表

级别	$\psi=h/D$	螺旋数/旋	附注
Ⅰ	<2.0	<4.5	幼螺
Ⅱ	2.0～2.5	4.5～7.5	中螺
Ⅲ	>2.5	>7.5	大螺

钉螺在水中运动受到水的阻力的大小与螺体形状有密切关系，将钉螺螺体的几何形状按 ψ 值及螺旋数相联系的分级方法具有实用意义，为建立钉螺静水沉速公式提供了参数。

3.3 钉螺的沉降规律

3.3.1 钉螺的静水沉降规律

钉螺的静水沉降是钉螺的主要水力特性之一，可以用钉螺的静水沉速来表征。研究钉螺在江、河、渠道中的运动或者设计防止钉螺扩散的工程措施，静水沉速是一项不容忽视的重要因素。

3.3.1.1 钉螺静水沉速理论分析

钉螺静水沉速的物理意义是钉螺在静止水体中下沉的速度，单位为 cm/s，符号用 ω_0 表示。

钉螺属水陆两栖的螺类，其生物活动能力非常小，它一旦脱离水面就像无生命物体一样受重力的作用而下沉，因此，可用一般运动学的理论来研究钉螺在静水中的运动规律。根据一般物体沉降理论，假定一颗钉螺的体积为 V，它

在水中运动下沉，则单个钉螺在水中的重力可表达为

$$G=V(\gamma_s-\gamma_0) \tag{3.3.1}$$

水对钉螺的阻力为

$$F=\varphi C_a\gamma_0 S\frac{W^2}{2g} \tag{3.3.2}$$

根据一般物体沉降理论，假定钉螺在水中以等速运动下沉，由惯性定律可导得钉螺静水沉速的理论表达式为

$$\omega_0=\sqrt{\frac{2}{\psi C_a}\frac{V}{S}\left(\frac{\gamma_s-\gamma_0}{\gamma_0}\right)g} \tag{3.3.3}$$

式中：V 为钉螺的体积，cm^3；S 为钉螺下沉方向（即钉螺承受阻力面）的投影面积，cm^2；γ_s 为钉螺的容重，$\gamma_s=1.8g/cm^3$；γ_0 为水的平均容重，$\gamma_0=1.0g/cm^3$；g 为重力加速度，$g=981cm/s^2$；ψ 为形状修正系数，$\psi=\varphi$；C_a 为阻力系数。

从式（3.3.3）中看出，影响钉螺静水沉速的主要因素有 7 个，其中 γ_s、γ_0 和 g 为固定常数，其余 4 个（V、S、ψ、C_a）为变数，因此，式（3.3.3）的求解还需要确定这 4 个变数的函数关系。

钉螺的体积 V 与螺体的几何尺寸和几何形状有关，不同级别的钉螺，几何尺寸不一样，几何形状也不尽相似，但均可看作近似圆锥体，故 V 的函数关系可用圆锥体公式表示：

$$V=\frac{\pi}{12}D^2h \tag{3.3.4}$$

钉螺承受阻力面面积与钉螺下沉方向有关，其值等于钉螺下沉方向投影面面积。根据试验，钉螺一般以水平方向下沉（图 3.3.1），则有

$$S=\frac{1}{2}Dh \tag{3.3.5}$$

形状修正系数 ψ 为无因次系数，在静水沉降中暂时假定 $\psi=\varphi=h/D$。

将上述函数关系合并到式（3.3.3）并简化求得

$$\omega_0=\sqrt{\frac{\pi}{3C_a}\frac{D^2}{h}\left(\frac{\gamma_s-\gamma_0}{\gamma_0}\right)g} \tag{3.3.6}$$

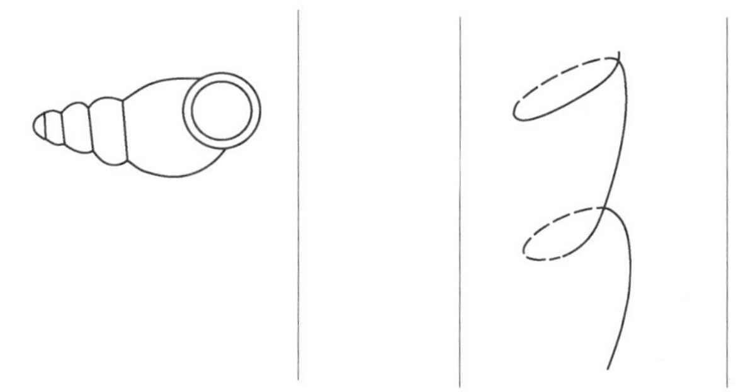

图 3.3.1　钉螺下沉方向

式（3.3.6）即是钉螺静水沉速计算的一般表达式，式中的阻力系数 C_a 为待定值，需通过试验来确定。

3.3.1.2 钉螺静水沉速试验

静水沉速试验的目的主要是观察钉螺在静态水体中沉降运动状态、沉降速度以及阻力变化状况。

取 156 颗钉螺进行静水沉速试验，其中Ⅰ级钉螺 71 颗，Ⅱ级钉螺 35 颗，Ⅲ级钉螺 50 颗。全部试验资料变化范围如表 3.3.1 所示。

表 3.3.1　　钉螺静水沉速试验资料范围表

项目	最大值	最小值
螺高/mm	10.55	0.70
螺径/mm	4.10	0.55
沉速/$(cm \cdot s^{-1})$	17.11	0.94
阻力系数 C_a	42.10	0.30
雷诺数 Re_d	1174	9
水温/℃	28.5	24

静水沉速试验在特制的圆形玻璃管内进行，玻璃管长 160cm，内径 4.5cm，有效观测段长 130cm。试验时先向玻璃管内注满清水，然后将预先备好的钉螺逐个投入水内，观察钉螺在水中下沉运动状态和测量它的下沉速度。投放钉螺采用螺口向下、向上和平放 3 种方式，如图 3.3.2 所示。

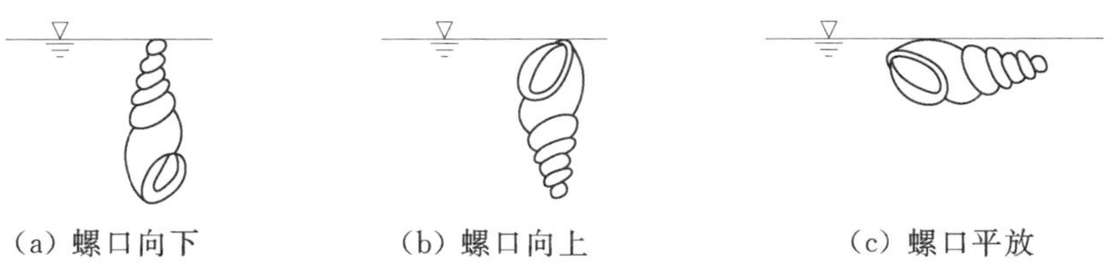

图 3.3.2　3 种投放钉螺方式示意图

钉螺在静水中下沉一般比较平稳，只有极个别钉螺在下沉过程中略显摆动，其下沉轨迹与水平线接近于垂直。螺体下沉方向无论是采用何方式（螺口向下、向上或水平）投放，均以水平方式下沉，如图 3.3.1 和图 3.3.2（c）所示。

钉螺的沉降速度随螺体的增大而增大，阻力系数则与此相反，随螺体的增大而减小。根据试验结果，不同级别钉螺的沉速和阻力系数变化范围如表 3.3.2 所示。

表 3.3.2　　不同级别钉螺静水沉速、阻力系统变化范围表

钉螺级别	静水沉速/(cm·s^{-1})	阻力系数
Ⅰ	0.94～3.65	42.1～3.4
Ⅱ	7.22～13.00	1.35～0.46
Ⅲ	11.61～16.25	0.93～0.36

3.3.1.3　钉螺静水沉降阻力系数

由公式（3.3.3）可知，钉螺的沉降阻力系数 C_a 是计算钉螺静水沉速的重要参数。钉螺的沉降阻力系数与其大小、形状、容重、表面粗糙度等有关，非常复杂。根据试验资料推算，C_a 的值不是一个常数，而且变幅很大，它的最大最小比值约为 140，因此，还需要对 C_a 的变化规律进行分析。

根据物体沉降理论，物体在介质中运动，其阻力系数与介质的绕流性质有关，代表流体绕流性质的特征参数一般用颗粒雷诺数 Re_d 表示：

$$Re_d=\frac{\omega_0\sqrt{Dh}}{\nu} \tag{3.3.7}$$

式中：ν 为水的运动黏滞系数。

假定钉螺的沉降阻力系数和它的绕流雷诺数之间存在某种函数关系，通过对试验实测资料的分析就可以找出这种关系的变化规律。将阻力系数 C_a 与雷诺数 Re_d 写成函数：

$$C_a=f(Re_d) \tag{3.3.8}$$

用试验资料在双对数坐标纸上点绘 C_a-Re_d 关系，如图 3.3.3 所示。从图上点子分布看，钉螺的沉降阻力系数与颗粒雷诺数之间不呈连续的线性关系，同级钉螺的点子组成一个点群，构成三级互不掺混点群。这种情况说明，不同级别的钉螺，不能统一在一个沉速公式内，必须区别对待。

第Ⅰ级钉螺（幼螺）C_a、Re_d 点子分布在 $9<Re_d<50$，$3.1<C_a<42.1$ 区间，这一级钉螺阻力系数与雷诺数变化的特点是：雷诺数的变幅不很大，但阻力系数的变幅却相对较大，大小比值达 13 倍多；从点子分布状况看，线性关系较好，点子分布在同一直线两侧，且偏离都不大，明显的表现为阻力系数与雷诺数倒数成比例关系，即

$$C_a=160/Re_d \tag{3.3.9}$$

第Ⅱ级和第Ⅲ级钉螺，C_a、Re_d 点子分别分布在 $300<Re_d<600$、$0.42<C_a<1.35$ 和 $600<Re_d<1200$、$0.35<C_a<0.93$ 两个区间，这两级钉螺 C_a-Re_d 关系变化的共同特点是雷诺数的变幅较大而阻力系数的值变幅较小，因此，这两级钉螺的阻力系数均可视为常数。根据试验资料统计，第Ⅱ级钉螺阻

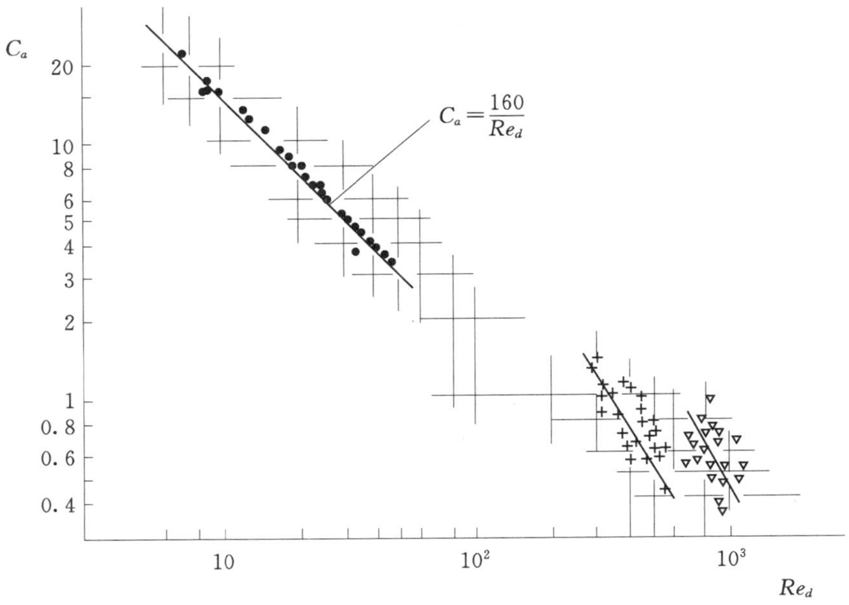

图 3.3.3 钉螺 C_a-Re_d 关系图

力系数的平均值为 0.80，第Ⅲ级钉螺阻力系数的平均值为 0.50。这两个数值可以作为这两级钉螺阻力系数的平均值。

3.3.1.4 钉螺静水沉速计算公式

根据不同级钉螺阻力系数的变化，可以分别得各级钉螺的静水沉速计算公式如下（张威等，1990）：

Ⅰ级钉螺　　$Re_d<50$、$\psi<2.0$、螺旋数<4.5旋

$$\omega_{0(\mathrm{I})}=\frac{\pi}{480v}\frac{D^{2.5}}{h^{0.5}}\left(\frac{\gamma_s-\gamma_0}{\gamma_0}\right)g \tag{3.3.10}$$

Ⅱ级钉螺　　$300<Re_d<600$、$2.0<\psi<2.5$、螺旋数 4.5～7.5 旋

$$\omega_{0(\mathrm{II})}=\sqrt{\frac{\pi D^2}{2.4h}\left(\frac{\gamma_s-\gamma_0}{\gamma_0}\right)g} \tag{3.3.11}$$

Ⅲ级钉螺　　$Re_d>600$、$\psi>2.5$、螺旋数>7.5旋

$$\omega_{0(\mathrm{III})}=\sqrt{\frac{2\pi D^2}{3h}\left(\frac{\gamma_s-\gamma_0}{\gamma_0}\right)g} \tag{3.3.12}$$

3.3.2 螺卵的静水沉速

由于螺卵的形状接近圆球体，故螺卵静水沉速可以采用圆球体沉速的基本公式：

$$\omega=\sqrt{\frac{4}{3C_a}\left(\frac{\gamma_s-\gamma_0}{\gamma_0}\right)gD} \qquad (3.3.13)$$

式中：ω 为螺卵的静水沉速；D 为螺卵的直径；γ_s、γ_0 分别为螺卵和水的容重；C_a 为螺卵的沉降阻力系数。

只要确定了螺卵的沉降阻力系数 C_a 值，便可以根据螺卵的大小利用上式来计算它的静水沉速。

通过对 83 颗螺卵进行静水沉速试验，分析螺卵沉降阻力系数和雷诺数（螺卵颗粒雷诺数 $Re_d=\omega D/\nu$）关系（图 3.3.4），求得

$$C_a=250/Re_d \qquad (3.3.14)$$

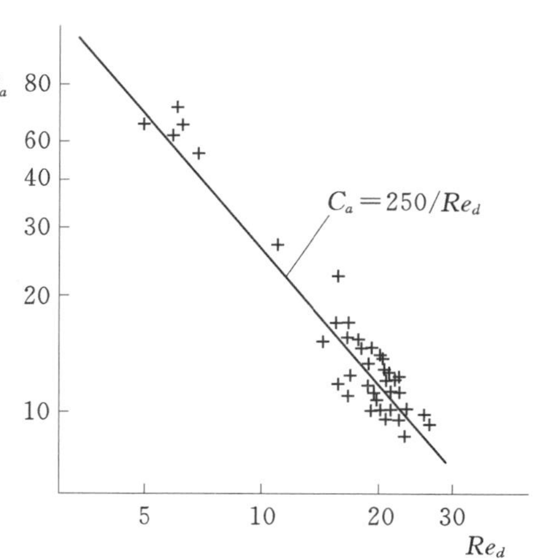

图 3.3.4　螺卵 C_a - Re_d 关系图

故最后得到螺卵的静水沉速公式为（杨先祥等，1994）：

$$\omega=\frac{4}{750\nu}\left(\frac{\gamma_s-\gamma_0}{\gamma_0}\right)gD^2 \qquad (3.3.15)$$

3.3.3　钉螺的动水沉降规律

3.3.3.1　钉螺动水沉速公式推导

物体在流动的水体中沉降，是江河中常见的一种现象。钉螺虽然是水陆两栖动物，但其自身的生物活动能力比较小，在水中它不能像青蛙或鱼虾那样自由上下游动，而螺体的容重又远大于水的容重，因而，钉螺无论是在静止或流动水体中，一旦脱离水面就具有受重力作用而沉向水底的性质。在流动水体中，除了重力之外，还受到水流对螺体的水平推力、紊动向上的上举力和阻力的作用。在水流雷诺数不太大（$Re<4\times10^4$）的情况下，上举力相对重力和惯性力小得多，因而可以略去不计，则作用于螺体的主要外力重力 W、水流对螺体的水平推力 P 和阻力 R，如图 3.3.5 所示。

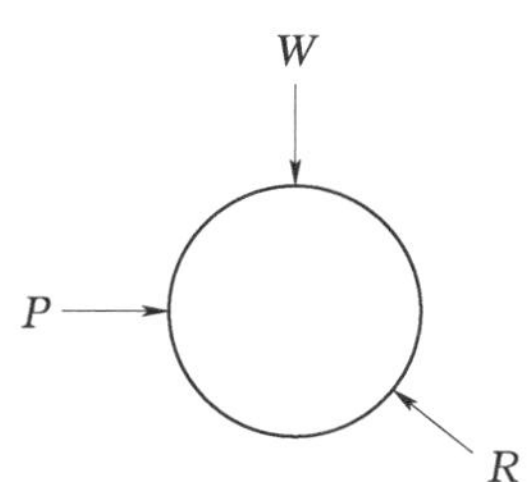

图 3.3.5　作用于螺体的主要外力示意图

重力为钉螺在水中的有效重量：

$$W=V(\gamma_s-\gamma_0) \qquad (3.3.16)$$

水平推力和阻力分别为

$$P=C_p\varphi_p S_p\gamma_0\frac{U^2}{2g} \tag{3.3.17}$$

$$R=C_b\varphi_b S_b\gamma_0\frac{\omega^2}{2g} \tag{3.3.18}$$

式中：ω 为动水沉速；U 为水流流速；S_p、S_b 分别为 P 和 R 作用方向的投影面积；φ_p、φ_b 分别为水流作用面和阻力面的非球体形状修正系数；C_p、C_b 分别为作用力系数和阻力系数；其他符号意义同前。

根据试验观察，钉螺在流水中近似以等速直线运动方式下沉，因此根据惯性定律，有

$$\sum(P,W,R)=0$$

因阻力与动力相等而方向相反，故有

$$P^2+W^2-R^2=0 \tag{3.3.19}$$

由此可以推导获得钉螺动水沉速的基本公式为

$$\omega=\sqrt[4]{K_1{}^2\ K_2{}^2\ K_3{}^2\cdot U^4+\left(\frac{1}{C_b}\right)^2\left(\frac{1}{\varphi_b}\right)^2\left(\frac{V}{S_b}\right)^2\left(\frac{\gamma_s-\gamma_0}{\gamma_0}\right)^2 4g^2} \tag{3.3.20}$$

式中：K_1、K_2、K_3 为无因次参数，其值为 $K_1=S_p/S_b$；$K_2=\varphi_p/\varphi_b$；$K_3=C_p/C_b$。

由于钉螺螺体的几何形状大都是近似圆锥体，而它在动水中沉降方向也和在静水中一样，一般以水平形式下沉，故水流作用于螺体面的投影面积 S_p 和阻力方向投影面积 S_b 为等值，即 K_1 的值可以取其等于 1。同样圆锥体的各个侧面都是对称的，因而 K_2 的值也可取其等于 1。K_3 的取值比较困难，因为迄今尚无适当方法和仪器分别测出作用力系数和阻力系数的值。但是从相对运动分析，这两者的物理性质并无差异，它们的差别仅在于数值上可能有所不同，即 $C_p=C_b$，$C_p>C_b$，$C_p<C_b$ 三种情况都有可能，因此 K_3 也可能出现三种情况，$K_3=1$，$K_3<1$ 或 $K_3>1$。鉴于目前尚难分别测量 C_p、C_b 值，故暂取 $K_3=1$。

参考奥伯贝克（A. Oberbeck）、麦克诺恩（J. S. Menown）等（钱宁等，1983）的试验，阻力形状校正系数 φ_b 采用

$$\varphi_b=\sqrt{h/D} \tag{3.3.21}$$

并用式（3.3.4）、式（3.3.5）表示 V 和 S_b 的值，则式（3.3.20）可简化为

$$\omega=\sqrt[4]{U^4+\frac{\pi^2}{9C_b{}^2}\frac{D^3}{h}\left(\frac{\gamma_s-\gamma_0}{\gamma_0}\right)^2 g^2} \tag{3.3.22}$$

求解上式需通过动水沉降试验确定动水沉降阻力系数 C_b 的值。

3.3.3.2 钉螺动水沉速试验

1. 试验概况

钉螺动水沉速试验在玻璃水槽内进行，水槽总长度36m，包括量水堰、进口消能段、玻璃观测实验段和尾门段。其中玻璃观测实验段长24m，为平底矩形断面，横断面几何尺寸为60cm×60cm。

将钉螺投入流动水体中就可以测量它在动水中的沉降速度。根据水槽可以提供的水力条件，按不同的水深和流速组合设置14组试验，每组投放大小不同等级钉螺10颗，每颗钉螺重复进行10次投放试验，取总试验次数的平均值。

试验时首先按预先设计的水力条件在水槽内放水，待槽内水流稳定后再投放钉螺，投放钉螺时仍按螺口向下、向上和平放三种方式投放（图3.3.2）。各试验组的水力要素、钉螺大小及投螺数量如表3.3.3所示。

表3.3.3　动水沉速试验水力要素、钉螺大小及投螺情况表

序号	水深/m	流速/(cm·s^{-1})	螺径/cm	螺高/cm	投螺数/只	水温/℃
1	20.2～21.0	4.13～4.79	0.140～0.390	0.310～0.950	9	32.5
2	29.8～31.4	4.49～7.26	0.128～0.378	0.308～0.962	17	32.5～25.6
3	39.8～40.0	5.07～5.80	0.124～0.388	0.328～0.950	10	24.8～25.6
4	20.1～21.0	9.60～10.03	0.158～0.352	0.388～0.756	10	26.0
5	29.8～30.0	11.63～11.80	0.160～0.336	0.340～0.768	10	30.2～32.5
6	40.5～40.6	9.96～10.12	0.152～0.362	0.334～0.798	10	30.6
7	20.0	15.30～15.42	0.140～0.382	0.340～0.950	10	26.0～26.8
8	29.8～32.7	13.66～15.46	0.156～0.276	0.298～0.826	10	34.0～34.5
9	40.0～41.0	15.11～15.67	0.140～0.290	0.296～0.950	10	29.0～29.6
10	20.0	20.48～20.92	0.140～0.382	0.312～0.950	10	26.4～26.5
11	31.4～39.4	15.91～19.96	0.162～0.384	0.462～0.954	10	29.0～29.3
12	39.9～40.0	20.08～20.13	0.172～0.360	0.402～0.950	10	27.0
13	20.5～20.8	30.39～31.56	0.118～0.368	0.322～0.950	10	26.0～29.0
14	30.5～30.4	38.34～38.80	0.158～0.382	0.388～0.950	9	26.0～27.0

2. 钉螺动水沉降规律

钉螺在流动水体中沉降有以下6个特点：

（1）钉螺在动水中的下沉方式与在静水中下沉方式一样，不论是采用螺口朝上、朝下或平放方式投放，钉螺入水后均以水平姿势下沉，水流作用方向的投影面和螺体前进方向的投影面均为钉螺的侧截面。

（2）钉螺在下沉过程中一般能保持平稳状态，只有个别钉螺略有摆动。

（3）当水流流速小于10cm/s时，钉螺下沉到水底后立即停止运动，不产

生位移；当水流流速大于 10cm/s 时，钉螺下沉到水底后出现滑动或滚动现象，滑动或滚动距离随流速的增大而加长，在遇到河底有障碍物时，钉螺才停止滚动。

(4) 钉螺下沉运动的轨迹，在流速小于 10cm/s 时接近于直线；当流速超过 10cm/s 时，钉螺的运动轨迹略呈抛物线形。

(5) 钉螺的落底点与投螺中心线的偏离不大，左、右偏离一般在 5cm 以内。

(6) 在水流流速较大、紊动强度较高（如水流雷诺数 $Re>4\times10^4$）时，钉螺脱离水面后虽然最终也沉到水底，但呈现“漂移”现象，且出现阻力系数为虚数，说明需要考虑水流紊动对钉螺沉降的影响。

钉螺动水沉速的主要参数变化范围如表 3.3.4 所示。

表 3.3.4　　钉螺动水沉速主要参数变化范围表

项目	最小值	最大值
沉降水平距离/cm	3.2	140
动水沉速/(cm·s^{-1})	8.58	43.7
动水沉降阻力系数 C_a	0.11	1.53
颗粒雷诺数 Re_d	200	2900
水流雷诺数 Re	7600	68000

3.3.3.3　钉螺动水沉降阻力系数

钉螺动水沉降阻力系数与水流绕过钉螺的绕流性质有关，在动水沉降情况下，除了存在 ω 方向的绕流，同时还可能存在水流流动方向的绕流，情况非常复杂，目前还难以从理论上精确计算。下面依据试验资料来确定。

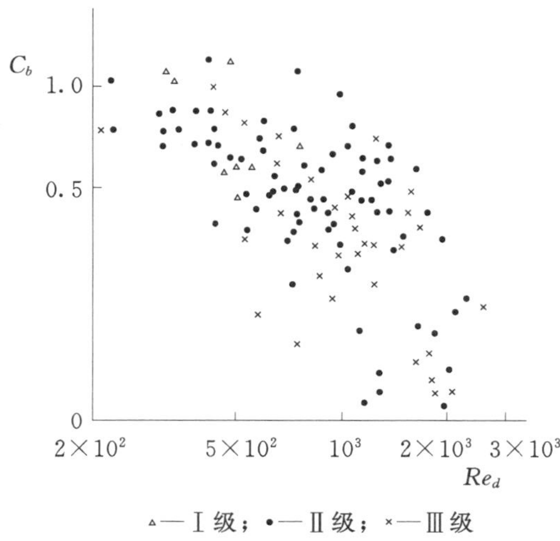

图 3.3.6　钉螺 C_b - Re_d 关系

根据对动水沉速试验资料分析，钉螺动水沉降阻力系数一般都很小，$C_{bmin}=0.11$，而 $C_{bmax}=1.53$，最大值与最小值相差约 14 倍。为了探求钉螺动水沉降阻力系数变化规律，点绘 C_b - Re_d 和 C_b - u 两种关系，结果发现，在 C_b - Re_d 关系中，C_b 的值虽有随 Re_d 的增大而减小的趋势，但关系比较弱，相同的 Re_d 值 C_b 相差较大（图 3.3.6），故不能采用 $C_b=f(Re_d)$ 函数关系形式。而在 C_b - u 关系图上（图 3.3.7），C_b 随 u 的增大而逐渐减

小的趋势比较明显。因此，先将试验范围内的水流流速划分为3级：第Ⅰ级为 $u<7.30\text{cm/s}$；第Ⅱ级为 $7.3\text{cm/s}<u<20.0\text{cm/s}$；第Ⅲ级为 $u>20.0\text{cm/s}$。然后再按测次顺序点绘 C_b-u 关系线，如图3.3.7所示。图3.3.7表明，C_b 具有随 u 值的增大而减小的明显趋势。再用统计方法进行统计得各级流速下的平均动水沉降阻力系数为：

Ⅰ级	$u<7.3\text{cm/s}$，	$C_{b\text{Ⅰ}}=0.77$
Ⅱ级	$7.3\text{cm/s}<u<20.0\text{cm/s}$，	$C_{b\text{Ⅱ}}=0.53$
Ⅲ级	$u>20.0\text{cm/s}$，	$C_{b\text{Ⅲ}}=0.30$

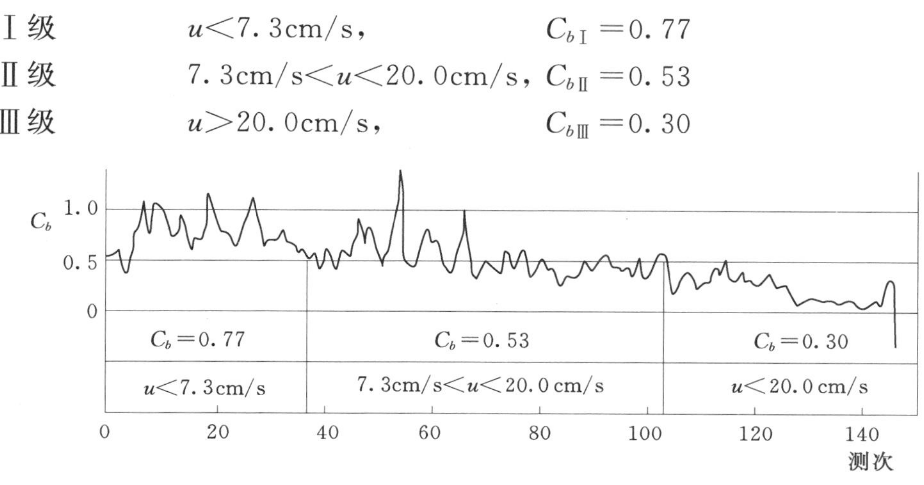

图3.3.7 C_b-u 关系

从图3.3.3钉螺静水沉降阻力系数与颗粒雷诺数的关系可以看出，钉螺的 C_a-Re_d（C_a 为静水沉降阻力系数）关系表现为不连续的线性关系，其不连续性与钉螺的级别有关，不同级别的钉螺在 C_a-Re_d 关系图上表现为不同的点群。而动水沉降阻力系数与颗粒雷诺数的关系比较分散（图3.3.6），不同级别钉螺的点群互相掺杂，看不出 C_b-Re_d 之间的线性关系。而且阻力系数值差别也很大，钉螺静水沉降阻力系数最大值为42.1，而动水沉降阻力系数的最大值仅为1.53，两者相差达27.5倍。利用14组水槽试验资料采用图解分析和 t 值检验法对公式(3.3.22)进行验证。

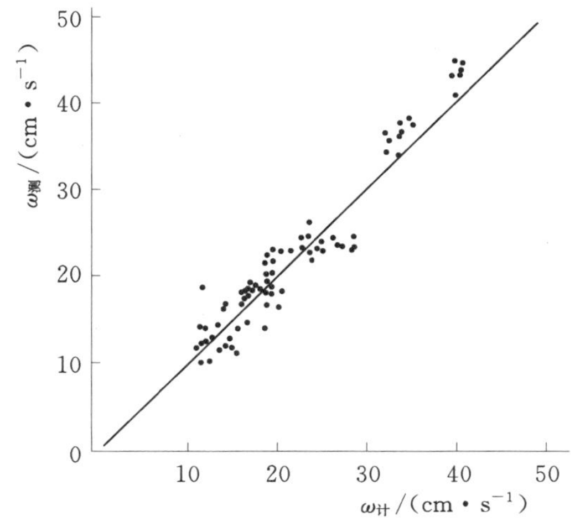

图3.3.8 钉螺动水沉速实测值与计算值比较

图解分析法是将实测钉螺动水沉速和用式（3.3.22）计算的动水沉速建立相关关系，如图3.3.8。从图上看出点群基本上分布在45°线两侧，偏离误差均在±15%以内，说明理论公式计算值与实测值符合较好（张威等，1994b）。

用 t 值检验法对实测值和公式计算值进行检验，计算结果 $t=0.4$，$P>0.6$，表明公式计算值与实测值比较一致。

3.4 钉螺的起动规律

3.4.1 钉螺的起动状态

生存在江河渠道中的钉螺，因受水流流速的作用而产生运动，当钉螺从静止状态转变到运动状态瞬间的平均水流速度称为钉螺的起动流速。

钉螺的起动状态与河道中泥沙的起动状态相类似，但也有差别。相似之处是它们都有受水流的作用而产生运动，因而可以采用水力学的方法来研究它的起动规律。不同之处是钉螺在河底的存在状况和河床泥沙的存在状况不一样，一般河床表面的沙粒总是以集合体方式存在，沙粒之间具有相互摩擦和隐蔽作用，而钉螺则不同，它是以单个独立体存在为主，并且通常是突出于河床表面上，螺体直接接受近底水流的拖曳，故钉螺起动的边界条件比床沙起动的边界条件简单。但是，另一方面，由于钉螺是有生命的动物，生活于水底的钉螺，其生物功能表现为能够在低流速条件下顺水或逆水爬行，也能依靠它的腹足牢固地吸附在河床表面上以抵抗水流对它的冲击。因此，钉螺起动不仅仅是水力学问题，同时还存在生物力学问题。考虑到水力和生物力两种力对钉螺起动的影响，钉螺的起动状态可以概括为无吸附力（闭厣）起动、定床有吸附力起动和动床有吸附力起动三种类型，钉螺在不同状态下起动，其起动流速的临界值也不相同。

3.4.1.1 无吸附力起动

钉螺的吸附力是在它的头、颈和腹足伸出壳外进行生物活动时才会存在，出于生物自卫本能，当钉螺受到外界环境的惊扰（即使是微小的惊扰）时，它的头、颈和腹足就会立即缩回壳体内并闭上其厣，在这种情况下，钉螺便完全丧失了吸附能力。钉螺在闭厣状态下起动，起动流速的临界值最小且可以与水力因素建立关系。

3.4.1.2 定床有吸附力起动

如果河床由岩石或水泥板等构成，钉螺吸附在这些不可冲（或称耐冲性强）的床面上，称为定床有吸附力起动。这种状态起动除与水力强度和钉螺吸附能力强弱有关外，还与构成床面材料的性质（木板、铁板、水泥板、岩石等）和粗糙程度有关，不能简单采取水力学方法确定起动流速。

3.4.1.3 动床有吸附力起动

动床有吸附力起动是指钉螺吸附在可冲性河床表面上的起动。在这种状态下，由于吸附力的作用，钉螺可以抵抗一定流速的水流对它的冲击，因而起动流速的临界值要大于无吸附力的起动流速临界值。但由于水流作用于螺体时受到螺体的阻碍，底部流速将发生局部绕流，当绕流流速超过床沙起动临界流速时，床面将发生冲刷并带动钉螺随之而起动。这种情况钉螺起动的边界条件最复杂，由水流强度、床沙起动条件和钉螺吸附力强弱等诸因素所决定。因而这种状态的起动也不能单纯采取水力学方法确定起动流速。

3.4.2 钉螺起动流速公式推求

对于在闭厣状态下起动的钉螺，由于不存在吸附力的影响，故可以采用水动力学理论分析螺体起动条件并建立关系式。图 3.4.1 为钉螺起动时的受力情况，主要作用力有：

（1）螺体受地心引力的作用，因而具有垂直于水平面方向向下的重力，其大小为

$$W=V(\gamma_s-\gamma_0) \tag{3.4.1}$$

（2）水流作用于螺体上所产生的水平推力 P_x：

$$P_x=C_d\psi S_x\gamma_0\frac{u_d^2}{2g} \tag{3.4.2}$$

（3）由于绕流作用而产生的垂直向上的上举力 P_y：

$$P_y=C_c\psi S_y\gamma_0\frac{u_d^2}{2g} \tag{3.4.3}$$

式中：u_d 为直接作用于螺体上的近底流速；C_d、C_c 分别为作用力系数和上举力系数；ψ 为非球体形状修正系数；S_x、S_y 分别为 P_x 和 P_y 作用方向的投影面积，可近似取 $S_x=S_y=S$；其他符号意义同前。

根据试验观察，钉螺起动时绝大多数表现为以螺高为轴心沿水流方向向前滚动。故可以假定钉螺起动时螺体将以某一定点为滚动的旋转中心，同时在滚动的条件下可以略去螺体与床面间的摩擦力，则在起动的临界状态下围绕旋转中心的力矩代数和为零。又因 l_1P_x，l_2P_y 的旋转方向与 l_3P_w 的旋转方向相反，故转动力矩平衡方程为

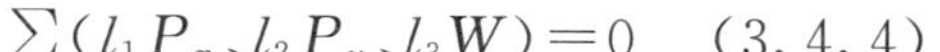

$$\sum(l_1P_x、l_2P_y、l_3W)=0 \tag{3.4.4}$$

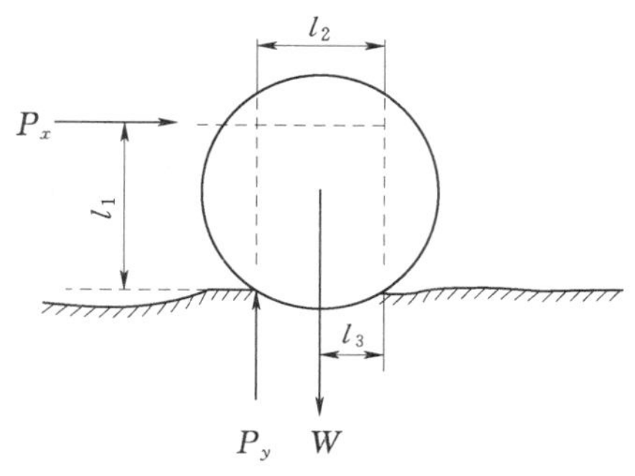

图 3.4.1 钉螺起动作用力示意图

式中：l_1，l_2，l_3 分别为各力对于旋转中心的力臂。

将式（3.4.1）～式（3.4.3）代入式（3.4.4）并展开得

$$u_d=\sqrt{\frac{2l_3}{l_1C_d+l_2C_c}\cdot\frac{1}{\psi}\cdot\frac{V}{S}\left(\frac{\gamma_s-\gamma_0}{\gamma_0}\right)g} \tag{3.4.5}$$

将式（3.3.4）和式（3.3.5）代入上式，并假定 $\psi=h/D$，则式（3.4.5）可简化为

$$u_d=k\sqrt{\frac{D^2}{h}\left(\frac{\gamma_s-\gamma_0}{\gamma_0}\right)g} \tag{3.4.6}$$

式中：$k=\sqrt{\frac{\pi l_3}{3(l_1C_d+l_2C_c)}}$。

钉螺起动时，式（3.4.6）的 u_d 即为钉螺起动的临界底速，由于在工程应用中底速不易确定，通常采用垂线平均流速来表示，因此，还需要将 u_d 转换成垂线平均流速的形式。假定垂线流速分布服从指数分布，则可导得以垂线平均流速表示的钉螺起动流速表达式为

$$U_0=K\sqrt{\frac{D^2}{h}g\left(\frac{\gamma_s-\gamma_0}{\gamma_0}\right)}\left(\frac{H}{D}\right)^m \tag{3.4.7}$$

式中：K 为钉螺起动的综合系数；m 为流速分布指数。

系数 K 和指数 m 可通过试验确定。

3.4.3 钉螺起动流速试验

3.4.3.1 试验概况

根据钉螺三种不同起动状态，分别采用三种方法进行起动流速试验。试验设施与钉螺动水沉速试验的相同。将钉螺落地时的运动状态分成6级，判别标准如表3.4.1所示。

表3.4.1 钉螺落地运动状态判别表

级别	状态	判别方法（着地现象）
Ⅰ	静止	钉螺下沉到水底后纹丝不动
Ⅱ	微摆	钉螺下沉到水底后出现摇摆，螺体不稳地，但不发生位移
Ⅲ	微动	钉螺下沉到水底后出现较剧烈的摆动，且有短距离的位移，位移距离在1cm以内
Ⅳ	止动	钉螺下沉到水底后出现沿槽底滚动或滑动的现象，但滚动距离不长，在3cm以内，而且很快就停止运动
Ⅴ	起动	钉螺下沉到水底后立不住，在槽底作间歇性滑动或滚动
Ⅵ	推移	钉螺下沉到水底后出现连续性滑动或滚动

1. 定床无吸附力起动流速试验

试验水深为 10～40cm，流速 5～107cm/s。先在槽内放水，待槽内水深、流速稳定后再从水面投放钉螺，观察闭厣钉螺在流水中落地瞬间的运动状态。

2. 定床有吸附力起动流速试验

试验时先将水槽充水，然后将钉螺置于水槽水泥板上，为了使钉螺能充分吸附于水槽底板，放置钉螺需要等待 30～60min，待所放钉螺全部开厣吸附在水泥板上之后，再逐渐加大水流流速，观察不同流速级钉螺被冲走的百分率。为了节省试验时间，大小钉螺均在同一组试验中进行，仅在放置钉螺时根据钉螺级别分别放置，除Ⅰ级钉螺外，Ⅱ级、Ⅲ级钉螺均各放置 50 只，平面位置如图 3.4.2 所示。试验水深为 10cm 和 20cm 两组，流速分别为 10～100cm/s 和 60～107cm/s。

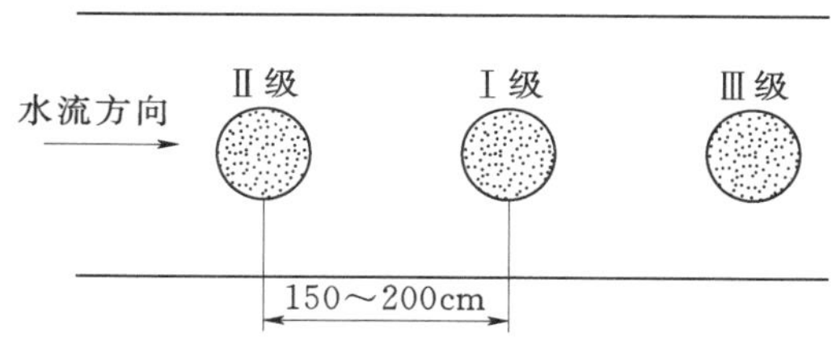

图 3.4.2 放置钉螺平面位置图

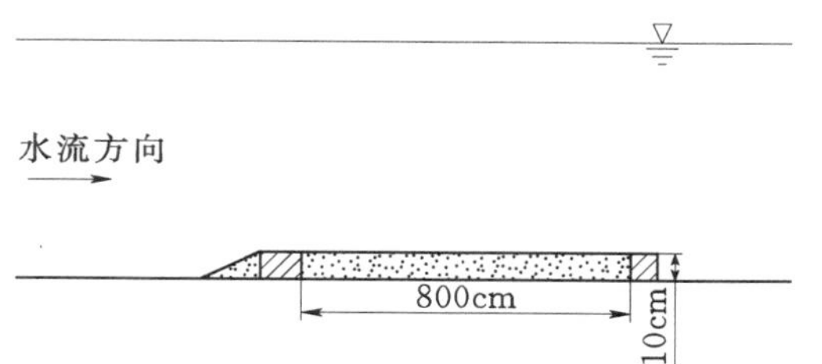

图 3.4.3 动床起动试验铺沙纵剖面图

3. 动床有吸附力起动流速试验

动床有吸附力起动流速试验方法与定床起动流速试验方法大致相同，唯一差别是将钉螺吸附在沙质可冲性床面上，然后进行起动流速试验。试验前先在水槽底部铺一层 10cm 厚的黄沙，铺沙宽度 60cm，长约 800cm，如图 3.4.3 所示。黄沙级配如图 3.4.4 所示，$d_{90}=0.940$mm，$d_{50}=0.364$mm。铺沙后先在槽内充水并在铺沙面上放置活钉螺，待槽底钉螺全部开厣吸附在床面之后再逐步加大流速进行试验，试验水深为 30cm，流速 20～40cm/s。

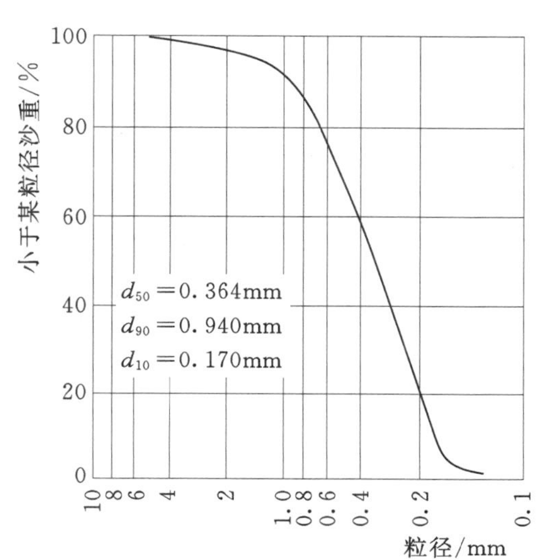

图 3.4.4 黄沙级配曲线

3.4.3.2 钉螺起动现象

在试验过程中，可以观察到钉螺起动有以下特点：

（1）在定床无吸附力状态，钉螺起动流速一般不大，当水深为 20＜H＜40cm 时，起动流速的最小值为 14.0cm/s，最大值为 19.0cm/s。当流速增大到 17.0cm/s 时，绝大部分钉螺处于明显的间歇性滑动或滚动状态，只有个别钉螺发生连续性的推移运动。当流速增大到 18.0cm/s 时，大部分钉螺已由间歇性运动转入连续性的推移运动，少数仍然保持间歇性运动。当流速再增大到 19.0cm/s 时，除个别钉螺能保持间歇性运动外（与水底流向变化有关），其余钉螺均进入推移运动状态。

（2）钉螺运动一般沿水流方向以滚动形式运动，螺体的运动方向总是 D 轴方向与水流方向平行，h 轴方向则水流方向相垂直，从直观上看，螺体以 h 为轴心不断向前滚动。

（3）从试验中观察到，在相同的边界条件下，Ⅲ级钉螺一般比Ⅱ级钉螺更容易起动。分析产生这种情况有两方面原因：

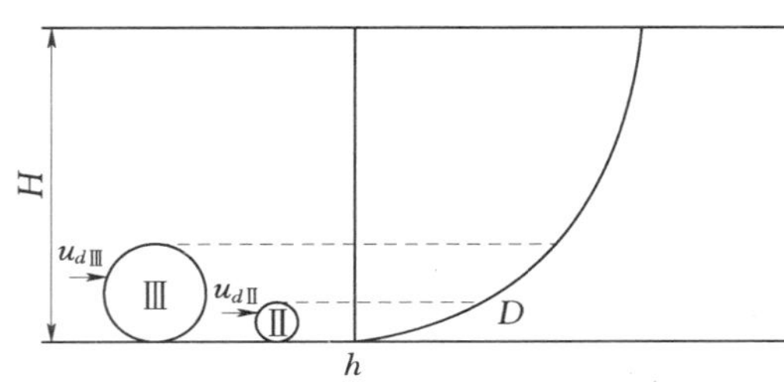

图 3.4.5　作用于Ⅱ级、Ⅲ级钉螺上的水流底速示意图

1）由于垂线平均流速分布在靠近床面的地方急剧减小，如图 3.4.5 所示，因而造成在垂线平均流速相同的情况下，作用于大钉螺的水流速度大于作用于小钉螺的水流速度（底速），且小钉螺受水流作用力的面积也较小，所以表现出Ⅲ级钉螺已经起动而Ⅱ级钉螺仍未起动。

2）从生物生理方面看，Ⅱ级钉螺属青年期，其生物活动能力特别强，在试验中观察到即使是在运动过程中，它的腹足仍能伸出壳外并吸附在床面上，有时候甚至出现它刚下沉到水底便能立即吸附在床面上，因而表现为Ⅱ级钉螺比Ⅲ钉螺更不易起动。不过就垂线平均流速而言，由此导致的起动速度差别并不大，约在 1cm/s 以内。

（4）在有吸附力的情况下，钉螺的起动流速要比无吸附力情况下的大，这是显而易见的。由于各地的河床组成物（即被吸附物）结构不同，有的为不可冲性的整体结构，如岩石、水泥护面等，有的则为可冲性的松散结构，如沙质河床等。钉螺吸附在不同结构河床上所表现的抗冲性能也不相同。水槽试验表明，钉螺吸附在水泥表面上，其抗冲能力最强，而吸附在可冲性的沙质河床表面上，其抗冲能力则相对弱得多，详见表 3.4.2～表 3.4.4。这些试验资料表明，钉螺吸附在不可冲的床面上，大部分能抵抗 1.07m/s 以上的水流流速不被冲动，而吸附在松散可冲性的沙质河床上则其抵抗水流冲击的流速仅在 0.3～0.4m/s 之间。

表 3.4.2　　定床钉螺抗冲试验成果（试验水深为 10cm）

钉螺级	投螺数/只	冲走螺数/只							合计/只	冲走钉螺/%
		u=10cm/s	u=20cm/s	u=25cm/s	u=30cm/s	u=50cm/s	u=70cm/s	u=100cm/s		
Ⅰ	53	0	0	0	0	1	1	1	3	5.7
Ⅱ	50	0	0	2	4	0	1	0	7	14.0
Ⅲ	50	0	3	2	2	1	0	1	9	18.0

注　冲刷历时 3h，试验水温为 22～24℃。

表 3.4.3　　定床钉螺抗冲试验成果（试验水深为 20cm）

钉螺级	投螺数/只	冲走螺数/只						合计/只	冲走钉螺/%
		u=60cm/s	u=70cm/s	u=80cm/s	u=90cm/s	u=100cm/s	u=107cm/s		
Ⅰ	50	0	0	5	1	1	1	8	16.0
Ⅱ	50	5	2	1	0	0	0	8	16.0
Ⅲ	50	5	4	0	2	6	1	9	36.0

注　冲刷历时 2.13h，试验水温为 22～24℃。

表 3.4.4　　动床钉螺抗冲试验成果（试验水深为 30cm）

组别	置螺数/只	冲走螺数/只			合计/只	冲走钉螺/%
		u=20cm/s	u=30cm/s	u=40cm/s		
1	50	0	11	47	47	100.0
2	50	0	5	50	50	100.0
3	50	0	14	50	50	100.0
4	50	0	12	50	50	100.0
5	50	0	50	50	50	100.0
6	50	0	50	50	50	100.0

注　冲刷历时 1.17h，试验水温为 22℃。

前述公式（3.4.7）是根据理论分析建立的钉螺起动流速公式，将该式应用于实际计算，还需要用试验资料确定式中的系数和指数。先将式（3.4.6）变换成直线公式形式，然后根据试验资料在双对数坐标纸上点绘无因次系数 β 和 η 的关系，如图 3.4.6 所示。其中

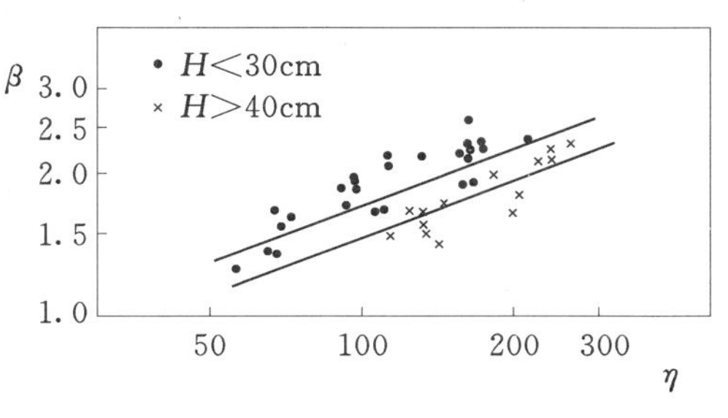

图 3.4.6　$\beta-\eta$ 关系图

$$\beta=\frac{u_0}{\sqrt{\frac{D^2}{h}\left(\frac{\gamma_s-\gamma_0}{\gamma_0}\right)g}};\eta=\frac{H}{D}$$

从图 3.4.6 中可以看出，β 和 η 关系点子比较集中，$H<30$cm 和 $H>30$cm 的点子明显的分为两组点群，而且每组点群都具有 β 随 η 值的增大而增大的趋势，说明 $\beta=f(\eta)$ 函数关系存在。利用图 3.4.6 可求得公式（3.4.7）的 K、m 值：$m=0.4$；当水深 $H\leqslant30$cm 时，$K=0.26$；当 $H>30$cm 时，$K=0.22$（张威等，1994a）。

第4章

钉螺扩散规律

4.1 钉螺随水流纵向扩散机理

存在于自然界的钉螺，促成它们迁移、扩散的原因和方式虽然有很多，但形成远距离和大面积扩散则主要靠水力输送。水流输送钉螺和水流输送泥沙虽有相同的力学机理，但也存在差别，主要是钉螺为有生命的动物，它的生物活动对水力输送具有特殊的影响，此外钉螺的存在条件也和泥沙不同，它具有随时空分布不连续的特性。因此，水流输送钉螺的随机性要比水流输送泥沙的随机性强。水流输送钉螺主要有水面漂浮输送、推移形式输送和悬移形式输送三种方式（张威等，1993）。

4.1.1 水面漂浮输送

水面漂浮输送分为有载体漂浮和无载体漂浮两种情况。

1. 有载体漂浮输送

钉螺是以陆栖为主的两栖类动物，它赖以生存和繁殖的环境主要在江湖水边地带或有水草芦苇丛生的洲滩。钉螺生活在这些地区，有些是潜伏在草丛底部或爬在芦苇的根杆上，有些则黏附在滩岸边缘的枯枝残叶上，当江湖水位上涨时，滩岸上的枯枝残叶变成水面漂浮物，黏附在漂浮物上的那些钉螺就以漂浮物为载体随之漂流扩散。由于钉螺的吸附能力很强，而它和水流之间的相对运动速度很小，故在漂流过程中钉螺不会轻易从载体上掉落。据试验观察，在风速 3m/s、水面流速 0.97～2.2m/s 的情况下，有 17.3%的钉螺依附载体漂流距离可达 50km，82.7%的钉螺散失在 50km 的距离以内。此外，因农业灌溉，往往造成垸外有螺滩地的钉螺随水流扩散入垸内。

钉螺随漂浮物迁移分为主动吸附于漂浮物迁移和被动受载迁移。在运动水体中，钉螺主动吸附于漂浮物的能力，与吸附于固定壁面的能力相比要小得多。钉螺随漂浮物的迁移距离，与钉螺的主动吸附时间有关。而钉螺的主动吸附时间随流速、风浪、含沙量等增大而减小，此外还与水温、水质、螺龄、漂浮物壁面材料等因素有关。据观测，钉螺与木板之间的最大吸附时间可长达 4.2d，因此钉螺通过吸附木板等漂浮物可以沿水流扩散相当长的距离。被动受载迁移是指具有孔洞、裂缝、夹层、空腔的漂浮物挟带钉螺的迁移运动。这类漂浮物必须首先在钉螺孳生地堆放过很长时间。钉螺被动随这类漂浮物迁移，一方面与漂浮物挟带钉螺数量有关，另一方面还与漂浮物本身的输送率有关。干竹枝、芦苇等空腔漂浮物不仅漂浮距离远，也较易挟带钉螺。此外，漂浮物所挟带钉螺的成活率还与漂浮物内空气、温度及食物等条件有关。

2. 无载体漂浮输送

钉螺依靠它的腹足和口腔分泌的黏液再加上水的表面张力作用，使它能倒挂悬浮于平静的水面，在流速和水面波动较小的情况下也能随水漂流扩散。但此种漂流扩散主要发生在初生的幼螺（Ⅰ级钉螺），因为幼螺体积小，重量轻，不易沉没，而且它能倒挂的时间也较长。

4.1.2 推移形式输送

据试验观察，钉螺在无吸附力条件下，流速达到 0.20m/s 时便进入了连续滚动的推移运动状态，可见钉螺非常容易以推移方式扩散。但是，生活在水下的钉螺，通常是吸附或爬行在床面上，是有吸附力的，因此，需要考虑吸附力和当地河道组成条件对钉螺运动的影响。就长江中下游来讲，河床组成一般为可冲性的沙质河床，根据钉螺吸附在可冲性床面上的起动条件，起动流速在 0.30～0.40m/s 之间，值得注意的是，钉螺无论吸附在何种床面上，一旦起动之后便完全丧失了它的吸附能力，因而，上述流速界限也即是钉螺发生推移运动的流速界限。在天然河流近岸边或滩地上是大量钉螺栖息的地区，而在这一地区一般都超过 0.30m/s 流速，故水流漫滩时，将有大量钉螺以推移方式通过涵闸向灌溉渠系扩散。

4.1.3　悬移形式输送

为了判别钉螺能否以悬移方式扩散，首先分析长江中下游悬移质泥沙颗粒成分和静水沉速。在洪水期，悬移质泥沙的中值粒经平均约为0.03mm，相应沉速0.083cm/s，悬移质最大粒径0.50mm，相应沉速5.67cm/s。钉螺的粒径范围：螺高0.7～10.55mm；螺径0.55～4.10mm。用几何尺寸来比较，最小体积的钉螺也比悬沙最大颗粒大。但是，由于钉螺的容重小于泥沙的容重，故钉螺静水沉速并非都大于泥沙的沉速。若以泥沙的最大沉速5.67cm/s作为判别钉螺能否以悬移方式扩散的标准，则由第3章的表3.3.2可见，Ⅱ、Ⅲ两级钉螺均不能以悬移方式扩散。Ⅰ级钉螺的沉速正好在悬移泥沙沉速内，故Ⅰ级钉螺能以悬移方式扩散。这里有一点值得注意的是，必须考虑生长过程的影响。长江中下游地区气候温暖，通常每年3—4月螺卵就天始孵化成为幼螺，而幼螺是随时间的推移不断迅速成长的，到了洪水期大部分幼螺已成长为Ⅱ级钉螺，因此在灌溉引水季节，客观上幼螺存在的数量已经不多了，即以悬移扩散的钉螺数量实际上并不多。

综上可见，上述三种钉螺扩散方式中，以前两者为主，这是防止钉螺扩散措施研究与设计中需要重点考虑的问题。

4.2　钉螺随水位横向扩散机理

横向扩散是指钉螺在洲滩上分布高程随水位涨落而发生变化过程，是钉螺种群为了适应年度水文节律变化而进行的一个自调节过程，钉螺种群中新老交替也在这一过程中完成，钉螺种群随水位横向扩散规律的研究不仅可以为分析生态环境变化对钉螺扩散影响提供理论基础，同时也为洲滩区域水利血防工程措施提供技术支撑。

4.2.1　钉螺分布随水位变化调整的理论模式

长期的野外观察表明，河湖滩地的钉螺一般生长在水位以上一定高程的位置，呈带状分布，且随水位变化而变化。图4.2.1为钉螺在河湖滩地分布的简化示意图，图中显示了钉螺在河湖滩地带状分布的特点。从水位z高程往上，依次为下有螺线z_d、密螺线z_m及上有螺线z_u。钉螺分布在下有螺线z_d和上有螺线z_u之间，且以密螺线z_m附近分布密度最大，而在z_d高程以下和z_u高程以上的地带，因滩地湿度、植被等条件不满足生长条件，一般没有钉螺分布。

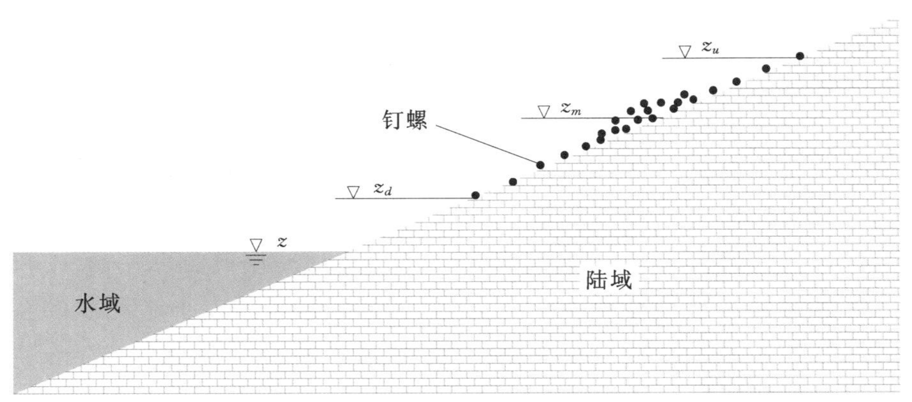

图 4.2.1 钉螺生长分布示意图

z—水位；z_m—密螺线；z_d—下有螺线；z_u—上有螺线

钉螺在河湖滩地呈带状分布，当水位上升和下降时，钉螺分布带随着上升和下降。这是因为水位的变化直接影响滩地的表层土壤湿度，而表层土壤湿度是影响钉螺生境的重要因素。如何在水位与钉螺生长带的高程之间建立函数关系，对于准确把握钉螺生长带的分布位置，从而采取相关措施控制钉螺的扩散，有效抑制血吸虫病的孳生和蔓延具有十分重要的意义。

当水位上升或者下降后，水边线以上附近的表层土壤湿度随之发生变化，由于表层土壤湿度的调整需要经历一定的时间过程，因此表层土壤湿度的变化总是在一定程度上滞后于水位的变化。此外当滩地表层土壤湿度调整后，适合于该湿度的植被开始生长，植被生长到一定程度后，与相应的表层土壤湿度一起形成适合钉螺生长的环境，从而引起钉螺生长带的位置发生变化。因此从定性的分析可以看出，钉螺生长带位置随着水位变化而变化，其高程变化总是滞后于河湖水位的变化。由于植被的生长状况与表层土壤湿度密切相关，可以看成是表层土壤湿度的函数。也就是说，河湖滩地表层土壤湿度是钉螺生长的主要限制因素，钉螺总是生长在一定的表层土壤湿度范围内，当水位变化后，表层土壤湿度分布将发生变化，适合钉螺生长的湿度带位置随之改变，钉螺则自动转移到新的适合其生长的湿度带。最终体现为密螺线及上、下有螺线随水位变化而联动调整机制。这种联动调整过程是一个滞后响应过程。

根据上述分析表明，钉螺及河湖滩地可以看成是一个开放系统，密螺线及上、下有螺线是系统的内部变量，而水位为系统的外部控制变量。当外部控制变量发生变化时，即系统受到外部条件干扰作用，系统会立即做出响应，表现为内部变量的调整变化。当系统外部条件不变且持续作用足够长时间时，系统将调整达到相对平衡状态。下面以密螺线高程为代表变量，分析密螺线随水位变化的响应调整过程，如图 4.2.2 所示。

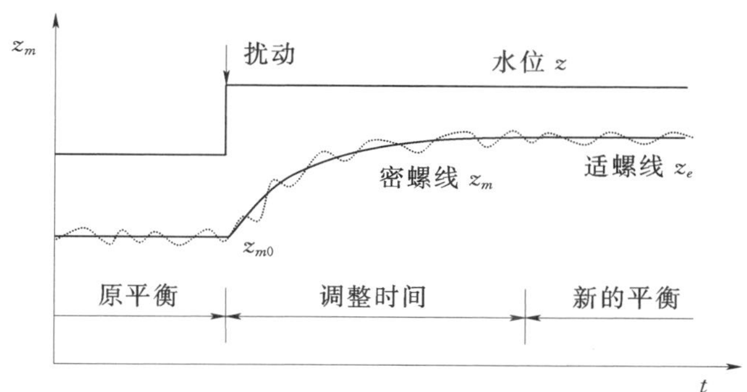

图 4.2.2 密螺线随水位变化的响应调整过程示意图

对于图 4.2.2 所示的密螺线响应模式，作如下假定：假定水位的扰动是突然发生的，之后维持足够长的时间不变；密螺线的平衡状态值记为适螺线 z_e，且 z_e 是一个常数，由扰动后的水位高程唯一决定；密螺线在水位变化后立即做出响应，没有延时时间，但完成调整过程本身需要一段时间期限，即到达新的平衡状态的时间滞后于水位扰动时间；初始的密螺线可以是原有的平衡状态值，也可以是处于不平衡状态的任何值。在上述条件下，图 4.2.2 所示的密螺线的响应调整过程可以用如下微分方程描述：

$$\frac{dz_m}{dt}=\beta_m(z_e-z_m) \tag{4.2.1}$$

式中：z_m 为密螺线高程，m；z_e 为适螺线高程，是密螺线在长时间尺度上的平衡值，m；β_m 为密螺线的调整变化速率；t 为时间。

图 4.2.2 和式（4.2.1）表明，不同的河湖水位对应着唯一的最适合钉螺生长高程线，即适螺线。当水位发生变化后，新的适螺线随即确定，密螺线逐步往适螺线靠近直至最终重合。图 4.2.2 和式（4.2.1）还体现出了密螺线调整速度逐步减缓的特点，即由于适螺线具有钉螺生长的最佳生境条件，距离适螺线越远生境条件越差；因此当水位变化后的初始时刻，密螺线与适螺线之间的距离最大，可理解为钉螺所处的生境条件最差，钉螺由密螺线向适螺线移动的驱动力最强，表现为钉螺由密螺线向适螺线靠近的速度最快；随着钉螺逐步向适螺线移动，其生境条件也逐步得到改善，向适螺线移动的驱动力也逐步减弱，表现为向适螺线靠近速度逐步减缓。这一特点符合钉螺生长的生态学原理，也表明了图 4.2.2 和式（4.2.1）所描述的钉螺密螺线调整模式是合理的。上述即为钉螺分布调整的理论模式。

4.2.2 钉螺分布调整的理论计算模型

根据图 4.2.2 和式（4.2.1）所提出的钉螺分布理论模式可知，当水位变化并确定后，式（4.2.1）中适螺线视为常数，由此可得式（4.2.1）以 z_m 为变量的通解：

$$z_m=(1-e^{-\beta_m t})z_e+e^{-\beta_m t}z_{m0} \tag{4.2.2}$$

式中：z_{m0} 为 $t=0$ 时 z_m 的值。

式（4.2.2）即为密螺线随水位变化进行响应调整的基本模式，它描述了密螺线在水位变化后的一定时段内的调整路径。当水位再次变化后，密螺线沿着该路径的调整将立即终止。水位变化后对应的适螺线 z_e 和水位变化前的密螺线高程值 z_m 将重新给出新的调整路径，密螺线也将沿着新的路径进行相应的调整。

河湖水位的变化是十分频繁的，因此很可能存在密螺线尚未调整到达适螺线的位置，水位就发生新的变化，适螺线的位置也随之变化。但适螺线变化后密螺线的调整仍然可以用图 4.2.2 和式（4.2.1）给出的调整模式描述，只是 $t=0$ 时刻密螺线的初始值 z_{m0} 尚未达到平衡值而已。这种情况可以理解为调整模式的迭代模式，图 4.2.3 给出了 3 种典型迭代模式。如图 4.2.3（a）所示，水位呈梯级状增高，但是在一个给定的时段内，密螺线逐步向相应的适螺线靠近，且靠近速度呈现先快后慢的特点。图 4.2.3（b）所示的情况与图 4.2.3（a）类似，只不过水位呈梯级状降低。图 4.2.3（c）所示的情况较为复杂，水位呈梯级状的交替增减，密螺线也呈梯级状的上升和下降，在一个给定的时间内则表现为先快后慢的特点。不管水位属于哪种梯级状变化情况，均可统一按图 4.2.4 给出其迭代模式。

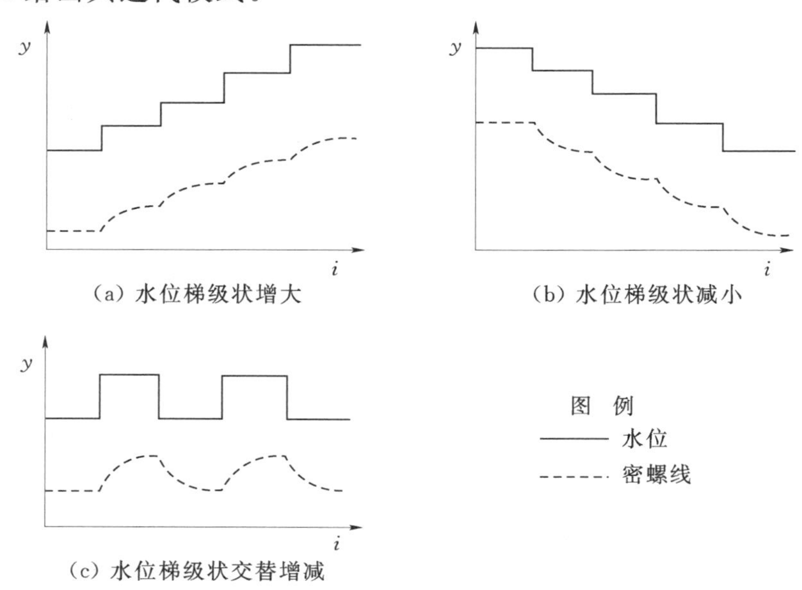

图 4.2.3 水位梯级状变化时密螺线的响应调整模式

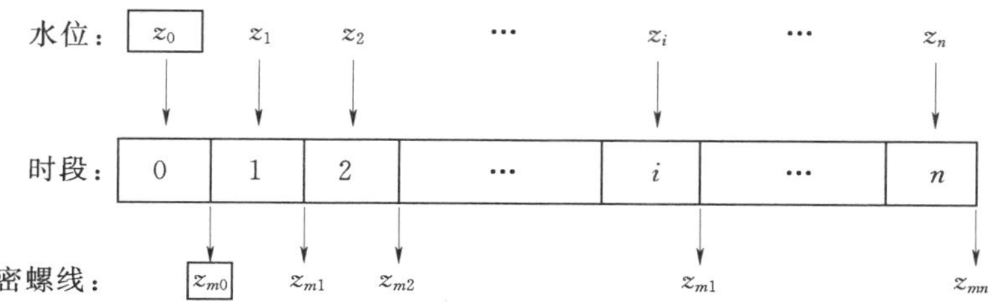

图 4.2.4 密螺线调整多时段迭代示意图

由图 4.2.4 可知，在水位 z_0 条件下，密螺线调整至 z_{m0} 状态。此时，水位发生扰动，密螺线由 z_{m0} 开始调整。经过 Δt 时段后，密螺线调整至 z_{m1}，由此，式（4.2.2）可改写为如下形式：

$$z_{m1}=(1-e^{-\beta_m\Delta t})z_{e1}+e^{-\beta_m\Delta t}z_{m0} \tag{4.2.3}$$

式中：z_{e1} 为第 1 个 Δt 时段内的水位所决定的适螺线高程。

在下一个 Δt 时段内，将上一时段末的密螺线高程 z_{m1} 作为这一时段的初始值，则经过 Δt 时段的调整后，时段末的密螺线高程 z_{m2} 可表达为

$$z_{m2}=(1-e^{-\beta_m\Delta t})z_{e2}+e^{-\beta_m\Delta t}z_{m1} \tag{4.2.4}$$

式中：z_{e2} 为第 2 个 Δt 时段内的水位所决定的适螺线高程。

将式（4.2.3）代入式（4.2.4）可得

$$\begin{aligned} z_{m2}&=(1-e^{-\beta_m\Delta t})z_{e2}+e^{-\beta_m\Delta t}[(1-e^{-\beta_m\Delta t})z_{e1}+e^{-\beta_m\Delta t}z_{m0}] \\ &=(1-e^{-\beta_m\Delta t})z_{e2}+e^{-\beta_m\Delta t}(1-e^{-\beta_m\Delta t})z_{e1}+e^{-2\beta_m\Delta t}z_{m0} \end{aligned} \tag{4.2.5}$$

依此类推，将上一时段的结果作为下一时段的初始条件，逐时段递推，经过 n 次计算后得到如下迭代关系式：

$$z_{mn}=(1-e^{-\beta_m\Delta t})\sum_{i=1}^{n}[e^{-(n-i)\beta_m\Delta t}z_{ei}]+e^{-n\beta_m\Delta t}z_{m0} \tag{4.2.6}$$

式中：n 为迭代时段数；i 为时段编号，见图 4.2.4。

考虑到随着 n 值的增大，$e^{-n\beta_m\Delta t}$ 的实际值远小于 1，表明初始边界条件 z_{m0} 对 z_{mn} 的影响随时间的增加而逐渐减小，为了消除对初始值 z_{m0} 的依赖，可以用 z_{e0}（由初始水位所决定的适螺线高程）近似代替 z_{m0}，由此得

$$z_{mn}=(1-e^{-\beta_m\Delta t})\sum_{i=1}^{n}[e^{-(n-i)\beta_m\Delta t}z_{ei}]+e^{-n\beta_m\Delta t}z_{e0} \tag{4.2.7}$$

由于各个时段的适螺线高程 z_e 由相应时段的水位高程 z 唯一决定，即 z_e 为 z 的函数：

$$z_e=f(z) \tag{4.2.8}$$

因此可以看出，最终第 n 个时段末的密螺线高程 z_{mn} 是由包括当前时段在内的一系列时段内的水位 z_i 所共同决定的。也就是说当前的密螺线高程不仅与当前的水位有关，同时也与前期一定历史时期内的水位有关。至于密螺线高程受影响的前期时段长度，则与具体河湖的水流、表层土壤、气候、植被等条件有关，需要根据实测资料综合分析确定。

4.2.3　钉螺调整分布的实用计算方法及检验

适螺线是具有钉螺生长所需的最佳生境条件的位置，与河湖滩地的水流、表层土壤湿度、气候、植被等众多因素有关，之前分析表明，众多因素中水位是影响适螺线高程的决定性因素，结合实测资料分析，假设适螺线高程 z_e 与当前水位 z 之间的函数关系如下：

$$z_e = z + \alpha_e \varphi \tag{4.2.9}$$

式中：φ 为常数，与具体河湖滩地的表层土壤特性、植被种类等条件有关，对于确定的河段，φ 值的大小一般较为稳定，计算时需根据实测资料确定；α_e 为季节影响系数，即不同季节气候条件差异较大，表层土壤水分蒸发速度、植被生长速度等都存在一定差别，使得适螺线与水位之间高差在 φ 值基础上略有调整。

汛期河湖水位一般均维持较高状态，此时河湖滩地往往被洪水所淹没，显然此时式（4.2.9）所给出的适螺线计算方法不再适用。实际上，钉螺的带状分布生长规律在汛期已经被打破，大量的钉螺漂浮在水面或附着在芦苇等挺水植被的顶端度汛，因此汛期的适螺线实际上已经不再存在。

但从另一方面分析，汛期水位较高导致河湖滩地被洪水淹没，对于河湖滩地本身来说，由于汛期淹没时间一般均相对较长，滩地淹没后的表层土壤均可假设为充分浸润状态，因此退水后的表层土壤含水率与洪水淹没的深度关系并不大，重要的是滩地是否曾处于被洪水淹没的状态。为了便于模型计算，假设汛期河湖滩地被淹没后的适螺线统一记为某个高程相对较高的虚拟位置。即

$$z_{ef} = \Phi \tag{4.2.10}$$

式中：z_{ef} 代表汛期适螺线虚拟高程；Φ 为待定常数，根据实测资料率定。

如城陵矶河段，当水位大于 25.00m 时可视为汛期洪水，此时可取 $z_{ef}=$ 27.00m，参与模型计算。

通常条件下，血吸虫病疫区的查螺频率为每月 1 次，因此进行模型计算时，可以将 1 个月作为一个计算时段长度。但在汛期由于洪水水位较高，一般不需要进行查螺，因此整个汛期均无查螺记录，实际上汛期也没有钉螺由密螺线向适螺线移动调整的过程。为了模型计算的连续性，之前假设汛期适螺线高

程为某个虚拟常数 Φ，但若模型中继续沿用汛期的实际时间作为计算时段长度显然是不合适的。对于河湖滩地而言，汛期最重要的特征是洪水水位较高淹没滩地，从而使得滩地表层土壤充分浸润，而淹没时间本身则不再是最重要的因素。基于这一认识，同时便于计算方便，取汛期计算时段长度为 1 个月，即与非汛期计算时段长度一致。

仔细分析可以发现，实际模型计算中，并不需要真正计算汛期的密螺线高程，只需利用汛期的水位，体现汛期水位对汛后一定时期内密螺线高程的滞后影响。

根据实际经验，先取 $n=2$，即考虑包括当月在内一共 3 个月水位的影响。暂不考虑汛期影响条件下，式（4.2.7）可以展开为

$$z_{m2}=(1-e^{-\beta_m \Delta t})(z_{e2}+e^{-\beta_m \Delta t}z_{e1})+e^{-2\beta_m \Delta t}z_{e0} \tag{4.2.11}$$

为便于计算，令 $\alpha_m=e^{-\beta_m \Delta t}$，同时暂取季节影响系数 $\alpha_e=1.0$，将式（4.2.9）一并代入上式，可得

$$\begin{aligned}z_{m2}&=(1-\alpha_m)(z_{e2}+\alpha_m z_{e1})+\alpha_m^2 z_{e0}\\&=(1-\alpha_m)[(z_2+\varphi)+\alpha_m(z_1+\varphi)]+\alpha_m^2(z_0+\varphi)\\&=z_2+\varphi-\alpha_m z_2-\alpha_m\varphi+\alpha_m z_1+\alpha_m\varphi-\alpha_m^2 z_1-\alpha_m^2\varphi+\alpha_m^2 z_0+\alpha_m^2\varphi\\&=(z_2+\varphi)-\alpha_m(z_2-z_1)-\alpha_m^2(z_1-z_0)\end{aligned} \tag{4.2.12}$$

实际查螺过程中，密螺线 z_m 与水位 z 之间高差往往是关注的重要参数之一，为此式（4.2.12）改写为如下形式：

$$(z_{m2}-z_2)=\varphi-\alpha_m(z_2-z_1)-\alpha_m^2(z_1-z_0) \tag{4.2.13}$$

由于 $\alpha_m=e^{-\beta_m \Delta t}>0$，因此式（4.2.13）表明，密螺线高程会随着水位的升高而升高，随水位降低而降低；另一方面，水位上升时密螺线与水位之间高差有减小趋势，水位下降时密螺线与水位之间高差有增加趋势。也就是说密螺线高程的调整与水位变化趋势一致，幅度小于水位变化幅度。

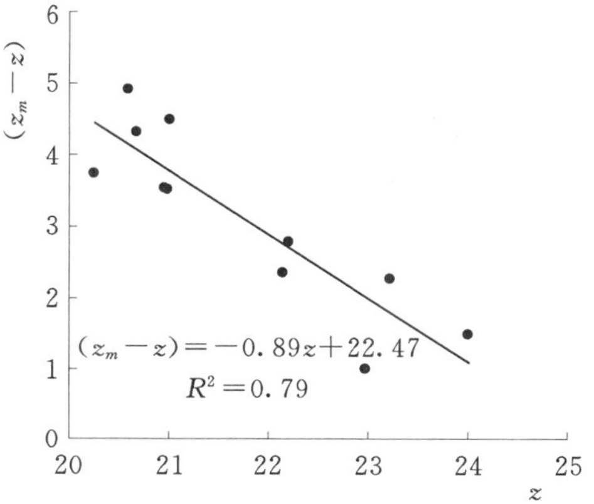

图 4.2.5 密螺线与水位之间高差同水位变化关系图

根据城陵矶河段 2008 年 10 月至 2010 年 12 月实测水位和洞庭湖洲滩监测点密螺线数据，点绘密螺线与水位的高差与水位变化之间的关系图（图 4.2.5），可以看出，实测点分布趋势与

式（4.2.13）的理论分析结果一致。

4.3　洪水对钉螺扩散的影响规律

洪水对长江中下游洲滩钉螺扩散有着明显的影响。洪水对洲滩钉螺扩散影响主要表现在以下几个方面：洪水发生时通过堤垸溃决和洪水泛滥将钉螺扩散到无螺区域，增加钉螺面积；洪水年份由于水位较高，水淹时间增加，使得洲滩区域钉螺生存受到干扰，钉螺密度降低，但是干扰过程没有连续性和长期性，第二年和第三年后钉螺密度又恢复；洪水对于血防工程和灭螺措施的效果有着较大的干扰作用。例如，洲滩的药物灭螺、土地综合利用以及抬洲降滩等工程灭螺效果较好，当洪水发生后原有的工程措施将受到直接的影响，一场洪水可能使原有灭螺措施失效或破坏，这也是洲滩灭螺的难点。以下以长江干流湖北段、江苏段和洞庭湖区、鄱阳湖区为例分析洪水对钉螺扩散的影响。

4.3.1　长江干流湖北段

根据1974年、1984年、1986年沿长江的荆州区和洪湖市2270处螺情资料，进行不同典型年份钉螺平均密度的统计分析，其t检验结果为：丰水年（1974年）与中水年（1984年）和枯水年（1986年）的钉螺平均密度均有显著性差异，而中水年与枯水年无差异，表明长江丰水年对该地区的钉螺密度分布影响大（表4.3.1）。

表4.3.1　　不同典型水文年钉螺平均密度t检验结果

对比年	钉螺密度/(只/0.11m^2)	P值	P值大小
1974年与1984年	3.5461	0.0005	<0.01
1974年与1986年	3.6213	0.0004	<0.01
1984年与1986年	0.6704	0.5003	<0.05

1983年湖北省降雨多，洪水大，当时长江水位与1954年基本相当，有些站甚至略高于1954年，是历史高水位年。如监利站1983年最高洪水位为36.65m，比1954年最高洪水位36.47m高出0.18m；螺山站1983年最高洪水位33.01m，仅比1954年最高水位33.17m低0.16m。江汉平原地区年降雨量达1927mm，是新中国成立以来降雨量最大的一年。汛期后江汉平原典型三县市查螺结果显示，不同环境的钉螺面积均有增加，总面积增长了19.32%，钉螺平均密度上升120%，阳性螺密度上升91%（表4.3.2）。由此可见外洪内涝对血吸虫病传播的影响很大。

表 4.3.2　江汉平原（3 县市）洪涝灾害后不同环境钉螺面积增长情况

项目	江滩	湖滩	防浪林	堤套	河滩	水田	沟渠	其他	合计
淹水前面积/亩	46505	49842	6738	16120	8565	1070	3371	2430	134641
淹水后面积/亩	58960	53432	9202	17939	12283	1849	3574	3415	160654
汛后增长面积/亩	12455	3590	2464	1819	3718	779	203	985	26013
增长率/%	26.78	7.20	36.57	11.28	43.41	72.80	6.02	40.53	19.32

1998 年，长江流域发生了历史罕见的洪涝灾害，湖北省外洪内涝，疫水串通，52 个疫区县市中有 35 个受灾，沿江 286 个有螺民垸漫堤或扒口行洪，水淹钉螺面积 100 多万亩。1999 年 4 月对阳新、赤壁、仙桃、应城和汉川 5 县市 1998 年灾后钉螺扩散情况进行了抽样监测和复核。5 县市灾后钉螺扩散面积分别为 12636 亩、11827 亩、2730 亩、5100 亩和 7696 亩，在对阳新县抽样监测 2752.5 亩灾后钉螺扩散面积中，溃口扩散占 39.03%，内渍占 7.12%（表 4.3.3）。

表 4.3.3　1998 年灾后阳新县钉螺扩散的灾害类型分布情况

灾害类型	钉螺扩散面积/亩	比例/%
内渍	196	7.12
分洪	297	10.79
垸外江水漫滩	524	19.04
垸内漫滩	661.5	24.03
溃口	1074	39.03
合计	2752.5	100

4.3.2 洞庭湖区

据 1951—1991 年资料统计，洞庭湖年来水量中，荆江三口多年平均占 37.1%，湘、资、沅、澧四水占 62.9%，但汛期 5—10 月来水量三口占 49.5%，四水占 50.5%。三口汛期来水量占长江全年入湖水量的 93.4%，三口汛期一般从 5 月中、下旬开始，增加了洞庭湖水位，故主要影响钉螺分布高程的上线；钉螺分布高程的下线则主要受四水影响，退水期水位对钉螺分布高程影响不大（李景保等，2002）。

高水位又可造成部分堤垸溃口，导致垸外钉螺向垸内扩散。1996 年 7 月，湖南省洞庭湖区遭受历史罕见的洪涝灾害，部分堤垸溃决或垸内渍水。对溃堤受灾最严重的钱粮湖农场（5 分场 6 队，7 分场 4 队）、华容县（团洲乡团结村）及沅江市（净北村、净下湖村）共5个村进行了监测。查螺面积400万m^2，监测1950框，有螺框出现率3.33%，活螺框出现率1.74%，1996年洪水后有螺面积比洪水前有较大幅度提高，活螺密度较洪水前有升有降（表4.3.4）

表4.3.4　　洞庭湖区5个村垸内洪水前后螺情监测结果

监测单位	环境类型	溃堤水位/m	水淹天数/d	1996年洪水前		1996年洪水后	
				有螺面积/万m^2	活螺密度/(只/0.11m^2)	有螺面积/万m^2	活螺密度/(只/0.11m^2)
5分场6队	田地	34.40	95	0.1	0.230	305.0	0.002
7分场4队	沟渠	34.40	11	0	0	0.4	0.75
团结村	沟渠	35.70	60	19.7	0.27	244.2	0.029
净北村	沟渠	36.00	56	0	0	26.2	0.003
净下湖村	沟渠	36.00	56	0	0	38.0	0.002

监测的5个村垸内钉螺均有不同程度的扩散。其中净北村和净下湖村在溃堤以前垸内均无钉螺分布，溃堤后都发现钉螺，钉螺面积分别为26.2万m^2和38.0万m^2；活螺密度分别为0.003只/0.11m^2和0.002只/0.11m^2；溃堤前后其外洲都有钉螺分布。5分场6队和7分场4队及团洲乡团结村在溃堤时，水位落差高达5.00～6.00m，流速达到30～50m/s，溃堤口外洲的大量植被和泥土都随洪水卷入垸内，泥沙被迁移2～3km，被泥沙覆盖的面积有2～3km^2。7—8月，垸外钉螺可吸附在漂浮物上随洪水远距离漂移，造成钉螺向垸内广泛扩散。

4.3.3　鄱阳湖区

陈红根等（2001）统计了鄱阳湖1998年洪水后钉螺消长情况，结果表明1998年鄱阳湖最高水位22.50m，达历史最高，有螺洲滩普遍提前淹水100余天，全年发生急性血吸虫病157例/人、畜感染率并无回升，钉螺和感染螺密度显著低于1997年；1999年共发生“急感”34例，耕牛感染率与1998年相仿，居民感染率、钉螺和感染螺密度开始回升；1998年和1999年“平垸行洪”和“退田还湖”村圩内未查获钉螺。洲滩钉螺的繁殖在灾年处于抑制状态，在灾后1年开始复苏，居民感染率也出现回升态势。

4.3.4　长江干流江苏段

黄铁昕等（2004）对1998年洪水发生前后长江干流江苏段洲滩钉螺及血

吸虫病扩散情况进行了分析，长江江苏段洲滩钉螺消长和扩散趋势纵向观察表明：1998年长江洪涝灾害后，洲滩钉螺面积逐年增加，阳性螺面积也随之增加；长江特大洪水前，长江江苏段洲滩钉螺面积和阳性钉螺面积分别为3911.08hm^2和588.87hm^2，特大洪灾后洲滩钉螺面积呈快速上升趋势（表4.3.5），1998—2003年钉螺面积平均每年递增11.8%，2003年已达6831.34hm^2，为1998年的1.75倍；而1998—2003年阳性钉螺面积则平均每年递增29.25%，至2003年已达2124.22hm^2。而洲滩有螺框出现率、阳性螺框出现率、钉螺感染率和阳性螺密度均在洪灾后2年内呈不同程度下降，而从第3年开始又出现快速上升趋势。长江洪水时泥沙淤积增加，致使钉螺受泥沙压埋而使钉螺死亡增加，同时由于持续高水位，洲滩淹水时间长，影响螺卵发育而使螺口大幅降低。因此，洪灾可在短期内降低钉螺密度，而钉螺经过一个阶段的生长繁殖，螺口数即可得到恢复和增加。

表4.3.5　　长江江苏段洲滩钉螺扩散年际变化表

年份	有螺面积/hm^2	阳性螺面积/hm^2	活螺框出现率/%	阳性螺框出现率/%	钉螺感染率/%	阳性螺密度/(只/0.11m^2)
1998	3911.08	588.87	19.60	0.07	0.23	0.0010
1999	5998.07	1169.92	13.91	0.05	0.09	0.0008
2000	6195.03	1013.95	12.55	0.05	0.08	0.0006
2001	6137.22	1630.73	17.92	0.09	0.10	0.0011
2002	6505.54	1759.78	19.90	0.20	0.20	0.0026
2003	6831.34	2124.22	21.74	0.28	0.30	0.0043

第5章 水利工程对钉螺扩散的影响规律

水利工程建成运用将改变自然水文过程或工程区和影响区的环境，从而可能对钉螺和血吸虫病扩散产生有利的作用，也可能产生不利的影响，不同类型的水利工程其影响也不同。本章为三峡工程、“平垸行洪、退田还湖”工程和南水北调中线引江济汉工程建成运用后，水文情势、河床演变和环境条件的变化及其对钉螺和血吸虫病扩散的影响规律。

5.1 三峡工程运用对洲滩钉螺扩散的影响

三峡工程运用后，由于水库蓄水调节，进入坝下游河道的水流和泥沙条件将发生较大的改变（卢金友等，2006、2012），进而使长江中下游江湖洲滩的生态环境发生较大变化，也将改变长江中下游洲滩钉螺和血吸虫病扩散形势。三峡水库运用后坝下游水位变化、洲滩水淹情况变化及冲淤变化与钉螺和血吸虫病扩散的关系最为密切❶。

5.1.1 三峡水库调度方式及运行过程

三峡工程正常蓄水位175.00m，按“蓄清排浑”方式运用。初步设计阶段确定的调度原则是汛期6—9月为满足防洪及排沙的需要，坝前水位维持在防

❶ 长江水利委员会长江科学院，三峡工程运用对下游洲滩血吸虫病扩散影响研究，2011。

洪限制水位 145.00m 运行，仅当枝城流量超过安全泄量 56700m³/s 时，水库拦蓄洪水，削减洪峰，坝前水位抬高，洪峰过后，仍将库水位降至 145.00m；汛末 10 月水库蓄水，库水位逐步升高至正常蓄水位 175.00m；11 月至次年 4 月为满足发电和航运需要，水库补偿泄水，但 4 月底库水位不得低于枯季削落低水位 155.00m；此后库水位逐步降低，至 6 月中旬降至防洪限制水位。

三峡工程运用后，根据历年实际情况和需求对库水位运用过程进行了适当调整。2003 年 6 月三峡工程进入围堰蓄水期，坝前水位按汛期 135.00m、枯季 139.00m 运行 4 年。

2006 年汛后进入初期蓄水期，坝前水位按汛期 144.00m、枯季 156.00m 运行 2 年。

2008 年汛末开始进入 175.00m 试验性蓄水期，2008 年 9 月 28 日开始蓄水，起蓄水位 145.27m，至 11 月 4 日达到最高水位 172.80m，之后水位基本稳定在 170.00m 左右运行。

2009 年 1 月 1 日至 6 月 20 日，坝前水位由 169.17m 逐渐消落至 145.31m，汛期坝前水位基本控制在 144.90～146.50m 之间；9 月 15 日开始蓄水，起蓄水位 145.87m，至 11 月 24 日坝前水位达到 171.43m，为 2009 年试验性蓄水最高蓄水位；汛期 8 月初水库进行了一次防洪运用，坝前水位达到 153.53m（8 月 9 日），拦蓄洪量 42.7 亿 m³。

2010 年 1 月 1 日至 6 月 10 日，坝前水位由 169.39m 消落至 146.50m 以下；汛期（6 月 10 日至 9 月 9 日）水库进行了 7 次防洪调度，最高库水位 161.02m，累计拦蓄洪量 264.3 亿 m³，汛期平均库水位为 151.54m；9 月 10 日水库开始蓄水，起蓄水位 160.20m，至 10 月 26 日坝前水位首次蓄水至 175.00m，之后库水位维持在 174.50～175.00m 之间。

2011 年 1 月 1 日至 6 月 14 日，坝前水位从 174.66m 逐步消落至 145.66m，汛期水库实施了 4 次中小洪水调度，拦蓄洪量 247.16 亿 m³，最高运行水位为 153.84m；9 月 10 日水库开始蓄水，起蓄水位 152.24m，至 10 月 31 日库水位蓄至 175.00m。

2012 年 1 月坝前水位即开始从 174.67m 逐步消落，至 6 月 14 日坝前水位下降至最低 145.39m，汛期水库实施了 4 次洪水调度，拦蓄洪量 200 亿 m³，最高运行水位为 163.11m，其中 7 月 24 日三峡水库迎来蓄水成库以来的最大洪峰 71200m³/s，经水库削峰拦洪，最大下泄流量 44100m³/s；9 月 10 日，三峡水库开始蓄水，起蓄水位 158.92m，至 10 月 30 日蓄水位达到 175.00m。

此外，三峡水库还开展了生态调度和水库减淤调度试验。

图 5.1.1 为三峡工程蓄水运用以来坝前水位变化过程图。可以看出，蓄水

后三峡水库实际运行方式与初步设计确定的运行方式有所不同：一是初期蓄水期较短；二是试验性蓄水期的汛期实施了中小洪水调度，坝前水位抬高较多；三是试验性蓄水期汛后蓄水时间提前。

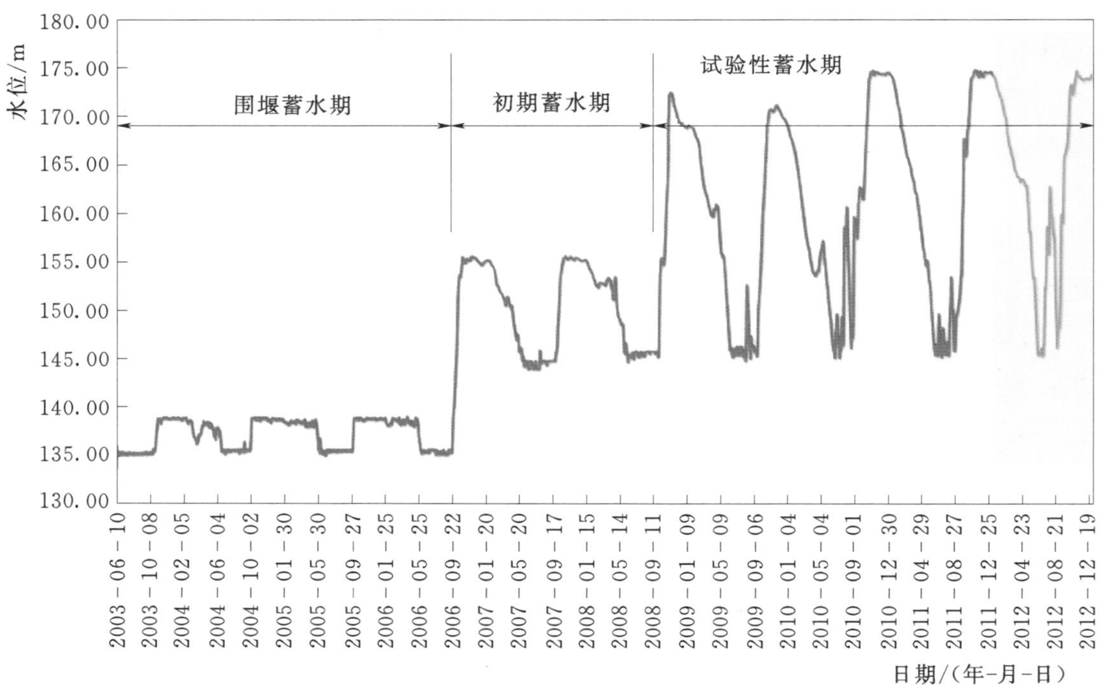

图 5.1.1　三峡工程蓄水运用以来坝前水位变化过程

5.1.2　三峡工程运用后坝下游水位变化对洲滩钉螺扩散的影响

根据三峡水库调度运用原则和钉螺孳生成长扩散规律，三峡水库运用后对中下游洲滩生境的影响主要为春秋两季水位的变化。洪水期（7—9 月）对中下游水位影响相对较小，对钉螺的生长环境干扰较小；9 月中旬至 10 月三峡水库蓄水，中下游洲滩水位有所较大幅度降低，但由于此时钉螺已经成长为成螺，抗干扰能力较强，因此此时生境条件变化只影响钉螺的分布区域，对钉螺种群的数量影响不大；枯水季节三峡水库通过加大泄量向坝下游河道补水，长江中下游洲滩水位有所抬升，但由于枯水季节长江中下游水位本来就很低，枯水位与洲滩钉螺分布高程（枯水位与洲滩钉螺分布高程之间有一段无植被的过渡带）之间还存在较大高差，此时三峡水库补水导致的水位抬升一般不会淹没至洲滩钉螺分布高程，且该时段多数钉螺已经进入土壤中，因此枯水季节三峡水库补水对中下游洲滩钉螺的生长影响也不大；每年 3—6 月钉螺经历产卵、

孵化、成螺的过程，此时三峡水库运用，坝下游水位抬升，改变了中下游洲滩的淹没情况，对钉螺的孳生繁衍影响最为明显。当3—6月水位发生异常时，活螺密度将减小，钉螺扩散受到抑制，从而影响当年秋季和第二年春季的钉螺密度。3—6月水位异常主要表现在两个方面，月平均水位大于和小于常年月平均水位；水位增加或减少存在着突然变化的过程。当这两种异常现象同时发生或者发生一种时都对钉螺生长和扩散存在影响。以下研究分析每年3—6月坝下游水位变化对洲滩钉螺扩散的影响。

5.1.2.1 三峡工程运用后坝下游水位变化规律

1. 三峡工程运用以来坝下游江湖水位变化规律

(1) 干流河道水位变化。三峡水库运用后，由于水库调蓄和河床冲淤变化，坝下游干流河道及洞庭湖、鄱阳湖区水位将发生相应的变化。实测资料分析表明，三峡水库蓄水运用以来，由于河床冲刷下切，坝下游同流量下水位有所下降，当枝城、沙市、监利流量为5000m^3/s时，水位下降范围为0.10～0.71m；当九江流量为9000m^3/s时，水位下降0.25m，这主要与张家洲河段近几年来河床冲刷剧烈有关；螺山、汉口、大通站同流量下水位则无明显变化(图5.1.2～图5.1.6)。表5.1.1～表5.1.7为干流各站三峡工程运用前后月平均水位，其变化包括了上游来水条件、水库调度、河床冲淤等方面的综合影响。

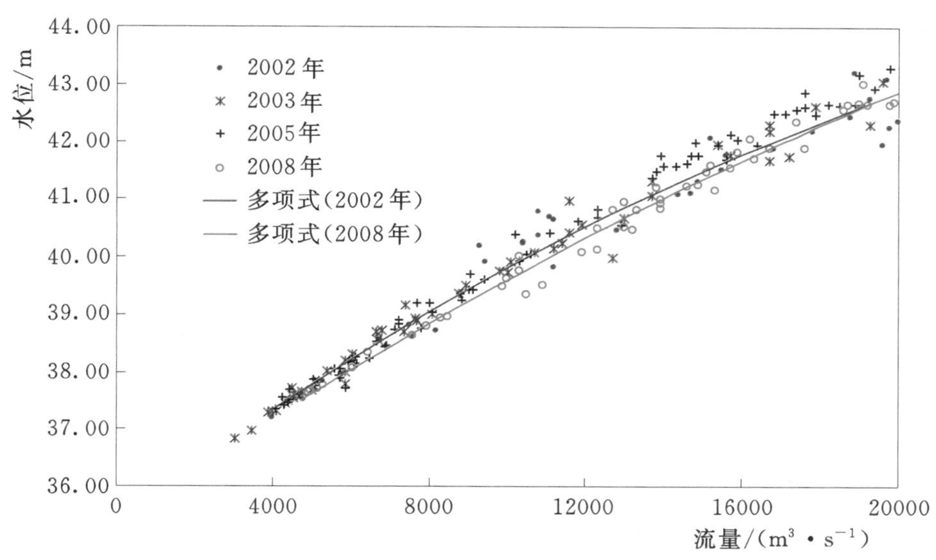

图5.1.2 枝城站低水水位流量关系变化图

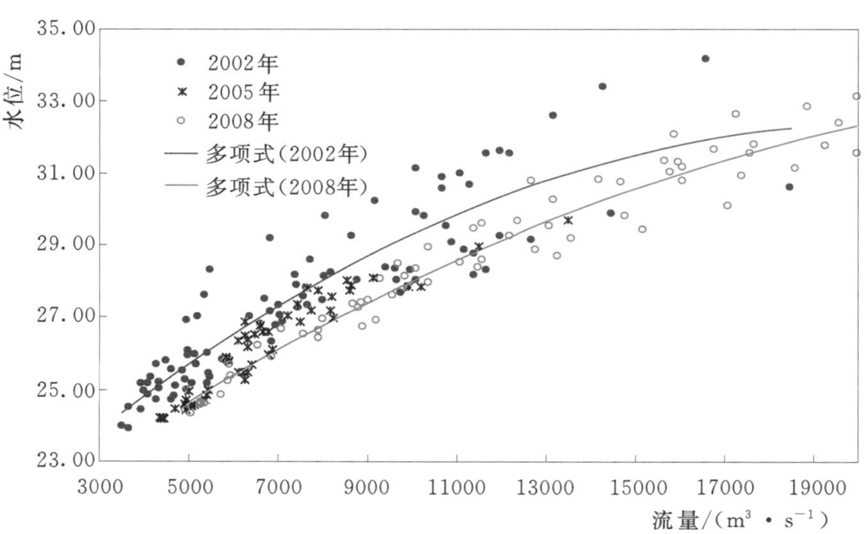

图 5.1.3　监利站低水水位流量关系图

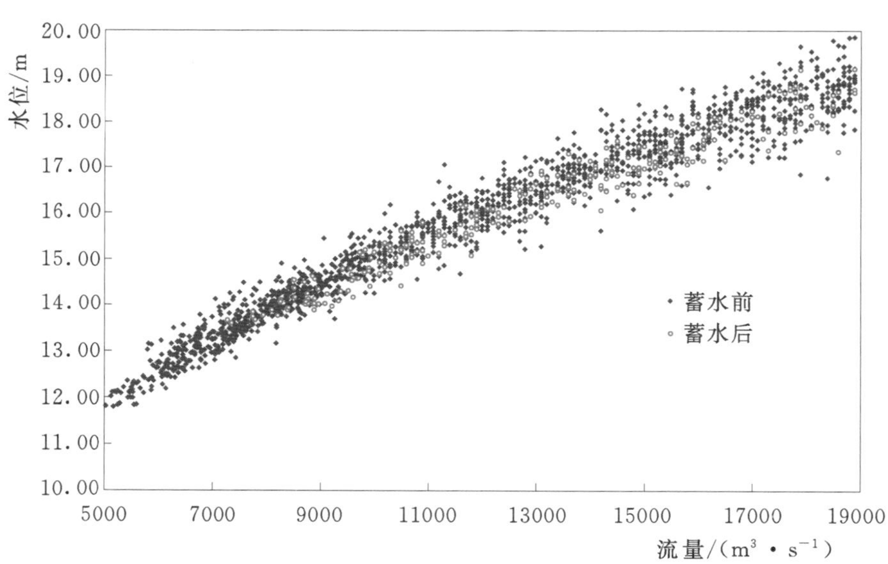

图 5.1.4　汉口站枯水水位-流量关系变化图（$Q \leqslant 20000m^3/s$）

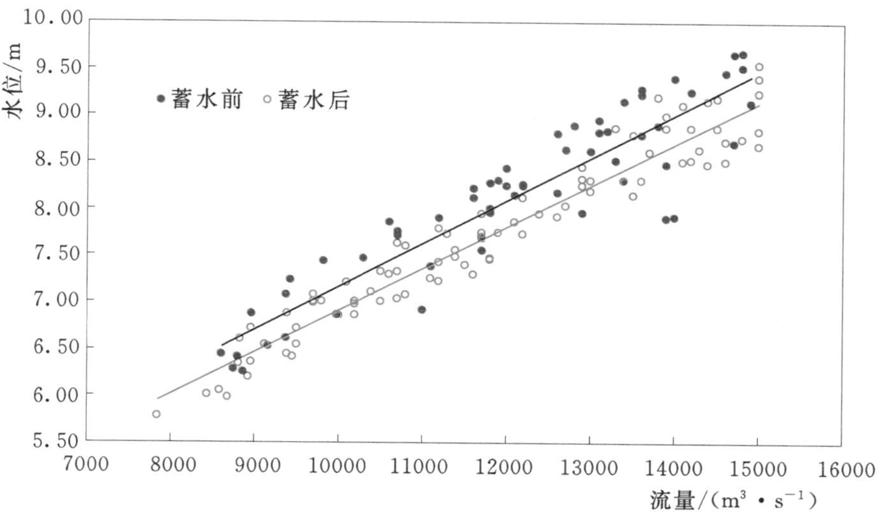

图 5.1.5 九江站水位-流量关系变化图（$Q \leqslant 15000m^3/s$）

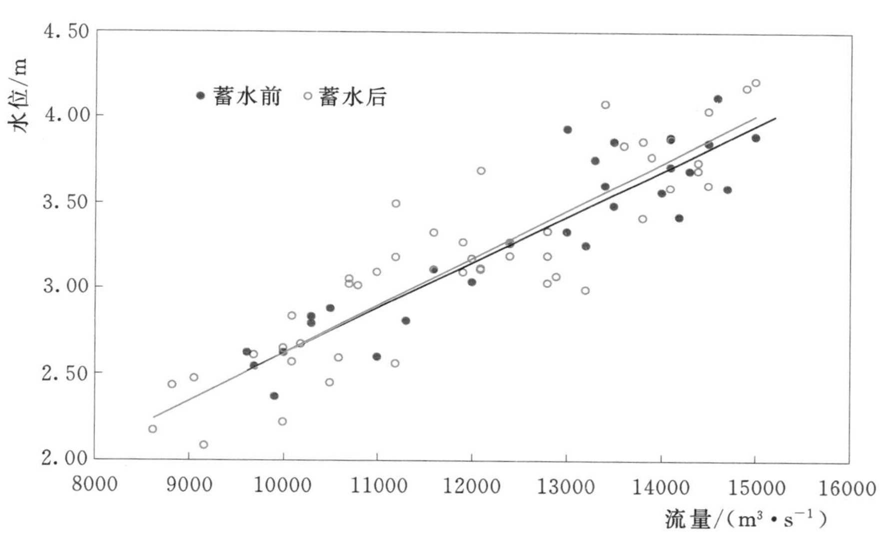

图 5.1.6 大通站水位-流量关系变化图（$Q \leqslant 15000m^3/s$）

表 5.1.1 长江干流主要控制站点水位变化（宜昌站） 单位：m

年份	月份											
	1	2	3	4	5	6	7	8	9	10	11	12
1981—2001	39.42	39.15	39.46	40.82	42.87	45.52	48.90	47.73	47.40	45.30	42.31	40.28
2002	39.38	39.30	39.99	40.69	44.44	46.72	46.22	48.93	43.50	42.58	40.92	39.52
2003	39.04	38.47	38.78	39.80	41.93	43.58	49.01	46.75	48.72	44.00	40.91	40.01
2004	39.14	39.02	39.70	40.71	42.90	46.30	47.00	46.28	48.04	44.83	42.16	40.11
2005	39.36	38.9	39.6	40.51	43.43	45.36	48.25	49.9	46.81	45.36	41.75	39.72
2006	39.18	39.16	40.05	39.99	42.17	43.40	45.62	41.67	42.41	41.81	40.23	39.34

续表

年份	月份											
	1	2	3	4	5	6	7	8	9	10	11	12
2007	38.85	39.01	39.06	39.98	41.12	44.9	48.98	47.36	47.29	42.72	40.93	39.18
2008	39.03	39.02	39.41	41.45	42.33	44.09	46.60	48.18	47.70	42.48	43.51	39.80
2009	37.28	37.72	37.53	38.63	41.65	41.35	44.93	46.86	42.50	38.87	38.01	37.26
2010	39.32	39.34	39.30	39.41	42.25	44.80	49.04	47.28	46.31	41.63	40.54	39.45
2011	40.12	39.57	39.93	40.53	41.14	44.06	45.30	45.06	42.67	40.75	42.06	39.53
2012	39.58	39.57	39.54	39.78	43.87	44.39	50.50	47.43	45.68	43.39	40.58	39.53

表 5.1.2　　长江干流主要控制站点水位变化（沙市站）　　单位：m

年份	月份											
	1	2	3	4	5	6	7	8	9	10	11	12
1981—2001	32.05	31.77	32.1	33.52	35.47	37.75	40.64	39.67	39.27	37.45	35.02	33.03
2002	31.71	31.52	32.49	33.30	37.26	38.73	38.75	40.86	36.4	35.14	33.57	31.87
2003	31.24	30.52	31.02	32.20	34.85	35.75	40.88	38.75	40.12	36.33	33.38	32.37
2004	31.23	30.92	31.79	32.97	35.31	38.15	39.02	38.48	39.52	36.88	34.57	32.61
2005	31.68	31.06	31.85	32.92	35.7	37.71	39.58	40.82	38.87	37.28	34.32	32.11
2006	31.30	31.18	32.48	32.41	34.65	35.83	37.72	34.23	34.74	34.01	32.51	31.47
2007	30.66	30.81	31.08	32.24	33.74	37.04	40.20	39.48	39.22	35.29	33.6	31.49
2008	31.22	31.13	31.54	33.80	34.91	36.49	38.38	39.70	39.53	35.06	35.94	32.13
2009	31.64	32.02	31.94	33.52	36.13	36.19	38.88	40.25	35.68	33.43	32.35	31.36
2010	31.24	31.27	31.23	31.67	34.66	37.25	40.78	39.47	38.55	34.25	32.88	31.47
2011	32.22	31.52	31.87	32.60	33.18	36.19	37.50	37.14	34.92	33.03	34.19	31.44
2012	31.32	31.30	31.26	31.61	36.02	36.98	41.49	39.64	37.87	35.62	32.95	31.44

表 5.1.3　　长江干流主要控制站点水位变化（监利站）　　单位：m

年份	月份											
	1	2	3	4	5	6	7	8	9	10	11	12
1981—2001	24.69	24.50	25.20	26.71	28.56	30.81	33.67	32.46	32.20	30.26	27.74	25.72
2002	24.35	24.34	26.05	26.88	31.84	32.36	33.10	34.78	30.62	28.09	27.35	25.71
2003	25.04	24.57	25.34	26.22	29.64	29.95	34.69	31.82	33.01	29.49	26.07	25.10
2004	24.23	23.89	25.13	26.28	29.10	31.48	32.67	31.90	32.58	29.70	27.55	25.79
2005	24.97	25.27	25.73	26.52	29.23	31.86	32.53	33.60	32.37	30.10	27.78	25.42
2006	24.70	24.65	26.57	26.60	28.57	30.01	31.37	28.18	27.70	26.76	25.80	25.10
2007	24.34	24.53	25.27	25.70	27.14	30.36	33.26	33.20	32.50	28.42	26.25	24.68
2008	24.52	24.53	25.13	27.31	28.33	30.08	31.45	32.84	33.01	28.59	29.92	25.72
2009	24.90	25.17	26.14	26.84	29.90	30.12	32.24	33.21	30.36	26.63	25.55	24.75

续表

年份	月份											
	1	2	3	4	5	6	7	8	9	10	11	12
2010	25.00	25.04	25.10	26.69	29.29	31.99	34.75	33.39	32.29	28.68	26.60	25.42
2011	25.91	25.37	25.68	26.13	26.63	29.92	31.10	30.48	28.26	26.95	27.63	25.27
2012	25.20	25.18	25.64	26.16	30.51	31.79	34.77	33.80	31.53	29.25	27.22	25.54

表 5.1.4　长江干流主要控制站点水位变化（螺山站）　单位：m

年份	月份											
	1	2	3	4	5	6	7	8	9	10	11	12
1981—2001	19.33	19.56	20.96	22.94	24.52	26.70	29.43	28.21	27.71	26.01	23.04	20.52
2002	18.79	19.04	21.76	22.59	28.59	28.49	29.81	31.06	27.07	23.51	23.25	21.70
2003	21.03	20.89	22.18	22.82	26.73	26.50	30.83	27.43	28.57	25.22	20.91	19.85
2004	18.94	18.52	20.52	21.69	25.20	27.29	28.88	27.97	28.12	25.02	22.47	20.44
2005	19.94	21.44	21.61	22.07	25.10	28.36	28.14	29.11	28.38	25.55	23.21	20.18
2006	19.53	19.55	22.57	22.66	24.59	26.29	27.25	23.88	22.54	21.41	20.62	20.05
2007	19.35	19.59	21.32	20.83	22.46	25.93	28.92	29.43	28.34	23.71	21.15	19.25
2008	19.18	19.35	20.29	22.93	23.85	25.89	26.98	28.50	28.97	23.99	25.82	20.79
2009	19.64	19.94	22.30	23.46	25.81	26.02	27.87	28.97	24.49	21.25	20.06	19.30
2010	19.42	19.55	19.96	23.37	25.71	28.67	31.09	29.55	28.31	24.69	21.29	20.59
2011	20.92	20.31	20.68	21.00	21.42	25.62	26.64	25.76	22.99	21.84	22.40	19.85
2012	19.94	19.94	21.42	22.37	26.89	28.35	30.56	30.03	27.25	24.54	22.83	20.73

表 5.1.5　长江干流主要控制站点水位变化（汉口站）　单位：m

年份	月份											
	1	2	3	4	5	6	7	8	9	10	11	12
1981—2001	14.59	14.70	15.91	18.11	19.76	21.91	24.87	23.70	22.96	21.36	18.42	15.75
2002	14.06	13.99	16.81	17.68	23.60	23.43	24.87	25.60	22.55	18.76	18.58	16.96
2003	16.17	15.97	17.60	18.12	21.72	21.58	25.62	22.23	23.50	20.87	16.48	15.21
2004	14.36	13.75	15.52	16.65	20.10	22.12	23.67	23.02	22.78	20.06	17.53	15.65
2005	14.98	16.55	16.68	17.00	19.86	23.25	22.92	23.86	23.68	20.91	18.65	15.49
2006	14.61	14.56	17.46	17.74	19.72	21.39	22.16	19.16	17.40	16.15	15.49	14.95
2007	14.11	14.31	16.28	15.64	17.19	20.59	23.87	24.42	23.24	18.85	16.15	14.19
2008	14.03	14.16	14.91	17.80	18.77	20.79	22.00	23.74	23.89	19.22	20.54	15.19
2009	14.4	14.51	17.17	18.10	20.65	21.13	22.83	23.32	19.63	16.46	15.04	14.22
2010	14.16	14.48	15.28	18.41	21.04	23.79	26.30	24.93	23.52	20.01	16.42	15.39
2011	15.67	15.03	15.27	15.66	15.80	20.39	21.62	20.64	18.50	17.17	17.22	14.93
2012	14.81	14.89	16.79	17.26	21.86	23.37	25.04	24.98	22.30	19.49	17.71	15.82

表 5.1.6　　长江干流主要控制站点水位变化（九江站）　　单位：m

年份	月份											
	1	2	3	4	5	6	7	8	9	10	11	12
1981—2001	9.17	9.54	11.17	13.40	14.48	16.28	18.42	17.48	17.21	15.83	13.19	10.39
2002	8.52	8.44	10.78	12.05	17.73	17.43	19.06	19.17	17.30	12.93	13.08	11.53
2003	10.71	10.66	12.39	12.88	15.96	15.88	19.24	16.42	14.99	14.93	10.48	9.20
2004	8.40	7.88	9.52	10.69	14.23	15.84	17.19	16.88	16.44	13.93	11.23	9.68
2005	9.09	11.09	11.19	11.33	14.07	17.51	16.62	17.03	17.78	14.76	12.75	9.78
2006	9.00	8.93	11.71	12.44	14.22	16.04	16.09	13.45	11.21	9.94	9.54	9.29
2007	8.39	8.62	10.70	10.21	11.26	14.32	17.16	17.97	16.77	12.96	9.76	8.21
2008	8.21	8.60	8.94	12.21	12.60	14.90	15.90	16.78	17.51	13.33	14.17	10.26
2009	8.48	8.49	11.78	11.77	14.38	15.27	16.36	17.17	14.88	10.47	9.36	8.63
2010	8.51	9.48	10.92	13.55	16.03	18.16	20.14	18.69	17.19	14.38	10.68	9.75
2011	9.86	9.29	9.49	9.79	9.97	14.55	15.78	14.25	12.29	11.32	11.05	9.24
2012	9.13	9.58	12.35	11.93	16.55	17.83	18.51	18.89	16.10	13.36	11.78	10.75

表 5.1.7　　长江干流主要控制站点水位变化（大通站）　　单位：m

年份	月份											
	1	2	3	4	5	6	7	8	9	10	11	12
1981—2001	5.27	5.56	6.87	8.42	9.30	10.75	12.69	11.85	11.65	10.44	8.30	5.92
2002	4.62	4.61	6.37	7.42	12.11	11.89	13.19	13.20	11.94	8.12	8.24	7.06
2003	6.31	6.35	7.87	8.17	10.61	10.54	13.46	11.23	11.29	10.00	6.24	5.04
2004	4.49	4.13	5.27	6.25	9.19	10.51	11.58	11.43	11.01	9.01	6.68	5.53
2005	5.00	6.66	6.75	6.81	8.97	11.84	11.17	11.56	12.35	9.75	8.01	5.58
2006	5.15	5.03	7.06	7.78	9.20	10.67	10.86	8.73	6.79	5.83	5.61	5.36
2007	4.67	4.87	6.49	6.16	6.81	9.08	11.70	12.37	11.36	8.39	5.74	4.63
2008	4.59	4.91	5.04	7.57	7.83	9.73	10.59	11.38	11.91	8.70	9.06	6.24
2009	4.73	4.84	7.44	7.31	9.22	10.04	11.01	11.75	9.93	6.36	5.50	4.97
2010	4.74	5.69	6.98	8.66	10.73	12.32	14.10	12.98	11.79	9.60	6.54	5.66
2011	5.62	5.30	5.39	5.69	5.87	9.54	10.70	9.43	7.79	7.12	6.73	5.42
2012	5.29	5.68	7.95	7.48	11.06	12.07	12.63	13.11	10.93	8.71	7.32	6.64

（2）洞庭湖区水位变化。洞庭湖区水位变化与四水、荆江三口来水过程、湖区泥沙淤积和调蓄能力变化等因素有关。三峡水库蓄水运用后，长江干流河床冲刷，沿程水位下降，三口分流分沙减少，洞庭湖区泥沙淤积减缓，延缓了

洞庭湖容积衰减趋势；另外，三峡水库汛后蓄水，下泄流量减小，而汛前水库坝前水位消落，下泄流量增加，一定程度上改变了荆江三口入湖水量年内变化过程，以及长江干流与洞庭湖之间的相互顶托作用，从而对湖区水位变化带来了一定的影响。

根据东洞庭湖鹿角水位站、南洞庭湖小河咀水位站、西洞庭湖南咀水位站和洞庭湖出口七里山水文站 1980—2011 年水位统计资料（表 5.1.8～表 5.1.11，其中七里山水文站为 1980—2012 年，缺 2011 年），洞庭湖区月平均最高水位出现在 7—9 月，且以 7 月出现的频率最高。与 1980—2002 年相比，2003—2011 年洞庭湖区 1—3 月平均水位略有抬升，其他各月水位均有不同程度的下降，汛后 10—11 月水位下降较为明显（图 5.1.7）。

表 5.1.8　　洞庭湖主要控制站月平均水位变化过程（鹿角）　　单位：m

年份	月份											
	1	2	3	4	5	6	7	8	9	10	11	12
1980—1992	21.94	22.75	24.08	25.63	26.57	28.14	30.61	29.45	29.12	27.34	24.65	22.38
1993—1997	22.07	22.72	23.82	25.63	26.54	28.14	30.82	29.46	28.45	26.92	24.43	22.42
1998—2002	22.41	22.46	23.79	24.95	27.33	28.88	32.05	31.12	30.12	27.02	24.88	22.58
1980—2002	22.07	22.68	23.96	25.48	26.73	28.30	30.97	29.81	29.19	27.18	24.65	22.44
2003	23.81	24.05	24.85	25.24	28.59	28.04	32.03	28.48	29.65	26.29	22.15	21.32
2004	20.78	20.59	23.01	23.94	27.09	28.68	30.16	29.17	29.32	26.27	24.01	22.23
2005	22.32	24.24	24.21	24.39	27.07	29.91	29.35	30.28	29.58	26.81	24.77	21.99
2006	21.89	22.03	24.94	25.07	26.52	28.01	28.69	25.50	24.09	23.01	22.46	22.18
2007	21.99	22.25	24.02	23.17	24.44	27.65	30.10	30.68	29.63	25.12	22.50	21.21
2008	21.42	21.85	22.94	24.98	25.54	27.51	28.24	29.75	30.22	25.36	27.58	22.56
2009	21.65	22.00	24.66	24.97	27.53	27.68	29.34	30.10	27.12	22.59	21.72	21.31
2010	21.68	21.75	22.19	25.94	27.55	30.29	32.25	30.60	29.42	26.13	22.73	22.75
2011	22.97	22.51	22.98	22.87	23.36	27.30	27.94	27.04	24.30	23.43	23.88	21.76
2003—2011	22.06	22.36	23.76	24.51	26.41	28.34	29.79	29.07	28.15	25.00	23.53	21.92

表 5.1.9　　洞庭湖主要控制站月平均水位变化过程（小河咀）　　单位：m

年份	月份											
	1	2	3	4	5	6	7	8	9	10	11	12
1980—1992	28.58	28.80	29.27	29.91	30.39	31.24	32.18	31.25	31.05	30.09	29.32	28.67
1993—1997	28.59	28.80	29.20	29.88	30.31	31.22	32.47	31.24	30.72	29.97	29.21	28.64
1998—2002	28.77	28.81	29.40	29.81	30.87	31.52	33.21	32.47	31.33	29.79	29.28	28.65

续表

年份	月份											
	1	2	3	4	5	6	7	8	9	10	11	12
1980—2002	28.62	28.80	29.28	29.88	30.48	31.30	32.47	31.52	31.04	30.00	29.29	28.66
2003	29.24	29.45	29.88	30.06	31.97	31.03	33.23	30.11	30.60	29.30	28.54	28.41
2004	28.44	28.23	29.17	29.04	30.51	31.23	32.39	30.91	30.64	29.32	28.98	28.65
2005	28.78	29.38	29.55	29.23	30.65	31.77	30.62	31.11	30.62	29.26	28.90	28.49
2006	28.57	28.51	29.35	29.54	30.19	30.26	30.45	28.91	28.61	28.48	28.42	28.62
2007	28.66	28.71	29.30	29.18	29.42	30.76	31.92	31.80	31.04	28.94	28.34	28.36
2008	28.49	28.44	28.87	29.50	29.63	30.21	30.25	31.43	31.50	29.07	30.94	28.54
2009	28.54	28.66	29.65	29.93	30.87	30.39	31.09	30.96	29.33	28.19	28.07	28.29
2010	28.47	28.19	28.46	29.88	30.48	32.24	33.23	31.35	30.58	29.81	28.39	28.72
2011	28.85	28.67	28.88	28.63	28.66	30.61	30.03	29.55	28.62	28.65	28.71	28.40
2003—2011	28.67	28.69	29.23	29.44	30.26	30.94	31.47	30.68	30.17	29.00	28.81	28.50

表 5.1.10　洞庭湖主要控制站月平均水位变化过程（南咀）　单位：m

年份	月份											
	1	2	3	4	5	6	7	8	9	10	11	12
1980—1992	28.38	28.58	29.09	29.75	30.39	31.40	32.66	31.78	31.58	30.50	29.36	28.56
1993—1997	28.43	28.61	29.05	29.70	30.29	31.33	32.83	31.67	31.14	30.28	29.23	28.52
1998—20002	28.61	28.62	29.19	29.64	30.78	31.57	33.53	32.85	31.78	30.09	29.31	28.55
1980—2002	28.44	28.59	29.10	29.72	30.45	31.42	32.89	31.99	31.53	30.36	29.32	28.55
2003	29.05	29.22	29.78	29.91	31.86	31.06	33.66	30.75	31.48	29.64	28.51	28.32
2004	28.34	28.13	29.00	28.88	30.48	31.55	32.64	31.26	31.31	29.68	28.99	28.57
2005	28.56	29.20	29.34	29.08	30.61	31.85	31.31	31.96	31.12	29.72	28.96	28.39
2006	28.43	28.39	29.19	29.33	30.09	30.24	30.68	28.90	28.68	28.49	28.39	28.54
2007	28.57	28.61	29.19	29.08	29.32	30.86	32.47	32.18	31.51	29.04	28.34	28.23
2008	28.35	28.31	28.68	29.43	29.65	30.27	30.81	32.05	32.03	29.31	30.98	28.47
2009	28.42	28.58	29.46	29.84	30.86	30.50	31.54	31.68	29.75	28.20	28.02	28.19
2010	28.32	28.06	28.39	29.78	30.46	32.28	33.59	31.87	31.10	29.80	28.41	28.56
2011	28.70	28.57	28.77	28.54	28.55	30.73	30.45	30.06	28.82	28.72	28.84	28.36
2003—2011	28.53	28.56	29.09	29.32	30.21	31.04	31.91	31.19	30.64	29.18	28.83	28.40

表 5.1.11　洞庭湖主要控制站月平均水位变化过程（七里山）　单位：m

年份	月份											
	1	2	3	4	5	6	7	8	9	10	11	12
1980—1992	20.50	20.81	22.16	24.18	25.74	27.70	30.39	29.27	28.94	27.14	24.23	21.58
1993—1997	20.64	20.84	21.98	24.18	25.73	27.66	30.56	29.25	28.24	26.68	23.98	21.59
1998—2002	21.25	20.98	22.25	23.57	26.56	28.44	31.81	30.92	29.91	26.77	24.48	21.89
1980—2002	20.69	20.85	22.14	24.05	25.92	27.85	30.74	29.62	29.00	26.96	24.23	21.65
2003	22.22	22.08	23.22	23.85	27.79	27.48	31.82	28.35	29.54	26.11	21.87	20.90
2004	20.08	19.71	21.73	22.87	26.37	28.37	29.87	28.93	29.15	26.12	23.70	21.74
2005	21.32	22.73	22.89	23.35	26.35	29.48	29.21	30.17	29.42	26.68	24.45	21.56
2006	21.05	21.05	23.90	23.99	25.83	27.51	28.42	25.03	23.78	22.71	21.92	21.36
2007	20.74	20.96	22.58	22.13	23.72	27.16	29.97	30.46	29.44	24.92	22.22	20.59
2008	20.56	20.76	21.71	24.18	25.06	27.07	28.07	29.59	30.03	25.08	27.10	22.00
2009	20.91	21.24	23.52	23.89	27.03	27.31	29.15	29.97	26.97	22.32	21.29	20.61
2010	20.77	20.85	21.20	24.62	26.88	29.83	32.11	30.49	29.25	25.71	22.35	21.73
2012	21.32	21.28	22.67	23.63	28.09	29.53	31.70	31.09	28.33	25.70	24.10	22.03
2003—2012	21.00	21.18	22.60	23.61	26.35	28.19	30.04	29.34	28.43	25.04	23.22	21.39

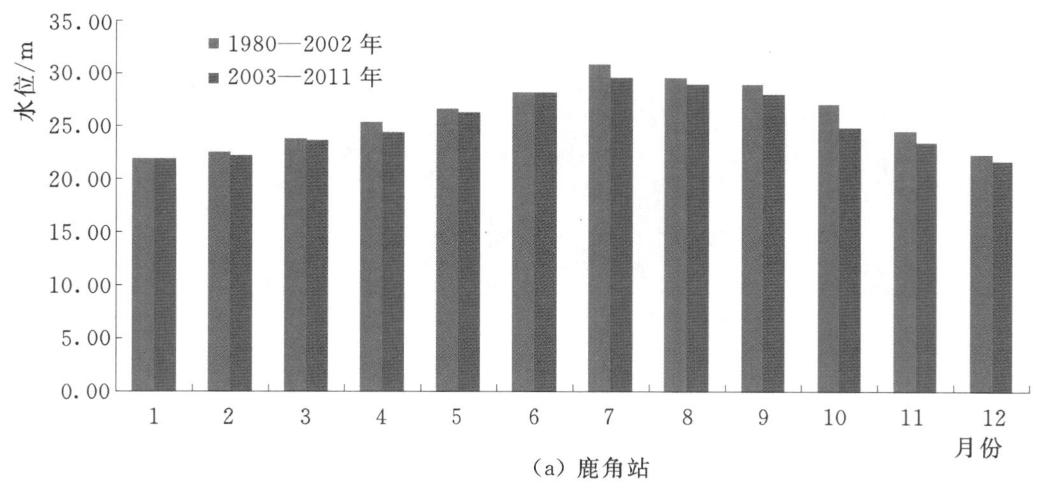

(a) 鹿角站

图 5.1.7（一）　洞庭湖湖区各代表水位站月均水位变化

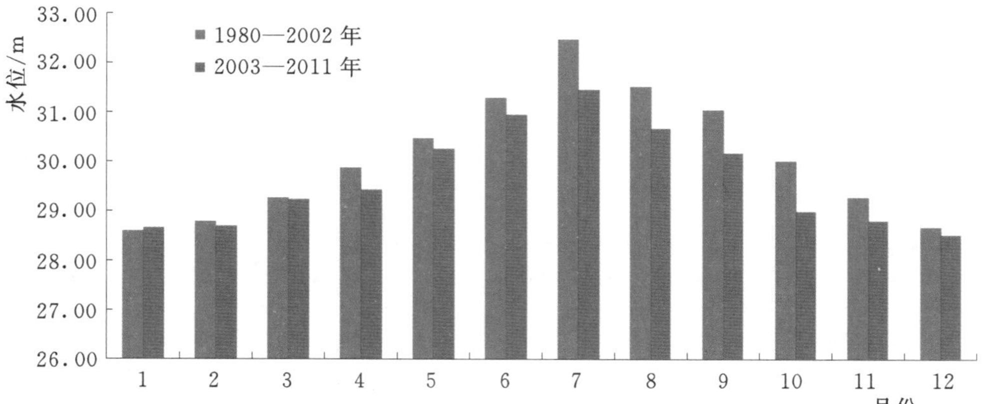

（b）小河咀站

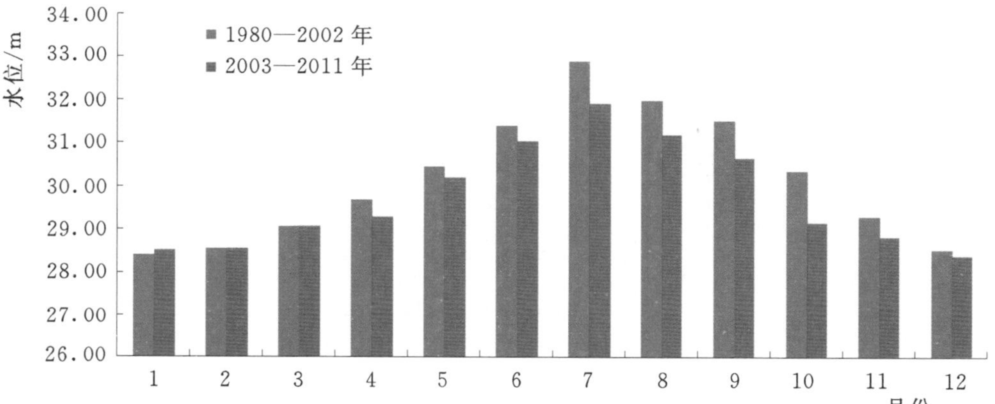

（c）南咀站

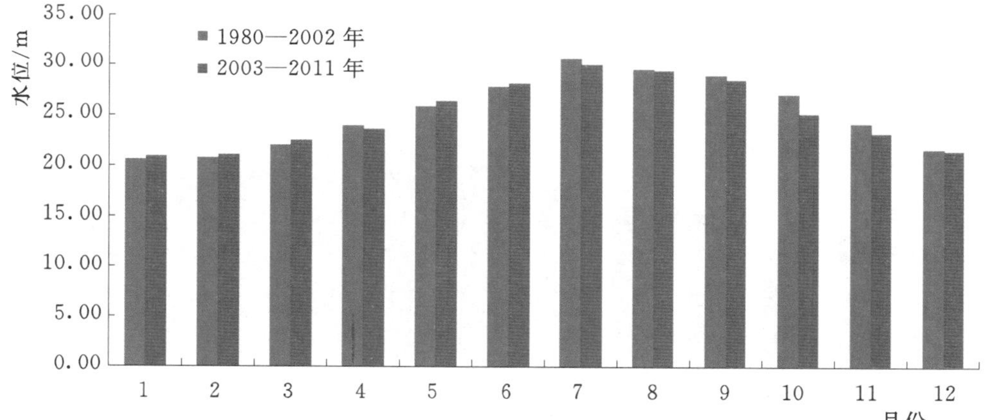

（d）七里山站

图 5.1.7（二）　洞庭湖湖区各代表水位站月均水位变化

与1980—2002年相比，鹿角站2003—2009年各月平均水位下降0.01～2.18m，其中汛后10月、11月水位分别下降2.18m、1.12m。小河咀站除1月平均水位抬高0.05m外，其他各月水位下降0.05～1.00m，其中汛后10

月、11月水位分别下降1.00m、0.48m；南咀站除1月平均水位抬高0.09m外，其他各月水位下降0.01～1.18m之间，其中汛后10—11月水位分别下降1.18m、0.49m；七里山站除1月、2月、3月、5月、6月平均水位分别抬高0.31m、0.33m、0.46m、0.43m、0.34m外，其他各月水位下降0.28～1.92m之间，其中汛后10月、11月水位分别下降1.92m、1.01m。

(3) 鄱阳湖区水位变化。通过分析鄱阳湖区各主要控制站1980年以来月均水位变化过程可知，三峡工程蓄水运用以来，鄱阳湖区水位有升有降，总体呈一定程度的降低趋势，且枯水期的降低幅度大于汛期。以星子水位站为例，6—9月，2003—2012年历年月平均水位相对于1980—2002年的变化范围为1.85（2010年6月）～－4.45m（2011年9月），非汛期变化范围为1.94（2012年5月）～－4.88m（2011年5月）。

根据鄱阳湖湖区星子、都昌、康山和湖口水位站1980—2012年统计资料分析（表5.1.12～表5.1.15），与1980—2002年相比，2003—2012年湖区各月平均水位均有不同程度的下降，其下降幅度为0.40～2.44m，其中尤以汛后10月、11月水位下降最为明显（图5.1.8），其下降幅度分别为1.37～2.44m、0.71～1.93m。

表5.1.12　　鄱阳湖主要控制站月平均水位变化过程（湖口）　　单位：m

年份	月份											
	1	2	3	4	5	6	7	8	9	10	11	12
1980—1992	8.09	8.56	10.64	13.04	14.21	15.71	17.91	16.88	16.36	14.94	12.21	9.28
1993—1997	8.29	8.61	10.13	12.77	14.08	15.74	18.26	16.94	15.74	14.18	11.68	9.31
1998—2002	9.00	8.94	10.30	11.77	14.46	16.06	18.92	17.90	17.58	14.53	12.31	9.58
1980—2002	8.33	8.65	10.46	12.71	14.24	15.79	18.21	17.12	16.49	14.69	12.12	9.35
2003	9.96	9.97	11.78	12.29	15.32	15.26	18.54	15.76	16.02	14.26	9.52	8.16
2004	7.35	6.82	8.66	9.92	13.63	15.17	16.52	16.3	15.77	13.18	10.31	8.78
2005	8.21	10.48	10.54	10.68	13.53	17.06	16.02	16.38	17.31	14.09	12.03	8.92
2006	8.19	8.11	11.1	11.93	13.75	15.63	15.56	12.86	10.43	9.08	8.75	8.57
2007	7.61	7.86	10.06	9.61	10.58	13.66	16.51	17.47	16.21	12.29	8.92	7.37
2008	7.44	7.91	8.21	11.69	11.91	14.38	15.33	16.12	16.89	12.7	13.48	9.52
2009	7.66	7.71	11.26	11.21	13.71	14.71	15.76	16.59	14.31	9.66	8.57	7.83
2010	7.74	8.97	10.56	13.18	15.67	17.74	19.68	18.24	16.66	13.85	9.97	9.08
2011	9.15	8.58	8.80	9.08	9.31	14.05	15.31	13.61	11.56	10.63	10.29	8.49
2012	8.46	9.00	12.02	11.49	16.16	17.41	17.98	18.44	15.63	12.78	11.20	10.26
2003—2012	8.18	8.54	10.30	11.11	13.36	15.51	16.72	16.18	15.08	12.25	10.30	8.70

表 5.1.13　　鄱阳湖主要控制站月平均水位变化过程（星子）　　单位：m

年份	月份											
	1	2	3	4	5	6	7	8	9	10	11	12
1980—1992	8.98	9.78	11.85	13.87	14.53	15.88	18.11	17.10	15.88	14.82	12.17	10.15
1993—1997	9.52	9.80	10.94	13.20	14.35	16.55	18.95	17.89	16.96	14.32	11.69	10.01
1998—2002	10.10	10.35	11.72	12.99	14.85	16.39	18.98	18.00	16.11	13.88	11.87	10.08
1980—2002	9.34	9.91	11.62	13.53	14.56	16.14	18.48	17.47	16.16	14.51	12.00	10.10
2003	11.12	11.38	12.55	13.13	15.63	15.47	18.61	15.75	17.33	14.16	12.22	9.24
2004	7.63	7.28	9.47	10.60	14.03	15.26	16.58	16.33	15.84	13.15	10.46	9.11
2005	8.72	11.24	11.09	11.35	14.10	17.21	16.05	16.46	16.27	12.28	9.01	7.52
2006	8.77	8.66	11.67	12.64	14.22	16.01	15.66	13.03	16.96	12.69	13.61	9.60
2007	8.06	8.33	10.67	10.41	10.95	14.06	16.59	17.52	16.27	12.28	9.01	7.52
2008	7.72	8.50	8.71	12.34	12.11	14.74	15.45	16.24	16.96	12.69	13.61	9.60
2009	7.85	7.90	11.73	11.73	13.81	14.84	15.81	16.67	14.44	9.79	8.84	8.06
2010	8.06	9.79	11.59	13.88	16.06	17.99	19.79	18.31	16.75	14.03	10.10	9.44
2011	9.40	8.81	9.11	9.31	9.68	14.33	15.44	13.69	11.71	10.82	10.42	8.66
2012	8.74	9.44	12.85	12.06	16.50	17.63	18.02	18.57	15.74	12.90	11.49	10.91
2003—2012	8.61	9.13	10.94	11.75	13.71	15.75	16.80	16.26	15.83	12.48	10.88	8.97

表 5.1.14　　鄱阳湖主要控制站月平均水位变化过程（都昌）　　单位：m

年份	月份											
	1	2	3	4	5	6	7	8	9	10	11	12
1980—1992	10.43	11.32	12.91	14.38	14.70	15.78	18.20	17.02	16.01	14.89	12.61	10.65
1993—1997	10.75	11.09	11.99	13.73	14.52	16.51	18.80	17.76	15.68	14.07	12.22	11.54
1998—2002	11.41	11.75	12.82	13.66	15.02	16.36	18.81	17.87	17.49	14.64	12.85	11.42
1980—2002	10.71	11.37	12.69	14.08	14.73	16.06	18.46	17.36	16.26	14.66	12.58	11.01
2003	12.26	12.61	13.17	13.70	15.56	15.38	18.39	15.60	15.92	14.09	10.10	9.36
2004	8.95	9.08	11.01	11.96	14.17	15.06	16.37	16.16	15.64	13.02	10.55	9.66
2005	10.21	12.52	12.18	12.42	14.37	17.06	15.85	16.25	17.18	14.02	12.32	10.16
2006	10.02	9.95	12.36	13.25	14.33	16.00	15.49	13.12	11.06	9.76	9.82	10.11
2007	9.38	9.71	11.62	11.74	11.57	14.09	16.34	17.31	16.06	12.19	9.21	8.42
2008	8.43	9.68	9.57	12.87	12.19	14.71	15.28	16.01	16.76	12.64	13.53	9.81
2009	8.30	8.36	12.19	12.32	13.62	14.66	15.58	16.45	14.26	9.74	9.10	8.45
2010	8.63	10.85	12.44	14.21	16.02	17.84	19.58	18.08	16.52	13.89	10.04	9.81
2011	9.50	8.99	9.38	9.36	9.98	14.33	15.24	13.48	11.54	10.72	10.27	8.65
2012	8.94	9.80	13.23	12.42	16.40	17.48	17.80	18.36	15.53	12.73	11.57	11.43
2003—2012	9.46	10.16	11.72	12.43	13.82	15.66	16.59	16.08	15.05	12.28	10.65	9.59

表 5.1.15　　鄱阳湖主要控制站月平均水位变化过程（康山）　　单位：m

年份	月份											
	1	2	3	4	5	6	7	8	9	10	11	12
1980—1992	13.24	13.90	14.80	15.54	15.52	16.16	17.93	17.06	16.26	15.19	14.05	13.40
1993—1997	13.47	13.67	14.26	15.14	15.42	16.89	18.89	17.86	16.04	14.68	13.80	13.84
1998—2002	13.86	14.06	14.75	15.16	15.79	16.81	18.88	18.13	17.63	15.23	14.31	13.86
1980—2002	13.42	13.88	14.67	15.37	15.56	16.46	18.35	17.47	16.51	15.09	14.05	13.60
2003	14.38	14.59	14.73	15.11	16.08	15.85	18.41	15.74	15.98	14.40	12.49	12.39
2004	12.20	12.45	13.87	14.41	15.30	15.42	16.44	16.33	15.83	13.64	12.96	12.68
2005	13.43	14.78	14.48	14.70	15.82	17.24	15.94	16.35	17.31	14.43	13.95	13.41
2006	13.20	13.20	14.60	15.15	15.63	16.69	15.77	14.55	13.68	13.00	13.11	13.42
2007	12.96	13.23	14.37	14.56	14.20	15.30	16.39	17.40	16.20	13.56	12.57	12.43
2008	12.55	13.60	13.52	15.32	14.31	15.83	15.54	16.10	16.89	13.97	14.72	13.05
2009	12.58	12.62	14.66	14.84	14.40	15.19	15.78	16.59	14.68	12.74	13.17	12.92
2010	13.28	14.58	15.07	15.92	16.63	17.99	19.64	18.14	16.63	14.44	12.93	13.72
2011	13.45	13.30	13.62	13.24	13.88	15.94	15.52	13.94	13.33	13.38	13.16	12.79
2012	13.30	13.85	15.46	15.12	16.88	17.65	17.86	18.48	15.74	13.69	14.34	14.61
2003—2012	13.13	13.62	14.44	14.84	15.31	16.31	16.73	16.36	15.63	13.73	13.34	13.14

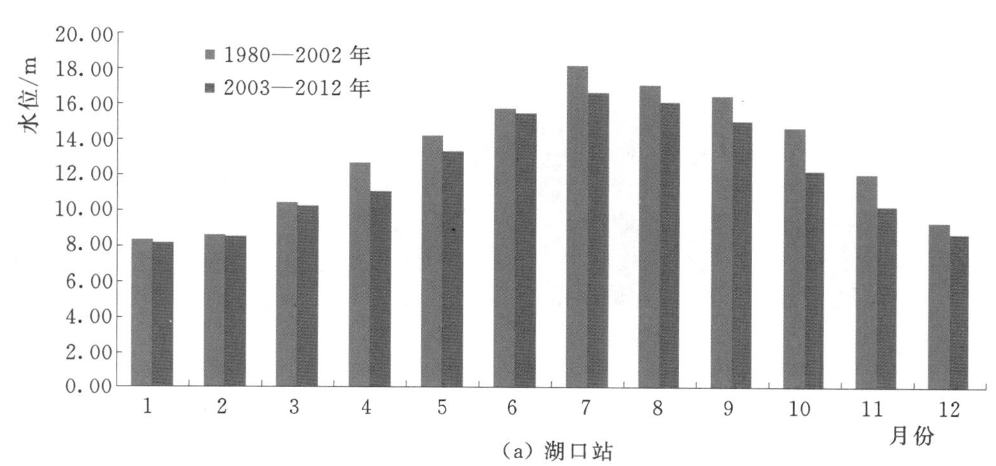

(a) 湖口站

图 5.1.8（一）　鄱阳湖湖区各代表水位站月均水位变化

与 1980—2002 年相比，湖口站 2003—2012 年各月平均水位下降 0.11～

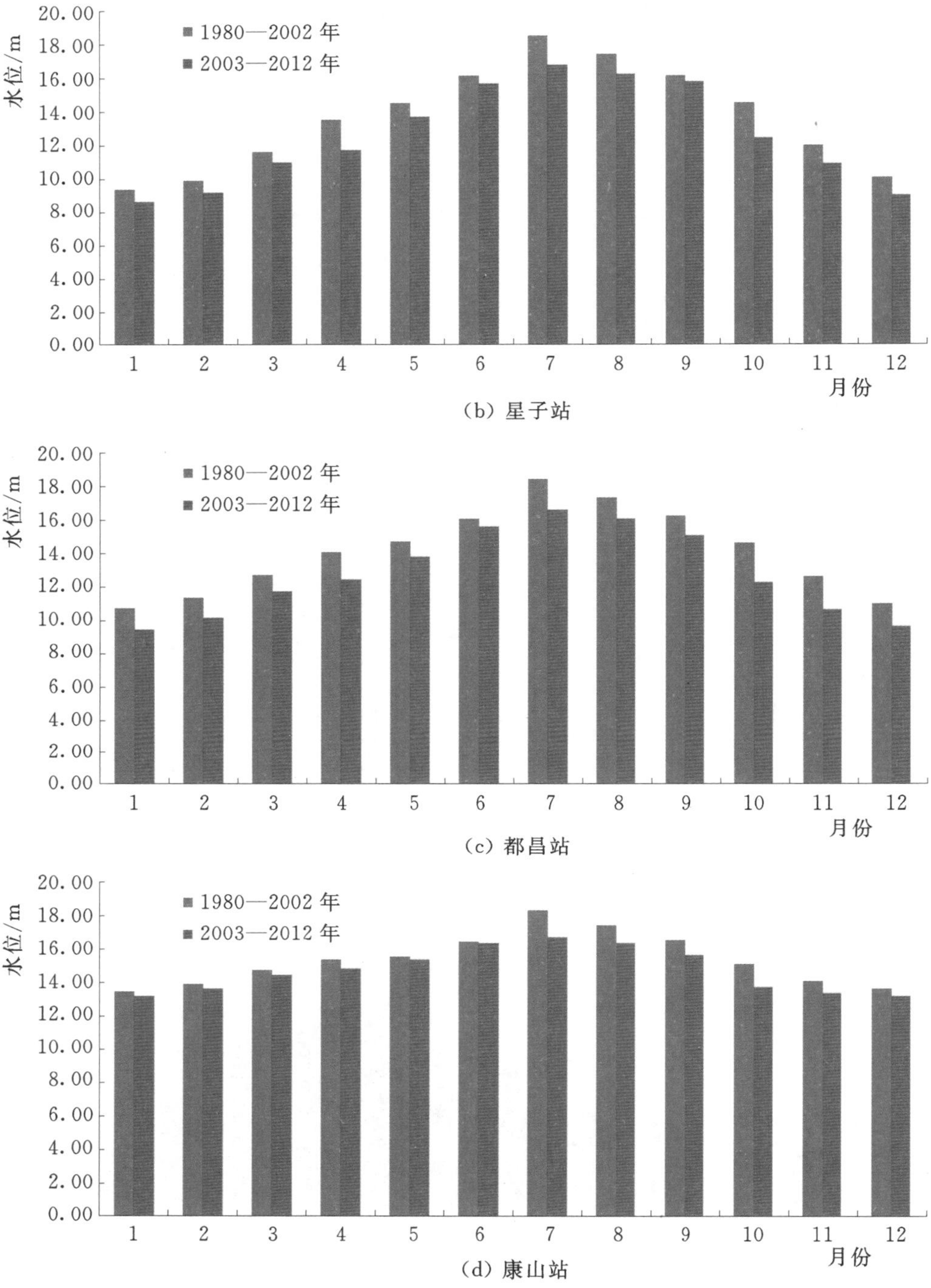

(b) 星子站

(c) 都昌站

(d) 康山站

图 5.1.8（二）　鄱阳湖湖区各代表水位站月均水位变化

2.44m，其中汛后 10—11 月水位分别下降 2.44m、1.82m；星子站各月水位下降 0.33～2.03m，其中汛后 10—11 月水位分别下降 2.03m、1.12m；都昌站各月水位下降 0.40～2.38m，其中汛后 10—11 月水位分别下降 2.38m、

1.93m；康山站各月水位下降0.15～1.62m，其中汛后10—11月水位分别下降1.37m、0.71m。

2. 三峡工程运用后坝下游水位变化预测

为研究三峡工程运用后对下游水文情势的影响，通过江湖联算的一维水沙数学模型计算预测三峡工程蓄水运用后江湖水位变化情况。

（1）计算条件。

1）计算范围。长江干流为宜昌至大通河段；洞庭湖区包括荆江三口分流洪道，澧水石门县以下洪道，沅水常德市以下洪道以及西洞庭湖（包括七里湖、目平湖）、南洞庭湖、东洞庭湖，资水益阳市以下洪道及尾闾的三个入湖口以北，即沅江、杨柳潭、白马寺以北，湘江望城以下洪道及尾闾湘阴以北。

2）起始地形。长江干流采用2006年10月施测的1/10000水道地形图，切分断面819个；洞庭湖区采用2002年施测的1/10000湖区水道地形图和1/5000洪道地形图，采用约1km的断面间距切剖，共剖分1566个断面。

3）计算时段。根据三峡水库流量下泄过程，每年划分为60个计算时段。枯水期流量变化幅度较小，时段较长，最长11d；汛期流量变化快，幅度大，划分的时段短，最短为1d。

4）进出口水沙条件。三峡水库调度方案为长江水利委员会长江勘测规划设计研究院提供的三峡工程施工期逐步上升蓄水方案及水库正常蓄水运用方案，蓄水运用过程为：

2003年6月16日至2006年9月30日，水库按坝前水位139.00～135.00m运用，计算年序为第1～4年；2006年10月1日至2008年9月30日，坝前水位按156.00m—135.00m—40.00m（正常蓄水位—防洪限制水位—枯季消落低水位，以下同）方式运用，计算年序为第4～6年；2008年10月1日至2009年9月30日，坝前水位按172.00m—143.00m—152.00m方式运用，计算年序为第6～7年。

2009年以后，水库运用方式按正常蓄水位175.00m运用方案，即2009年10月1日至2032年12月31日，坝前水位按175.00m—145.00m—155.00m方式运用，计算年序为7～30年。其中三峡水库运用至2013年，考虑上游溪洛渡、向家坝水库建成蓄水拦沙作用，即2013年起，三峡水库干流入库泥沙采用向家坝水库下游至朱沱河段冲刷计算成果。

按上述方案进行三峡水库淤积计算，其出库的水沙过程及数值作为坝下游江湖冲淤计算长江干流的进口水沙条件。坝下游冲刷计算从2007年汛末起算。

向家坝水库下游至朱沱河段冲刷计算、三峡水库淤积计算均采用1991—2000年系列年水沙条件，坝下游冲刷计算亦采用相同水沙系列，河段内沿程支流、湖泊、洞庭湖区四水入汇水沙均采用该系列年的相应值。

5）典型年的选取。为了对比分析三峡水库蓄水运用前后重点研究河段年内水文过程的变化，选取了不同的水文代表年份，平水年型以 1977 年为代表，丰水年型以 1998 年为代表，枯水年型以 1978 年为代表。分别计算有、无三峡工程运用条件下下游河段水位及水淹情况变化，分析三峡工程运用对所研究河段年内不同月份平均水位的影响变化。

6）下游水位控制条件。计算河段下游水位控制为大通站断面。根据三峡工程蓄水前后大通水文站流量、水位资料分析，大通水位可由大通站 1981 年、1987 年、1993 年、1998 年、2002 年、2006 年的水位-流量关系控制（图 5.1.9）。由图 5.1.9 可知，20 世纪 80 年代以来大通站水位流量关系比较稳定。

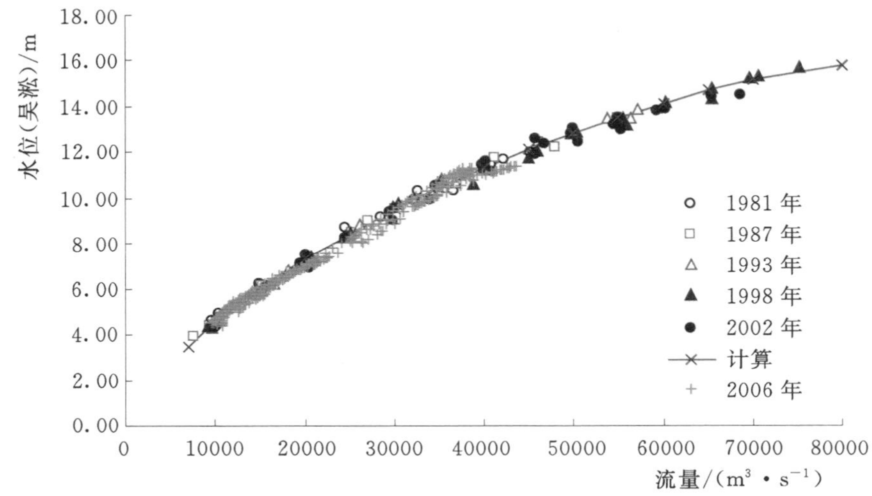

图 5.1.9　大通站水位-流量关系

7）河床组成。干流河床组成以已有的河床钻孔资料、江心洲或边滩的坑测资料及固定断面床沙取样资料等综合分析确定。湖区各河段床沙组成为 1960—1988 年历史资料及部分查勘采样分析成果。1993 年以后至三峡工程 2003 年围堰蓄水运用前，宜昌至沙市河段已出现明显冲刷，河床组成发生变化，本次计算补充了 2003 年宜昌至螺山河段坑测资料，对局部河段的河床组成进行了调整。

8）分流口及支流计算条件。荆江三口分流采用枝城流量与三口分流量关系先预分三口洪道分流量进行初算，再按三口门的水位与三口分流量关系给出三口分流量进行试算，并根据计算结果逐一修正各分流量，重新计算至收敛；荆江三口分沙直接采用各口门处的含沙量。

虎渡河下游建有南闸，因无泄流曲线资料，故对其上下游水位控制采用经验公式，曾用两种方法比较分析，一种由其通过的流量来控制南闸上游断面水位，另一种由通过的流量计算南闸上下游断面水位差的方法来控制南闸上游断面水位。经多次分析比较，计算中选取第二种方法，说明南闸上游断面水位既与通过南闸的流量有关，同时与其下游断面水位有关，这与实际情况相符。

注滋口站位于藕池东支注滋口河上，该站控制着注滋口河上游水位，其下游高水时与东洞庭湖连为湖泊，枯季水流则经较长弯曲型河道流入东洞庭湖。其水位与洞庭湖出口城陵矶七里山站水位相关性较好，由图 5.1.10、图 5.1.11 可得

$$H_{注滋口}=0.0096H_{七里山}^2-0.2052H_{七里山}+27.017(H_{七里山}<27.50\text{m})$$

$$H_{注滋口}=0.9006H_{七里山}+3.8495(H_{七里山}\geqslant 27.50\text{m})$$

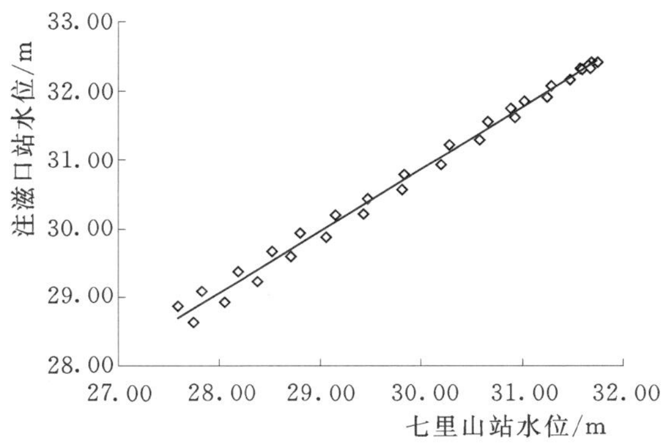

图 5.1.10 注滋口与七里山高水水位相关

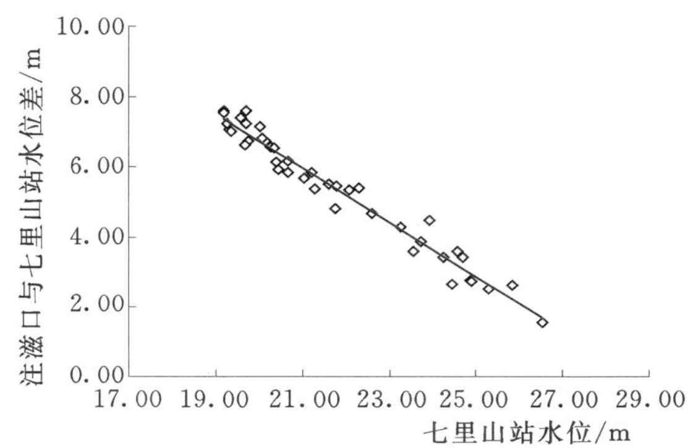

图 5.1.11 注滋口与七里山中低水水位差相关

湘江、资水尾闾段地形资料收集不全，在有水文站控制的情况下，采用水文站成果。资水由桃江站控制，该站下游约 40km 的甘溪港站以北有资水西支，汛期水流入万子湖，甘溪港站沿干流而下 5km 有沙头水文站，再向下 6km 至毛角口，有杨堤水文站。湘江东支湘阴站据长江中游水文水资源勘测局 1986—1995 年资料统计，分流比为 65.9%～71.3%，平均 67.9%。

(2) 计算结果。表 5.1.16～表 5.1.21 分别为沙市、监利、城陵矶、汉口、湖口和大通各站水位预测计算结果。

三峡工程运用对坝下游水位影响主要有两个方面，一是水库运用改变原有的流量过程使得水位发生变化，主要表现在汛前增泄期和汛后蓄水期以及枯水期。二是工程运用后出库沙量明显减少，坝下游河床发生长距离、长时段的冲刷，冲刷使得河底高程下降，从而使同流量的水位下降。

从表 5.1.16～表 5.1.21 计算结果可以看出三峡工程运用后，坝下游河道水位变化有以下特点：

表 5.1.16　三峡水库蓄水运用前后不同典型年沙市站月平均水位表　　单位：m

月份	平水年				丰水年				枯水年			
	蓄水前	蓄水后	蓄水后第10年末	蓄水后第20年末	蓄水前	蓄水后	蓄水后第10年末	蓄水后第20年末	蓄水前	蓄水后	蓄水后第10年末	蓄水后第20年末
1	30.75	31.67	30.97	30.54	30.93	32.07	31.45	31.04	30.49	31.67	30.99	30.56
2	30.79	31.78	31.11	30.67	30.45	32.29	31.69	31.34	30.17	31.83	31.17	30.72
3	31.80	32.06	31.45	31.04	30.92	32.51	31.96	31.58	30.06	32.11	31.50	31.12
4	35.20	34.72	34.34	33.93	31.93	32.41	31.79	31.42	30.72	31.23	30.43	30.00
5	35.98	37.56	37.59	37.34	34.99	35.10	34.77	34.40	33.98	34.06	33.48	33.09
6	37.75	37.75	37.75	37.75	36.22	36.22	36.22	36.22	38.33	38.33	38.33	38.33
7	39.09	39.09	39.09	39.09	42.20	42.20	42.20	42.20	38.40	38.40	38.40	38.40
8	38.04	38.04	38.04	38.04	43.08	43.08	43.08	43.08	38.05	38.05	38.05	38.05
9	36.66	36.66	36.66	36.66	39.46	39.46	39.46	39.46	37.22	37.22	37.22	37.22
10	36.00	33.01	32.40	32.02	35.57	32.89	32.27	31.90	35.26	32.56	31.93	31.50
11	34.59	34.42	33.89	33.50	33.04	32.02	31.40	31.00	34.05	32.91	32.27	31.90
12	31.79	31.83	31.16	30.70	31.64	31.65	30.97	30.52	31.81	31.84	31.15	30.72

注　表中水位为吴淞高程基准。

表 5.1.17　三峡水库蓄水运用前后不同典型年监利站月平均水位表　　单位：m

月份	平水年				丰水年				枯水年			
	蓄水前	蓄水后	蓄水后第10年末	蓄水后第20年末	蓄水前	蓄水后	蓄水后第10年末	蓄水后第20年末	蓄水前	蓄水后	蓄水后第10年末	蓄水后第20年末
1	24.73	25.39	23.47	22.76	25.21	26.16	25.08	24.59	24.55	25.40	23.47	22.73
2	24.79	25.54	23.68	23.02	24.74	26.21	25.05	24.60	24.31	25.55	23.72	23.04
3	25.58	25.77	23.98	23.33	25.96	27.14	26.48	26.04	24.25	25.85	24.12	23.50
4	29.17	28.74	28.25	27.83	26.02	26.44	25.49	25.00	24.74	25.16	23.25	22.58
5	30.57	32.32	32.41	29.07	29.12	29.25	28.89	28.56	27.75	27.81	26.99	26.51
6	32.20	32.20	32.20	32.20	30.83	30.83	30.83	30.83	32.52	32.52	32.52	32.52
7	33.61	33.61	33.61	33.61	35.87	35.87	35.87	35.87	32.32	32.32	32.32	32.32
8	32.06	32.06	32.06	32.06	36.30	36.30	36.30	36.30	31.62	31.62	31.62	31.62
9	30.33	30.33	30.33	30.33	34.09	34.09	34.09	34.09	30.68	30.68	30.68	30.68
10	29.49	26.65	25.28	24.75	29.51	26.73	25.71	25.26	28.68	26.17	24.52	23.86
11	28.23	28.09	27.29	26.80	26.65	25.76	24.02	23.35	27.53	26.51	24.98	24.43
12	25.54	25.53	23.68	22.99	25.40	25.40	23.49	22.76	25.55	25.56	23.72	23.05

注　表中水位为吴淞高程基准。

表 5.1.18 三峡水库蓄水运用前后不同典型年城陵矶站月平均水位表 单位：m

月份	平水年				丰水年				枯水年			
	蓄水前	蓄水后	蓄水后第10年末	蓄水后第20年末	蓄水前	蓄水后	蓄水后第10年末	蓄水后第20年末	蓄水前	蓄水后	蓄水后第10年末	蓄水后第20年末
1	19.56	20.28	19.46	19.16	23.15	23.78	23.43	23.15	19.09	20.10	19.26	18.97
2	20.04	20.85	20.05	19.80	22.20	23.25	23.04	22.88	19.36	20.69	19.91	19.64
3	20.60	20.87	20.12	19.88	24.64	25.49	25.20	24.84	19.69	21.21	20.57	20.31
4	26.02	25.59	25.41	25.07	23.68	23.99	23.79	23.48	20.43	20.86	20.09	19.87
5	28.61	30.02	29.96	29.71	26.48	26.54	26.38	26.02	24.39	24.47	24.12	23.85
6	29.67	29.67	29.67	29.67	28.47	28.47	28.47	28.47	29.55	29.55	29.55	29.55
7	30.59	30.59	30.59	30.59	33.13	33.13	33.13	33.13	28.83	28.83	28.83	28.83
8	28.97	28.97	28.97	28.97	33.46	33.46	33.46	33.46	27.74	27.74	27.74	27.74
9	26.50	26.50	26.50	26.50	31.58	31.58	31.58	31.58	26.35	26.35	26.35	26.35
10	25.20	22.11	21.66	21.48	26.45	23.83	23.62	23.37	23.61	21.03	20.37	20.10
11	24.37	24.12	23.79	23.53	21.85	21.06	20.39	20.14	22.91	21.98	21.51	21.26
12	20.56	20.59	19.80	19.54	20.27	20.30	19.50	19.19	20.71	20.74	20.01	19.75

注 表中水位为吴淞高程基准。

表 5.1.19 三峡水库蓄水运用前后不同典型年汉口站月平均水位表 单位：m

月份	平水年				丰水年				枯水年			
	蓄水前	蓄水后	蓄水后第10年末	蓄水后第20年末	蓄水前	蓄水后	蓄水后第10年末	蓄水后第20年末	蓄水前	蓄水后	蓄水后第10年末	蓄水后第20年末
1	13.56	14.24	13.79	13.39	17.36	18.01	17.83	17.46	12.92	13.82	13.43	12.95
2	13.73	14.49	14.09	13.72	16.52	17.63	17.39	17.02	13.05	14.29	13.86	13.51
3	14.16	14.40	14.30	13.65	18.94	19.70	19.64	19.25	13.37	14.85	14.51	14.17
4	19.88	19.53	19.48	19.04	18.43	18.69	18.59	18.11	14.26	14.62	14.29	13.97
5	23.21	24.46	24.60	24.38	20.43	20.52	20.51	20.15	18.29	18.39	18.25	17.87
6	23.92	23.92	23.92	23.92	22.43	22.43	22.43	22.43	23.27	23.27	23.27	23.27
7	24.76	24.76	24.76	24.76	27.24	27.24	27.24	27.24	22.59	22.59	22.59	22.59
8	23.01	23.01	23.01	23.01	27.90	27.90	27.90	27.90	21.30	21.30	21.30	21.30
9	20.67	20.67	20.67	20.67	25.94	25.94	25.94	25.94	19.92	19.92	19.92	19.92
10	19.31	16.51	16.35	15.98	20.97	18.92	18.78	18.37	17.61	15.18	14.90	14.51
11	18.44	18.21	18.12	17.65	16.26	15.50	15.24	14.89	16.95	16.00	15.81	15.50
12	14.60	14.63	14.23	13.88	14.21	14.21	13.81	13.31	14.66	14.70	14.36	13.96

注 表中水位为吴淞高程基准。

表 5.1.20　三峡水库蓄水运用前后不同典型年湖口站月平均水位表　　单位：m

月份	平水年				丰水年				枯水年			
	蓄水前	蓄水后	蓄水后第10年末	蓄水后第20年末	蓄水前	蓄水后	蓄水后第10年末	蓄水后第20年末	蓄水前	蓄水后	蓄水后第10年末	蓄水后第20年末
1	6.96	7.56	7.56	7.56	12.62	13.09	12.94	12.77	6.06	6.84	6.96	6.96
2	7.23	8.15	8.00	7.81	12.02	12.83	12.74	12.61	6.28	7.34	7.41	7.41
3	7.44	7.49	7.49	7.50	14.52	15.09	14.97	14.83	7.46	8.83	8.50	8.50
4	13.35	12.99	12.87	12.74	13.99	14.18	14.03	13.87	9.45	9.72	9.31	9.31
5	17.25	18.23	18.14	18.02	14.68	14.72	14.61	14.47	12.47	12.51	12.26	12.26
6	18.29	18.29	18.29	18.29	16.95	16.95	16.95	16.95	16.63	16.63	16.63	16.63
7	18.65	18.65	18.65	18.65	20.48	20.48	20.48	20.48	15.94	15.94	15.94	15.94
8	17.11	17.11	17.11	17.11	20.54	20.54	20.54	20.54	14.18	14.18	14.18	14.18
9	14.70	14.70	14.70	14.70	19.62	19.62	19.62	19.62	13.11	13.11	13.11	13.11
10	13.23	10.75	10.57	10.36	15.90	14.40	14.28	14.12	10.82	8.50	8.23	8.23
11	11.92	11.68	11.55	11.39	10.88	10.27	10.08	9.85	9.77	9.02	8.51	8.51
12	8.26	8.28	8.12	7.93	8.09	8.14	7.98	7.78	7.98	8.18	7.90	7.90

注　表中水位为吴淞高程基准。

表 5.1.21　三峡水库蓄水运用前后不同典型年大通站月平均水位表　　单位：m

月份	平水年		丰水年		枯水年	
	蓄水前	蓄水后	蓄水前	蓄水后	蓄水前	蓄水后
1	3.09	3.55	8.50	8.88	2.49	3.00
2	3.29	3.85	7.99	8.85	2.64	3.41
3	3.39	3.52	10.01	10.50	3.48	4.57
4	8.85	8.67	9.68	9.80	5.11	5.40
5	12.20	13.20	10.17	10.23	8.28	8.38
6	13.29	13.29	12.13	12.13	11.68	11.68
7	13.64	13.64	15.20	15.20	11.13	11.13
8	12.09	12.09	15.24	15.24	9.79	9.79
9	10.17	10.17	14.57	14.57	9.05	9.05
10	9.12	6.58	11.08	9.99	6.63	4.31
11	7.85	7.62	6.67	6.02	5.48	4.61
12	3.97	3.97	3.79	3.80	3.96	3.93

注　表中水位为吴淞高程基准。

1）在三峡水库蓄水运用 20 年内，随着水库运用，河床持续冲刷，水位随

之降低；水库蓄水后至第10年末水位的下降值大于蓄水后第10年末至第20年末的水位下降值。

2）河床冲刷使长江中下游宜昌至九江河段同流量的水位均有不同程度的下降，其中枯水期水位降低较多，洪水期水位降低少，且荆江河段的水位降低较多。三峡水库蓄水运用20年末，当流量为1万m^3/s时，宜昌、枝城、沙市、监利、螺山、武汉水位分别降低约0.91m、1.03m、1.32m、1.23m、1.12m、0.35m。自上而下沿程水位下降程度不同。

相比较而言，河床冲刷对中游湖口以上河段影响较大，对湖口以下河段水位影响较小。大通以下河段主要受水库调度运行方式的影响。

3）三峡水库蓄水运用后其调度运行方式对下游河段的水位也将产生一定影响。根据三峡水库调度运行方式，在每年5月末至6月上旬，水库为腾出防洪库容，下泄流量加大，导致5月水位较蓄水前上升；在汛末9月中旬至11月，水库开始蓄水，下游水位降低，尤其10月水位变化明显；在枯水期1—3月，水库加大下泄流量，下游河道枯水位较蓄水前上升；其他时段河道水位受水库调度运行影响较小。

4）对于所选取的丰、平、枯三种典型年，三峡水库蓄水运用对丰水年水位变化影响小于平、枯水年。

5）由于河床下切，荆江三口口门水位也随之下降。三峡水库运用至2022年末，枝城流量为5500m^3/s、1万m^3/s时，松滋口口门计算水位分别比冲刷前水位低0.87m、0.99m；太平口口门计算水位分别比冲刷前水位低2.05m、1.65m；藕池口口门计算水位分别比冲刷前水位低2.60m、2.07m。

因此进入洞庭湖区的三口分流道流量也相应减小，枯水期断流的时间则相应增加。三口分流道分流量随长江干流中枯水位下降的不同程度而变化。三峡水库运用20年，枝城流量为2万m^3/s时，松滋口、太平口和藕池口分流量相对水库运用前分别减小36.8%、34.7%和47.8%。

6）三峡水库运用后进入洞庭湖区的泥沙来源主要靠三峡水库下泄的沙量和坝下游河床冲刷补给，三口分流道的分沙量变化直接受口门上游含沙量变化的影响，且随水库运用年限增长而增加。三峡水库运用第11～20年松滋、太平、藕池三分流道年分沙量分别为0.0383亿t、0.0131亿t、0.0432亿t，与多年平均值（三口多年平均分沙量为0.442亿t、0.16亿t、0.33亿t）相比分别减少91%、92%和87%。

7）三峡水库运用11～20年内，枯水期12月至次年4月三口分流道基本断流，与水库运用前（2002年）相比，松滋、太平、藕池分流道年平均断流时间分别增加57d、53d和50d。

8）三峡水库蓄水运用后其调度运行方式对洞庭湖和鄱阳湖的水位也将产生一定影响。根据洞庭湖出口城陵矶站和鄱阳湖出口湖口站的水文计算结果可知（图5.1.12和图5.1.13），三峡水库运用后4月水位有所降低，而在每年5月末至6月上旬，水库为腾出防洪库容，下泄流量加大，导致5月水位较蓄水前明显上升；在汛末9月中旬至11月，水库开始蓄水，两湖出口水位降低，尤其是10月水位变化明显；在枯水期1—3月，水库加大下泄流量，两湖出口水位较蓄水前上升。4—5月水位变幅增加和10月水位明显降低对两湖钉螺的生长发育和春秋两季洲滩钉螺分布高程及范围将产生一定的影响。

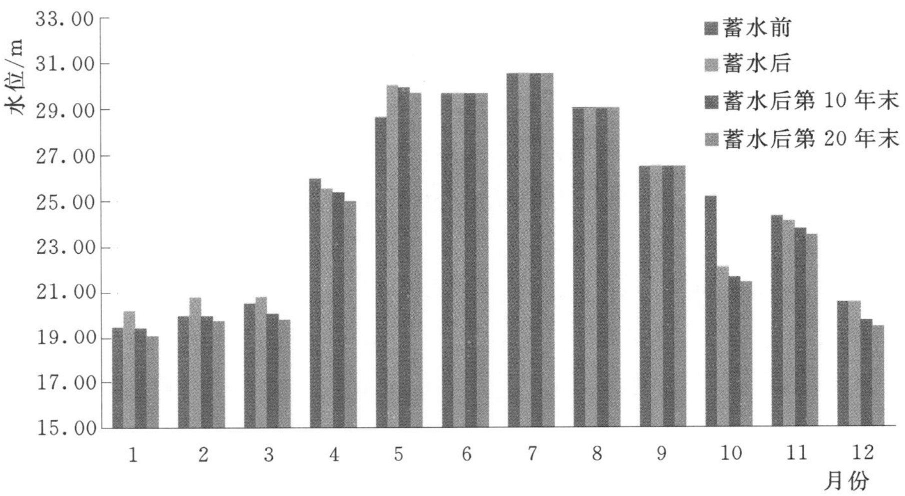

图5.1.12　平水年三峡工程蓄水前后城陵矶水位变化图

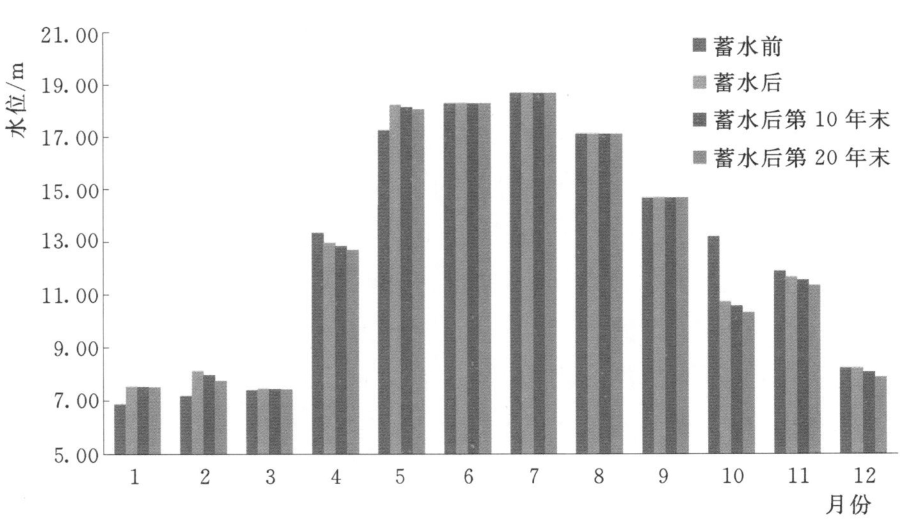

图5.1.13　平水年三峡工程蓄水前后湖口水位变化图

5.1.2.2　三峡工程运用以来坝下游洲滩钉螺分布变化规律

1. 监测点的位置及其分布

(1) 长江中游干流河段。长江中游干流河段主要对湖北省公安县、石首市、洪湖市、嘉鱼县、黄州区、浠水县、武穴市等县市区典型洲滩钉螺扩散情况进行监测，监测点详见表5.1.22和图5.1.14～图5.1.16。

表5.1.22　　　湖北省主要监测点地理位置表

序号	所在地	监测点名称	水系	类型	东经	北纬
1	公安县	联盟村外洲	长江中游	洲滩	112°19′47.52″	29°49′47.65″
2	公安县	友好村防浪林	长江中游	洲滩	112°21′30.71″	29°51′15.59″
3	石首市	北湖村	长江中游	洲滩	112°43′48.00″	29°43′30.00″
4	石首市	柴码头村	长江中游	洲滩	112°31′40.80″	29°47′52.80″
5	石首市	复兴洲村	长江中游	洲滩	112°43′19.20″	29°44′34.80″
6	石首市	古夹垸村	长江中游	洲滩	112°21′10.80″	29°46′40.80″
7	石首市	河口村	长江中游	洲滩	112°35′6.00″	29°47′34.80″
8	石首市	黑瓦屋村	长江中游	洲滩	112°42′14.40″	29°48′0.00″
9	石首市	黄沙坦村	长江中游	洲滩	112°37′22.80″	29°44′13.20″
10	石首市	蛟子村外滩	长江中游	洲滩	112°26′52.80″	29°55′8.40″
11	石首市	南河头村洪峰外滩	长江中游	洲滩	112°39′21.60″	29°46′44.40″
12	石首市	天鹅村天鹅洲	长江中游	洲滩	112°35′45.60″	29°49′8.40″
13	石首市	杨苗洲村黑鱼湖外滩	长江中游	洲滩	112°37′30.00″	29°45′0.00″
14	洪湖市	白斧池村长江外滩	长江中游	洲滩	113°51′12.63″	30°11′13.55″
15	洪湖市	白沙洲洲滩	长江中游	洲滩	113°54′36.00″	30°2′24.00″
16	洪湖市	补元村长江外滩	长江中游	洲滩	113°55′48.00″	30°10′30.00″
17	洪湖市	六合村长江外滩	长江中游	洲滩	113°38′42.00″	29°58′12.00″
18	洪湖市	老湾乡长江中洲	长江中游	洲滩	113°40′12.00″	29°59′24.00″
19	洪湖市	中沙角村	长江中游	洲滩	113°35′2.40″	29°52′22.08″
20	洪湖市	龙潭村长江外滩	长江中游	洲滩	113°17′18.66″	29°41′29.37″
21	嘉鱼县	复元洲长江外滩	长江中游	洲滩	113°53′38.34″	30°13′47.36″
22	嘉鱼县	复阳村	长江中游	洲滩	113°57′43.20″	30°16′58.80″

续表

序号	所在地	监测点名称	水系	类型	东经	北纬
23	嘉鱼县	河埠村江外滩	长江中游	洲滩	113°54′57.60″	30°12′3.60″
24	嘉鱼县	花口村长江外滩	长江中游	洲滩	114°2′34.00″	30°10′51.60″
25	嘉鱼县	接兴洲村长江中洲	长江中游	洲滩	113°59′27.60″	30°15′39.60″
26	嘉鱼县	牌洲湾镇长江中洲	长江中游	洲滩	113°58′19.99″	30°12′56.44″
27	嘉鱼县	沙堡长江外滩	长江中游	洲滩	114° 2′9.60″	30°12′46.80″
28	嘉鱼县	团洲村长江外滩	长江中游	洲滩	113°52′37.20″	30°11′42.00″
29	黄冈市	黄州区大码头外滩	长江中游	洲滩	114°51′54.00″	30°26′24.00″
30	黄冈市	黄州区堵城外滩	长江中游	洲滩	115°2′60.00″	30°15′36.00″
31	黄冈市	浠水县戴家洲	长江中游	洲滩	115°8′6.00″	30°20′6.00″
32	黄冈市	浠水县巴河河口	长江中游	洲滩	115° 1′12.00″	30°25′12.00″
33	武穴市	武穴市新洲东滩	长江中游	洲滩	115°43′48.00″	29°51′0.00″

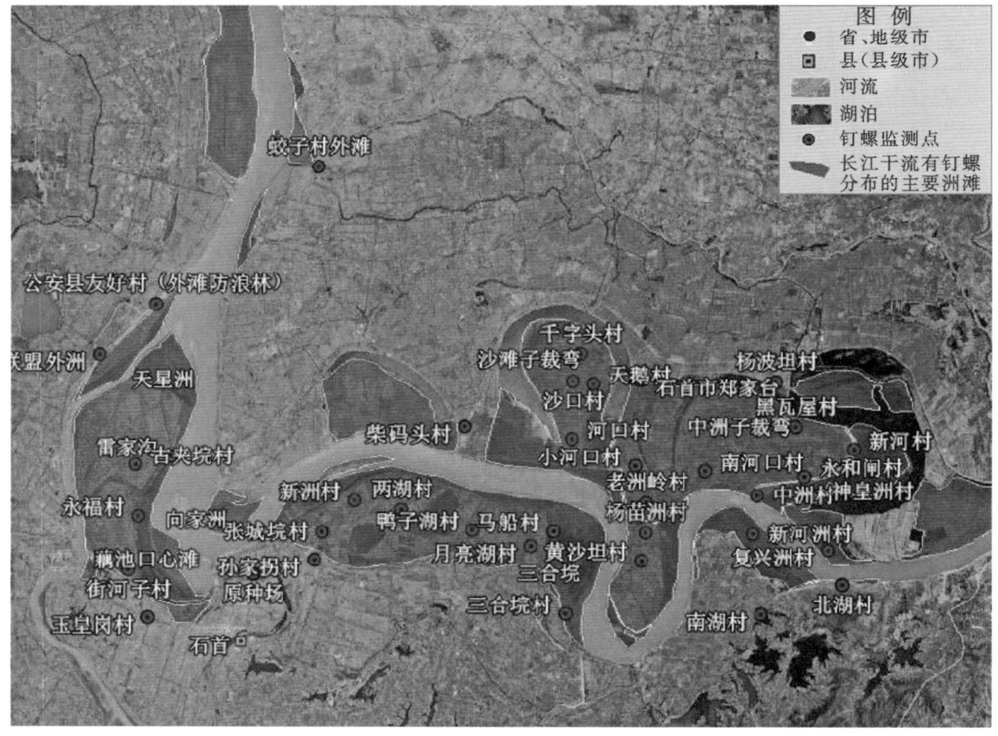

图 5.1.14　湖北省公安县、石首市监测点地理位置

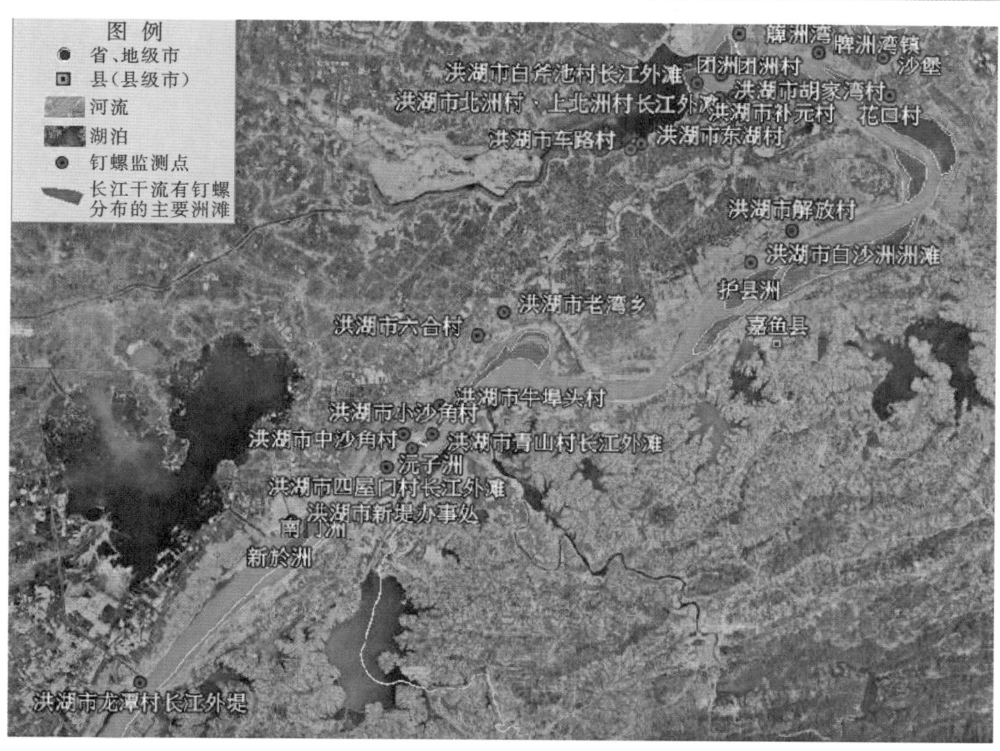

图 5.1.15　湖北省洪湖市、嘉鱼县监测点地理位置

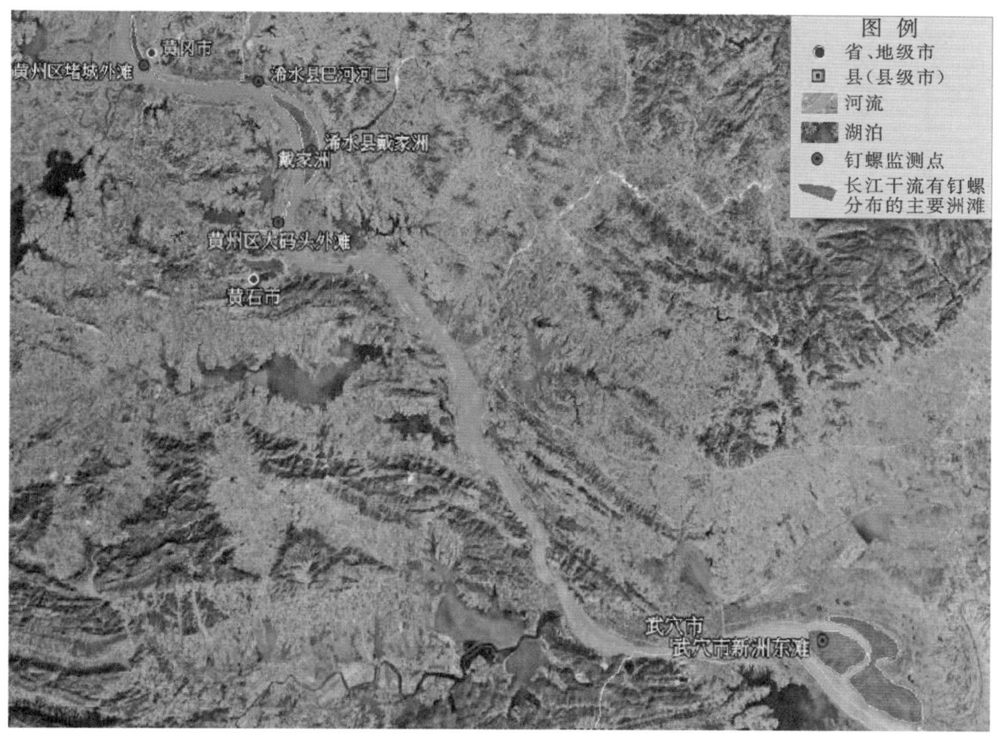

图 5.1.16　湖北省黄州区、浠水县、武穴市等地监测点的地理位置

（2）长江下游干流河段。安徽省监测点主要分布在东至、当涂、铜陵等县市洲滩上，具体位置如表 5.1.23 和图 5.1.17 所示。

表 5.1.23　　　　　　　安徽省钉螺监测点位置表

序号	所在地	监测点名	水系	类型	东经	北纬
1	东至县	江心洲草滩	长江下游	洲滩	116°45′13.50″	30°3′20.41″
2	东至县	牛矶江堤外滩	长江下游	洲滩	116°55′33.53″	30°24′4.86″
3	当涂县	宝塔村外江滩	长江下游	洲滩	118°26′21.46″	31°33′6.40″
4	当涂县	江心乡洲滩	长江下游	洲滩	118°27′3.24″	31°35′30.24″
5	铜陵县	老洲乡意杨林滩地	长江下游	洲滩	117°45′34.49″	30°56′40.15″
6	铜陵县	西联乡北埂村滩地	长江下游	洲滩	117°55′3.59″	31° 3′31.15″

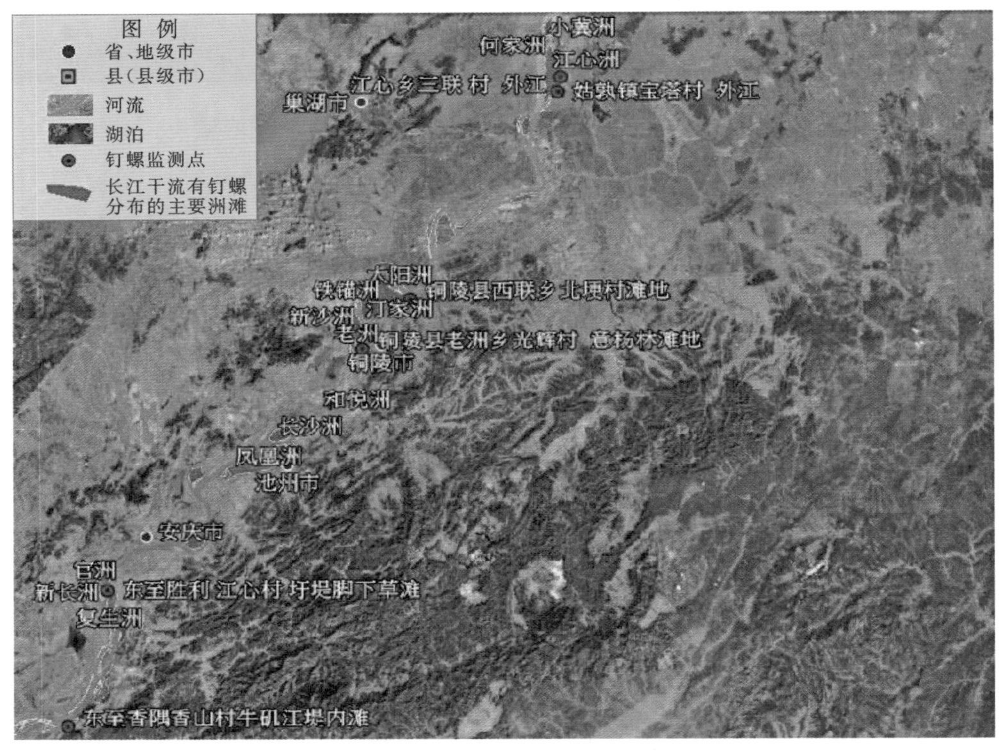

图 5.1.17　安徽省钉螺监测点位置

江苏省监测点主要分布在南京市八卦洲、镇江市世业洲及和畅洲等洲滩上，具体位置如表 5.1.24 和图 5.1.18 所示。

表 5.1.24 江苏省钉螺监测点地理位置表

序号	所在地	监测点名	水系	类型	东经	北纬
1	南京栖霞区八卦洲乡	四段圩洲滩	长江下游	洲滩	118°56′52.18″	32°9′35.64″
2	南京栖霞区八卦洲乡	八卦洲七里	长江下游	洲滩	118°46′51.30″	32°9′38.98″
3	南京栖霞区八卦洲乡	八卦洲下坝	长江下游	洲滩	118°51′14.47″	32°12′3.79″
4	镇江市世业镇	世业洲真洲村	长江下游	洲滩	119°14′53.11″	32°13′46.00″
5	镇江市世业镇	世业洲东大坝	长江下游	洲滩	119°18′36.04″	32°13′37.50″
6	镇江市江心（和畅洲）	轮渡西侧洲滩	长江下游	洲滩	119°35′57.00″	32°13′15.00″
7	镇江市江心（和畅洲）	国营芦滩	长江下游	洲滩	119°34′07″	32°13′21.00″
8	镇江市江心（和畅洲）	五墩十队洲滩	长江下游	洲滩	119°34′13.77″	32°11′59.00″

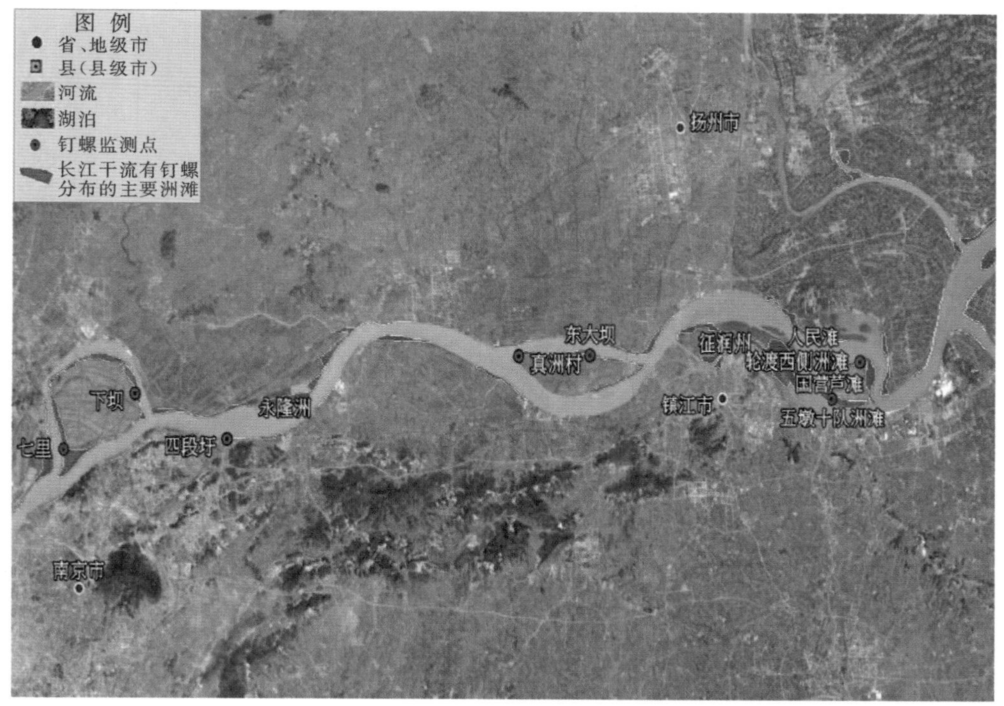

图 5.1.18 江苏省监测点地理位置

（3）洞庭湖和鄱阳湖区。洞庭湖主要监测点包括沅江杨阁老滩地、岳阳中洲乡二郎滩地和君山乡滩地、华容东浃滩地、澧县永福滩地，以及其他一些间断监测点，包括南咀、沙湾、小河咀、营田、鹿角等滩地。

鄱阳湖主要监测了星子渚溪村、渚溪马家湾、渚溪门前滩地、都昌县鄱阳湖草滩、南昌高新区昌东镇、进贤县牛洲、进贤县六0圩、余干县胡家潭等滩地。钉螺扩散情况监测点的位置和分布见表 5.1.25、表 5.1.26 和图 5.1.19～图 5.1.20。

表 5.1.25　　鄱阳湖钉螺监测点位置及坐标

序号	所在地	监测点名	水系	类型	东经	北纬
1	星子县	渚溪村滩地	鄱阳湖	洲滩	115°59′57.24″	29°17′42.16″
2	星子县	渚溪马家湾滩地	鄱阳湖	洲滩	116° 1′4.37″	29°18′20.52″
3	都昌县	鄱阳湖草滩	鄱阳湖	洲滩	116°17′19.26″	29°12′46.53″
4	南昌高新区	昌东镇滩地	鄱阳湖	洲滩	116°13′4.70″	28°59′25.35″
5	进贤县	牛洲滩地	鄱阳湖	洲滩	116°19′42.39″	28°20′44.46″
6	进贤县	六 0 圩滩地	鄱阳湖	洲滩	116°23′40.05″	28°23′54.72″
7	余干县	胡家潭滩地	鄱阳湖	洲滩	116°30′53.69″	29° 4′57.75″

表 5.1.26　　洞庭湖区钉螺监测点位置及坐标

序号	所在地	监测点名	水系	类型	东经	北纬
1	岳阳中洲乡	二郎村滩地	东洞庭湖	洲滩	112°35′2.33″	29°3′58.86″
2	岳阳君山乡	长江村滩地	东洞庭湖	洲滩	112°58′3.68″	29°29′55.10″
3	华容幸福乡	东浃村滩地	洞庭湖区	洲滩	112°45′38.30″	29°19′16.61″
4	澧县九垸乡	永福村滩地	洞庭湖区	洲滩	111°57′42.23″	29°32′30.23″
5	沅江泗湖山乡	杨阁老滩地	南洞庭湖	洲滩	112°10′14.81″	28°30′32.33″
6	沅江市草尾镇	草尾河洲滩	南洞庭湖	洲滩	112°20′2.13″	29° 2′5.59″
7	沅江市黄茅洲镇	黄茅洲	南洞庭湖	洲滩	112°41′54.11″	28°52′9.86″
8	沅江市南咀镇	南咀洲滩	西洞庭湖	洲滩	112°19′34.48″	28°56′11.71″
9	沅江市新湾镇	沙湾监滩地	西洞庭湖	洲滩	112°18′48.60″	28°54′8.55″
10	沅江市万子湖乡	永小河咀滩地	西洞庭湖	洲滩	112°28′19.28″	28°46′43.15″
11	汨罗市营田镇	营田滩地	南洞庭湖	洲滩	112°52′27.14″	28°53′11.87″
12	岳阳县鹿角镇	鹿角洲滩	东洞庭湖	洲滩	113° 0′4.45″	29°10′45.00″

2. 典型洲滩钉螺分布变化规律

（1）长江中游干流河段。从各监测点数据可以看出长江中游干流典型洲滩钉螺变化具有以下规律：

1）沿长江从上游公安至下游浠水钉螺多年平均密度有逐渐增大的趋势，黄州区和浠水地区除外，详细见表 5.1.27 和图 5.1.21。

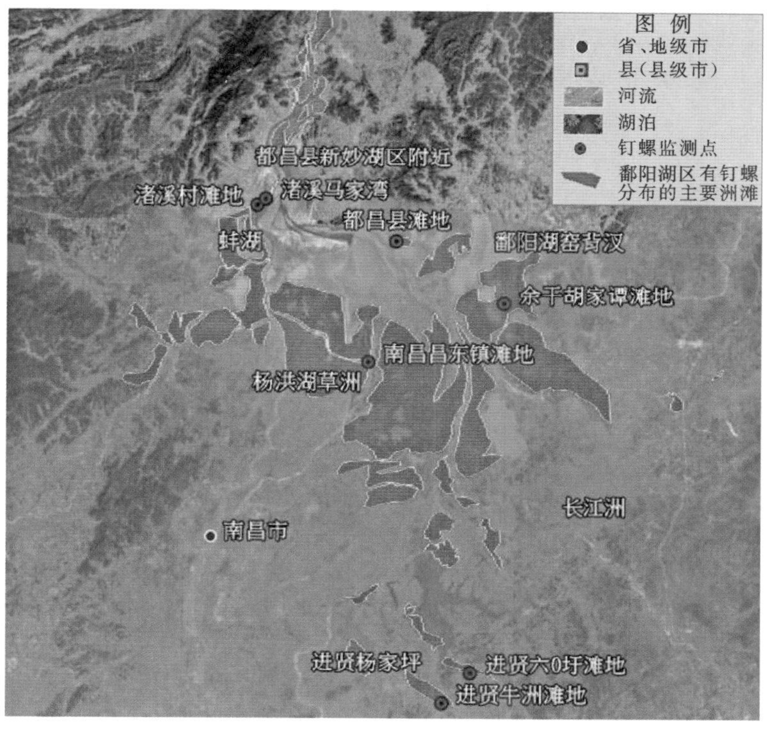

图 5.1.19　鄱阳湖钉螺监测点位置

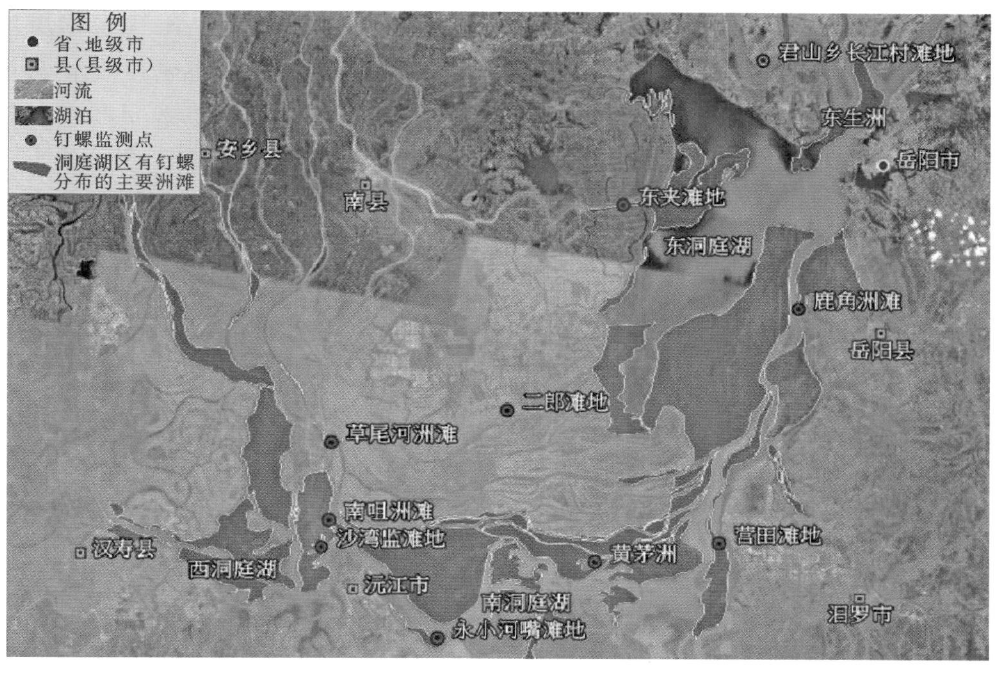

图 5.1.20　洞庭湖区钉螺监测点位置

表 5.1.27　　不同区域钉螺多年平均密度变化情况表

地名	公安县	石首市	洪湖市	嘉鱼县	黄州区	武穴市	浠水县
活螺多年平均密度/(只/0.11m^2)	7.52	15.48	36.35	53.12	10.18	91.81	7.48

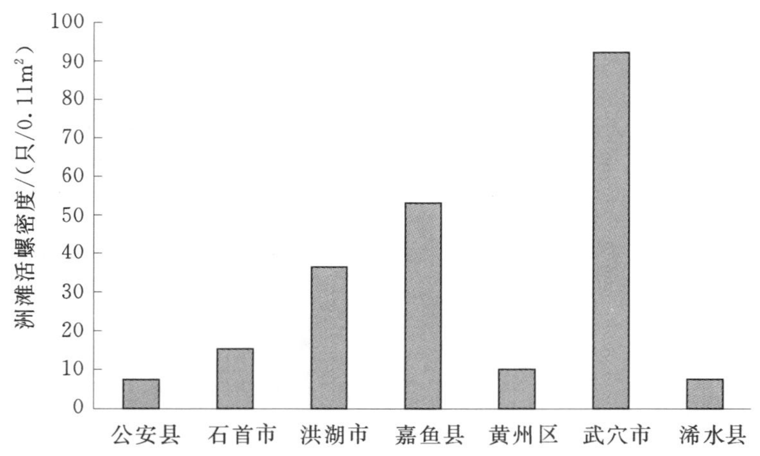

图 5.1.21　不同区域钉螺多年平均密度变化情况

2）不同监测点活螺密度年际变化存在着一定规律（图 5.1.22～图 5.1.25，表 5.1.28～表 5.1.31），从 1998 年以来活螺密度存在着大幅度降低而后再小幅度升高，然后再持续降低的过程。杂草型洲滩活螺密度变化最能反映上述规律（图 5.1.22）。2002 年以前活螺密度较高，例如，浠水 2002 年之

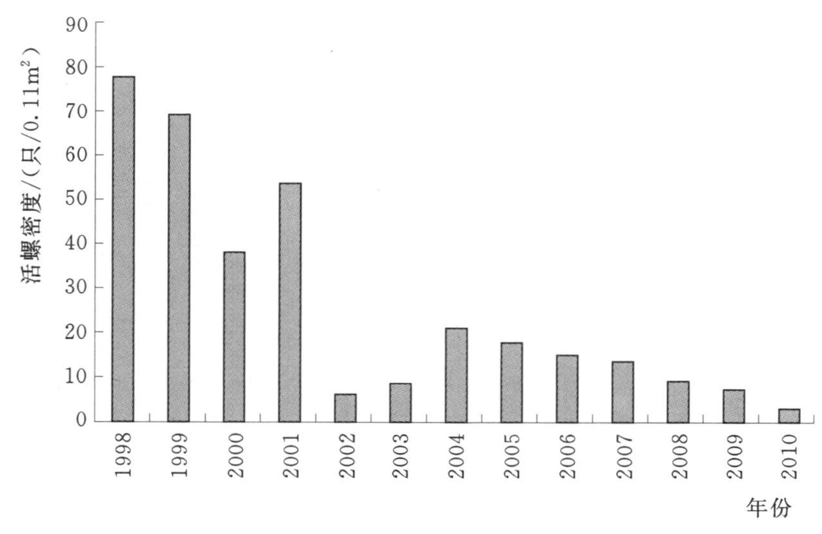

图 5.1.22　杂草洲滩活螺密度变化规律图

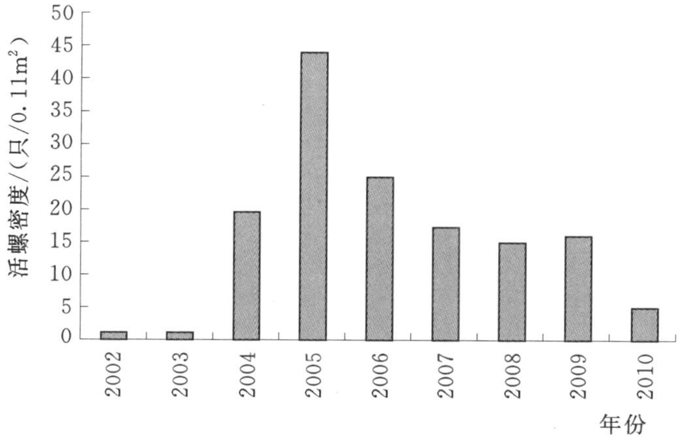

图 5.1.23 林地洲滩活螺密度变化规律图

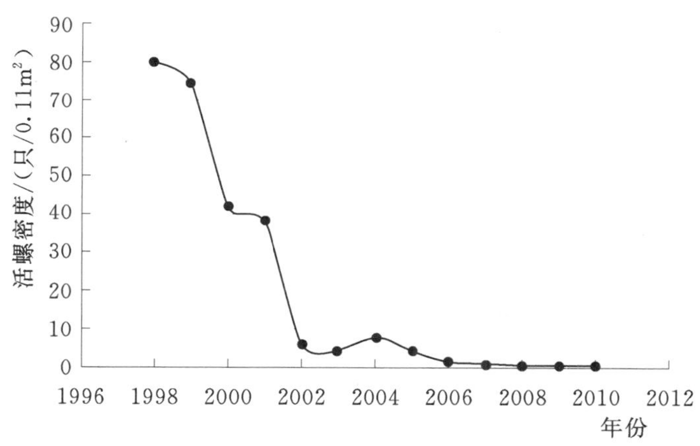

图 5.1.24 浠水县洲滩活螺密度变化规律图

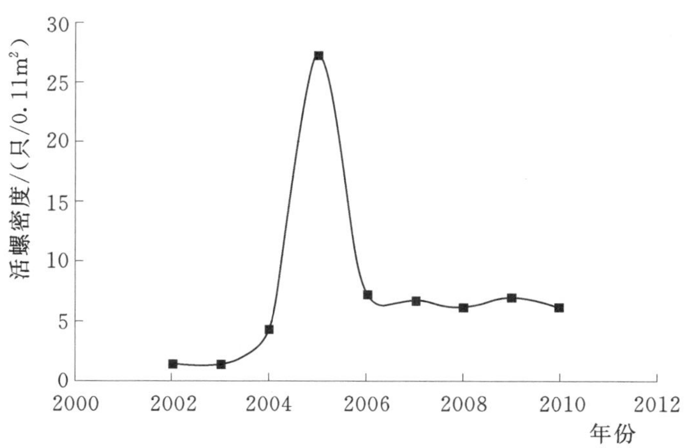

图 5.1.25 公安县洲滩钉螺变化规律图

前钉螺密度为 80 只/0.11m^2 左右，2002 年至 2004 年钉螺密度普遍较低，5 只/0.11m^2左右，公安县 2002—2003 年钉螺密度为 1.5 只/0.11m^2 左右，杂草类型滩地 2002—2003 活螺密度在 7 只/0.11m^2 左右，林地类型洲滩活螺密度 1 只/0.11m^2 左右。2004—2006 年钉螺密度又有所增加，而 2006 年以后钉螺密度普遍降低。以上这些变化规律与 1998 年和 1999 年大洪水、三峡工程运用后长江中下游水文情势变化以及 2004 年全国血防会议以来血吸虫病防治力度加大等方面因素均有关系。

表 5.1.28　浠水县典型洲滩钉螺扩散监测结果

地区	监测年份	螺点数/个	调查框数/框	捕获活螺数/只	阳性螺数/只	平均活螺密度/(只/0.11m^2)	阳性感染率/%
浠水县	1998	1	6712	5369	95	79.99	1.59
	1999	1	6893	5114	83	74.19	1.43
	2000	2	6640	2784	34	41.93	1.17
	2001	2	6764	2560	20	37.85	0.7
	2002	2	56927	3313	27	5.82	0.79
	2003	3	95900	4037	25	4.21	0.63
	2004	3	17341	1289	11	7.43	0.6
	2005	3	29692	1398	6	4.71	0.43
	2006	3	45771	695	4	1.52	0.58
	2007	3	24546	233	0	0.95	0
	2008	3	23723	88	0	0.37	0
	2009	3	20142	105	0	0.52	0
	2010	3	21059	104	0	0.49	0
	合计	32	362110	27089	305	7.48	1.04

表 5.1.29　杂草典型洲滩钉螺扩散监测结果

洲滩类型	监测年份	螺点数/个	监测框数/框	捕获活螺数/只	阳性螺数/只	平均活螺密度/(只/0.11m^2)	阳性感染率/%
杂草	1998	2	9861	7667	95	77.75	1.13
	1999	2	8811	6111	83	69.36	1.22
	2000	3	10040	3839	34	38.24	0.75
	2001	3	8284	4428	20	53.45	0.42
	2002	4	70610	4238	154	6.00	3.55
	2003	7	131539	11493	422	8.74	3.69

续表

洲滩类型	监测年份	螺点数/个	监测框数/框	捕获活螺数/只	阳性螺数/只	平均活螺密度/(只/0.11m^2)	阳性感染率/%
杂草	2004	127	170931	36109	292	21.12	0.78
	2005	128	160591	28839	146	17.96	0.48
	2006	127	195391	29224	374	14.96	1.18
	2007	128	137515	19114	113	13.90	0.50
	2008	128	142801	13688	50	9.59	0.26
	2009	125	179685	14113	66	7.85	0.37
	2010	5	25431	800	3	3.15	0.18
	合计	789	1251490	179663	1852	14.36	0.92

表 5.1.30　林地洲滩钉螺扩散监测结果

洲滩类型	监测年份	螺点数/个	监测框数/框	捕获活螺数/只	阳性螺数/只	平均活螺密度/(只/0.11m^2)	阳性感染率/%
林地	2002	1	7058	70	0	0.99	0.00
	2003	1	7061	78	0	1.10	0.00
	2004	7	8383	1659	24	19.79	1.34
	2005	7	1159	512	5	44.18	0.71
	2006	7	3054	765	38	25.05	3.12
	2007	7	4345	753	52	17.33	4.21
	2008	7	4160	623	19	14.98	1.66
	2009	3	2236	358	10	16.01	1.07
	2010	1	1450	71	0	4.90	0.00
	合计	41	38906	4889	148	12.57	2.04

表 5.1.31　公安县典型洲滩钉螺扩散监测结果

地区	监测年份	螺点数/个	调查框数/框	捕获活螺数/只	阳性螺数/只	活螺平均密度/(只/0.11m^2)
公安县	2002	2	19821	269	0	1.36
	2003	2	19840	283	0	1.43
	2004	2	6517	279	0	4.28
	2005	2	735	201	0	27.35
	2006	2	1210	87	0	7.19
	2007	2	3077	208	0	6.76

续表

地区	调查年份	螺点数/个	调查框数/框	捕获活螺数/只	阳性螺数/只	活螺平均密度/(只/0.11m²)
公安县	2008	2	3287	205	0	6.24
	2009	2	3388	233	0	6.88
	2010	2	4138	255	0	6.16
	合计	18	62013	2020	0	7.52

3）三峡工程运用后水文情势变化对近年来活螺密度影响最为直接。水位变化与活螺密度有着密切的关系，由表 5.1.1～表 5.1.7 可知 2002 年和 2003 年 5 月份各站水位均发生较大变化，以螺山站为例 2002 年 5 月水位比以往平均水位高 4.00m，2003 年 5 月水位比以往平均水位高 2.00m，而 5 月是钉螺从螺卵孵化成幼螺的关键时期，该阶段水位突变对钉螺生长有着重要的影响，从而影响当年秋季和下一年度春季的活螺密度。正是由于 2002 年和 2003 年 5 月水位变化可能是导致干流河段洲滩 2002 年度和 2003 年度活螺密度普遍降低的原因，而到 2004 年以后 5 月水位与往年平均水位变化不大，钉螺受到干扰影响较小，活螺密度又有所增加。随后随着三峡工程运用 5 月和 10 月水位与往年水位相比有所增加和降低，对钉螺生长造成一定的干扰，又由于近年来加大血吸虫病防治和灭螺力度，所以导致活螺密度持续降低。

（2）长江下游干流河段。长江下游干流典型洲滩钉螺变化规律主要表现在以下几个方面：

1）长江下游干流洲滩活螺密度普遍较低，在 5 只/0.11m² 以下（表 5.1.32、表 5.1.33，图 5.1.26、图 5.1.27），明显低于中游洲滩活螺密度，这是由于下游经济发达，洲滩人类活动频繁，钉螺生存环境受到农业、林业等方面影响较大，活螺密度也相对较小。

表 5.1.32　当涂县江心洲滩地钉螺扩散监测结果

监测年份	滩地植被状况	滩地面积/km²	监测面积/km²	查出有螺面积/km²	监测框数/框	有螺框数/框	活螺数/只	阳性螺数/只	活螺密度/(只/0.11m²)	阳性螺密度/(只/0.11m²)
1998	草	490	250	250	600	348	940	4	1.5667	0.0067
1999	草	490	250	250	593	178	1126	2	1.8988	0.0034
2000	草	490	240	240	1326	1275	2901	5	2.1878	0.0038
2001	草	490	250	200	396	349	1352	2	3.4141	0.0051
2002	草	490	160	160	398	312	854	4	2.1457	0.0101

续表

监测年份	滩地植被状况	滩地面积/km²	监测面积/km²	查出有螺面积/km²	监测框数/框	有螺框数/框	活螺数/只	阳性螺数/只	活螺密度/(只/0.11m²)	阳性螺密度/(只/0.11m²)
2003	草	490	160	160	410	308	957	4	2.3341	0.0098
2004	草	490	391	391	916	176	205	1	0.2238	0.0011
2005	草	490	391	391	259	73	104	0	0.4015	0.0000
2006	草	490	420	390	282	94	171	1	0.6064	0.0035
2007	草	490	391	192	311	85	326	1	1.0482	0.0032
2008	草	490	60	60	150	130	589	1	3.9267	0.0067
2009	草	490	300	300	750	83	194	0	0.2587	0.0000
合计		5880	3263	2984	6391	3411	9719	25	1.67	0.00445

表 5.1.33　镇江市江心镇（和畅洲）轮渡西侧洲滩钉螺扩散监测结果

监测年份	查螺面积/万 m²	有螺面积/万 m²	查螺框数/框	有螺框数/框	活螺数/只	阳性螺数/只	活螺密度/(只/0.11m²)
2000	8.5	2.5	550	350	410	0	0.75
2001	10	2	808	208	1768	0	2.19
2002	9	2	800	480	1560	0	2
2003	8.5	2	850	450	1120	0	1.3
2004	8.5	2	503	329	1224	0	2.43
2005	5	2	720	480	2800	0	3.89
2006	7.5	6.5	770	720	2165	7	2.81
2007	17.5	3.5	770	730	2219	3	2.88
2008	40	3.5	770	730	2219	0	2.9
合计	114.5	26	6541	4477	15485	10	2.35

2）从不同监测点的数据可以看出 2002 年各监测点的活螺密度也普遍较低，结合下游干流九江和大通站的水位资料（表 5.1.6 和表 5.1.7）分析可知，2002 年 5 月水位与以前平均值相比有较大变化，九江站 2002 年 5 月水位为 17.73m；比 1981—2001 年平均值 14.48m 高 3.25m，大通站 2002 年 5 月水位为 12.11m；比多年平均值 9.3m 高 2.81m。而 5 月水位突然变化对钉螺产卵和螺卵孵化都有一定的干扰，因此导致本年度活螺密度较低。

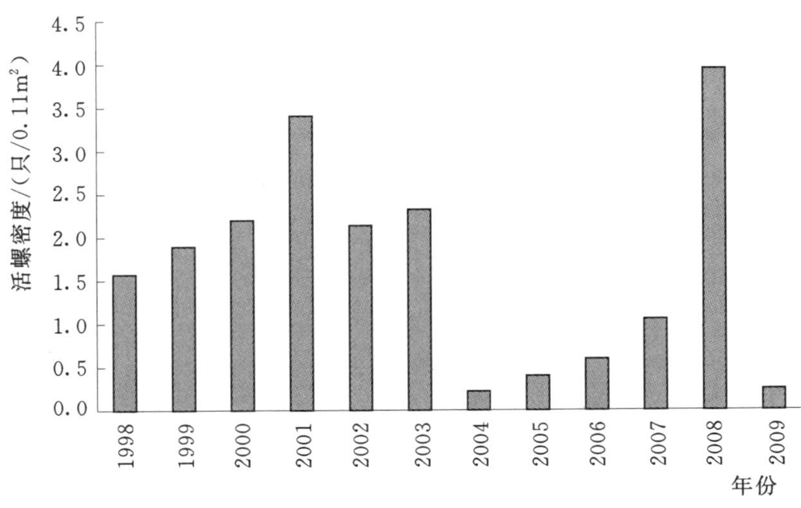

图 5.1.26 当涂县江心洲滩地活螺密度变化图

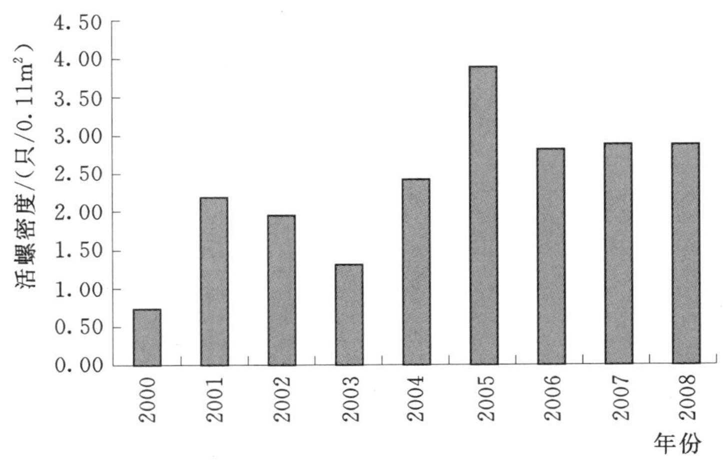

图 5.1.27 镇江市江心镇（和畅洲）轮渡西侧洲滩活螺密度变化图

（3）洞庭湖和鄱阳湖典型洲滩钉螺变化规律。监测资料分析表明，洞庭湖和鄱阳湖典型洲滩钉螺变化有以下规律：

1）洞庭湖主要监测点活螺密度 2005 年以后有下降趋势，部分站活螺密度在一定范围波动。见图 5.1.28 和表 5.1.34。

表 5.1.34 洞庭湖岳阳中洲乡二郎滩地钉螺扩散监测结果

监测年份	滩地面积/km²	监测面积/km²	有螺面积/km²	监测框数/框	有螺框数/框	活螺数/只	阳性螺数/只	活螺密度/(只/0.11m²)
2005	800	800	800	2000	1571	9839	1	4.92
2006	1500	1500	1500	3750	2672	15048	3	4.01

续表

监测年份	滩地面积 /km²	监测面积 /km²	有螺面积 /km²	监测框数 /框	有螺框数 /框	活螺数 /只	阳性螺数 /只	活螺密度 /(只/0.11m²)
2007	1500	1500	1500	4130	2756	11276	1	2.73
2008	1500	1500	1500	4130	3015	9819	1	2.38
2009	1500	1500	1500	4130	2865	8832	0	2.14
2010	1760	1500	1500	3750	2007	4668	0	1.24

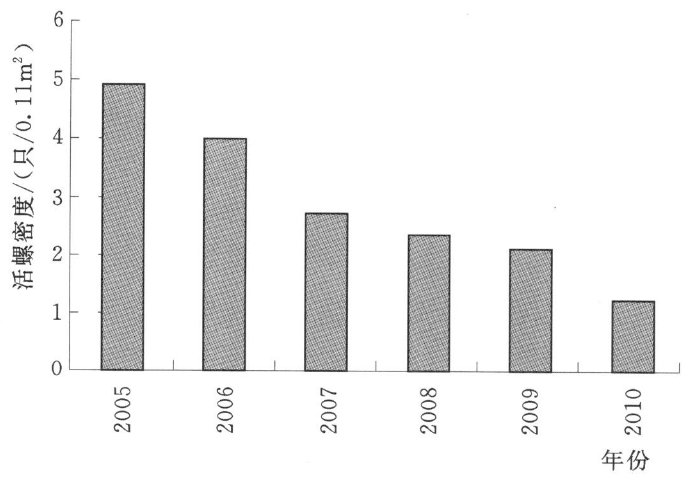

图 5.1.28 洞庭湖岳阳中洲乡二郎滩地活螺密度变化图

2）鄱阳湖大部分洲滩活螺密度在一定范围波动，部分洲滩活螺密度有逐步下降的趋势。见图 5.1.29 和表 5.1.35。

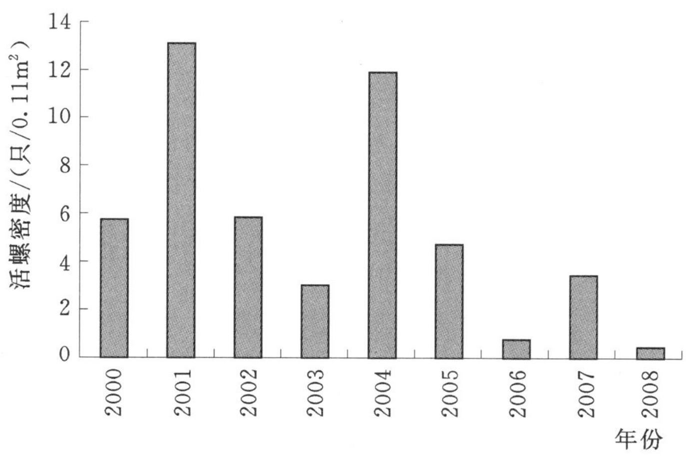

图 5.1.29 鄱阳湖星子县渚溪村滩地活螺密度变化图

表 5.1.35 鄱阳湖星子县渚溪村滩地钉螺扩散监测结果

监测年份	监测框数/框	活螺平均密度/(只/0.11m²)	感染螺平均密度/(只/0.11m²)	钉螺感染率/%
2000	2648	5.77	0	0
2001	7483	13.12	0.0009	0.01
2002	4179	5.87	0.0005	0.01
2003	5038	2.97	0.0004	0.01
2004	6926	11.91	0.0004	0.36
2005	2810	4.77	0.0018	0.037
2006	2073	0.847	0	0
2007	2996	3.412	0	0
2008	2946	0.5268	0	0

3）洲滩钉螺变化与水位变化关系密切（表 5.1.8～表 5.1.11 和表 5.1.12～表 5.1.15）。例如，岳阳君山乡滩地位于洞庭湖出口处，与城陵矶水位站较近，因此城陵矶水位变化对洲滩环境有着直接影响。对比君山乡钉螺密度变化和城陵矶水位变化可以看出二者有着直接的联系，主要影响表现在当 5 月水位发生异常变化，洲滩活螺密度将减小，5 月水位与常年平均水位相近，活螺密度则较高。2005 年 5 月水位偏高，2007 年水位偏低，两年洲滩活螺密度均较低，2006 年 5 月水位与常年 5 月平均水位接近，活螺密度则较高。

（4）三峡工程运用以来长江中下游洲滩钉螺变化规律。从以上不同地点的钉螺密度变化监测调查结果可以看出，近年来这些洲滩的钉螺密度有以下变化规律。

1）1998 年以后，尤其是 1999—2003 年钉螺密度有明显下降的过程，例如，湖北省杂草洲滩活螺密度在 2002—2003 年有突然变小情况，以及湖北黄州区区和浠水县等，安徽的当涂县、东至县、铜陵县等区域洲滩，江苏的世业洲、和畅洲，鄱阳湖等沿江沿湖洲滩的钉螺密度均出现类似情况。

2）2002—2005 年钉螺密度有明显上升的趋势，湖北、洞庭湖、安徽、江苏、江西等地洲滩钉螺密度均有不同程度的增加。

3）2005 年后长江中下游沿江沿湖洲滩钉螺密度均出现持续降低的趋势。

以上变化与 1998 年以来水文情势变化、人类活动以及血防政策等都有着密切的关系。

钉螺扩散及其密度变化是钉螺繁殖和生存过程的体现，即在年复一年的产卵孵化生长衰亡过程中，钉螺不断地向周围的区域扩散，直到这种种群在环境

中的密度达到最大值，而钉螺的这种繁衍生息过程受到气候、水文情况、人类活动、植被生长等多方面的影响。由于每个地点的气候、水文情况、人类活动、植被生长等均有差异，任何因素的改变都会引起钉螺密度和面积发生相应的变化。宏观因素的影响情况需要通过大量的观测数据分析获得。钉螺繁殖具有跨年度的特点，同时钉螺作为生物其生存和扩散过程符合生态学相关规律，因此钉螺扩散和密度对环境改变的响应具有一定的滞后效应，即当年的环境改变可能在第二年和第三年的钉螺密度和面积上才能得以体现和反映。

近十几年来对钉螺分布和密度变化影响较大的因素包括：1998 年和 1999 年大洪水，1998 年以后退田还湖和平垸行洪政策的实施，2003 年以后三峡工程运用，2003 年以后新一轮血吸虫病治理等。

大洪水对钉螺扩散的影响主要有两个方面，洪水将抑制钉螺的生长，一般在平均水面线上下一定的范围内适宜钉螺繁殖发育，而水位较高或没有水都会抑制钉螺的生长，在洪水年一般水位高而且持续时间长，因此在洪水年会抑制钉螺的繁殖发育，在洪水后的一两年钉螺的数量会减少；另一方面，洪水泛滥将加速钉螺向无螺地区扩散。

图 5.1.30 中所示钉螺面积变化可以看出，1998 年和 1999 年大水后，由于大水对钉螺发育的抑制作用，使得钉螺面积减少，而大水过后钉螺又有所增加。同样钉螺密度在大水之后也有急剧降低现象，这与大水对钉螺生长发育的影响有着直接关系。

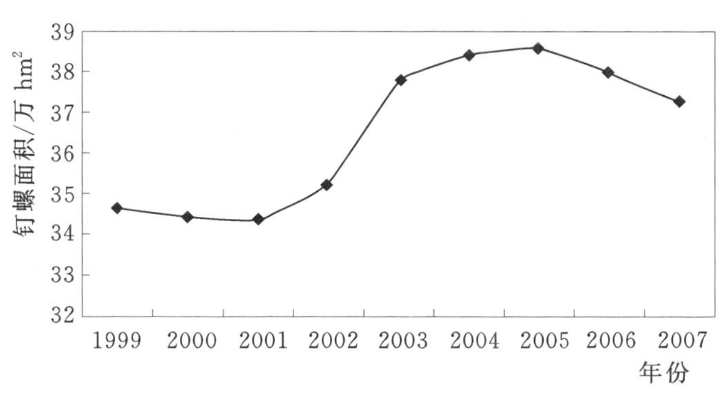

图 5.1.30　全国钉螺面积变化图

1998 大水之后为了满足长江中下游防洪需求，提出了退田还湖和平垸行洪政策，该政策的实施有利于钉螺扩散，尤其是一些沿江圩垸，平垸之后导致钉螺扩散和生存不受限制，大部分平退的圩垸重新成为钉螺孳生的区域。因此，2002—2004 年钉螺面积和钉螺密度增加一方面是大水之后钉螺恢复性繁殖和增长的结果，另一方面与实施退田还湖和平垸行洪直接相关。

2004 年以后长江中下游洲滩钉螺扩散变化主要受到三峡工程运用和新一

轮的血吸虫病治理的影响。

三峡工程 2003 年开始蓄水运行，其影响主要表现在春季放水和秋季蓄水。春季是钉螺排卵和螺卵孵化的季节，秋季是幼螺生长为成螺的季节，由于三峡工程运用导致沿江洲滩水位在春秋两季的波动将对钉螺生存有着持续干扰的作用，这种干扰通过年复一年钉螺繁殖数量的变化缓慢体现出来。

2004 年以后钉螺面积和钉螺密度降低，一方面是三峡工程运用后水位变化持续干扰的结果，另一方面也是新一轮血防措施实施的结果。针对 2003 年血吸虫病疫情及血防工作的严峻形势，2004 年初国务院成立了血吸虫病防治工作领导小组，发出了关于进一步加强血吸虫病防治工作的通知，组织编制了《全国预防控制血吸虫病中长期规划纲要（2004—2015 年）》，提出了血吸虫病防治指导思想、近期和远期防治目标、防治策略和措施、政策和保障措施、监督检查和考核评估要求等，并于 2004 年 5 月召开了全国血吸虫病防治工作会议，对血吸虫病防治工作进行了部署，进一步明确了血吸虫病的防治目标和措施，指出血吸虫病的防治应根据各疫区具体特点，采取健康教育、科学扩大化疗覆盖面，易感地带灭螺、环境改造等综合治理措施。从表 5.1.36 和图 5.1.31 中可以看出 2004 年以来通过药物灭螺和环境改造等措施使得灭螺面积逐年增加。这些措施的实施一定程度上遏制了钉螺和血吸虫病扩散的趋势，并在 2005 年以后的年份里，钉螺面积和密度逐年下降。

表 5.1.36　2002 年以来全国钉螺面积及灭螺情况变化表　单位：hm^2

年份	有螺面积	灭螺面积	药物灭螺	环境改造灭螺	灭螺/有螺
2002	351760.27	48586.85	26208.86	22316.14	13.81%
2003	378596.83	44276.48	27262.41	17014.07	11.69%
2004	384464.87	50147.21	38815.73	16075.14	13.04%
2005	386141.91	88350.29	76914.11	13087.58	22.88%
2006	380027.52	95635.31	84840.93	21640.83	25.17%
2007	372516.4	92119.4	86607	8007.7	24.73%
2008	372263.11	73724.06	67284.82	8169.87	19.80%
2009	372358.7	74061.51	68263	5789.51	19.89%

5.1.2.3　三峡工程运用后坝下游水位变化对洲滩钉螺扩散的影响

从前面分析可知，三峡工程运用后对中游河道影响最大，其中对荆江河段的影响最为直接也最为突出。因此主要通过分析 2003—2010 年湖北省洲滩钉螺扩散变化与长江中游水位变化的关系来认识钉螺扩散与三峡工程运用后水位变

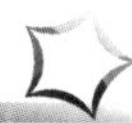

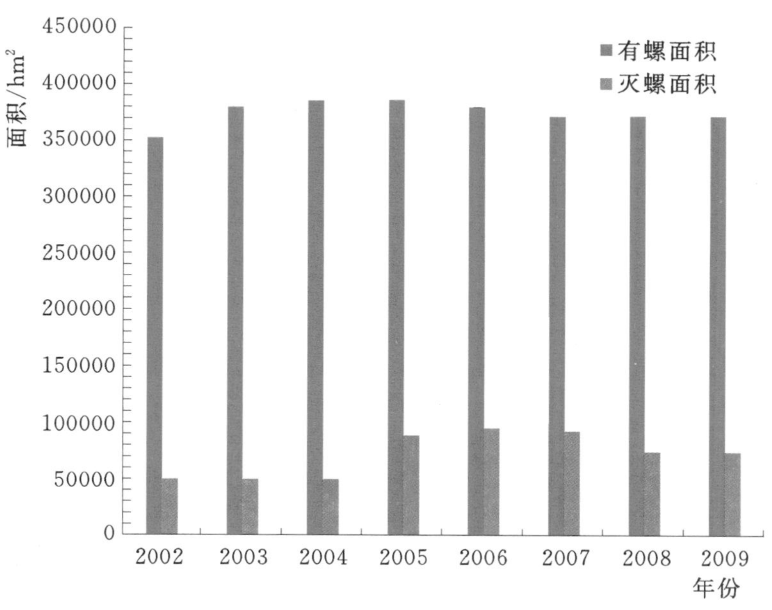

图 5.1.31 2002 年以来全国钉螺面积和灭螺面积变化图

化关系。三峡工程运用后，洲滩活螺密度变化主要规律为：2002 年和 2003 年活螺密度急剧下降，2004—2006 年活螺密度有所增加，2006 年以后逐渐减小。

钉螺生长和繁殖与 3—6 月水位变化关系密切。图 5.1.32～图 5.1.35 为长江中游干流各站 3—6 月水位变化。从图中可以看出，三峡工程运用后的 2002 年和 2003 年与运用前多年平均相比，3—6 月水位值和水位变化发生较大变异，其中 5 月水位明显增加，同时存在着水位突然变化过程，而这种水位过程及水位变化对于洲滩钉螺生长有着直接的干扰，从而导致 2002 年和 2003 年活螺密度急剧下降。

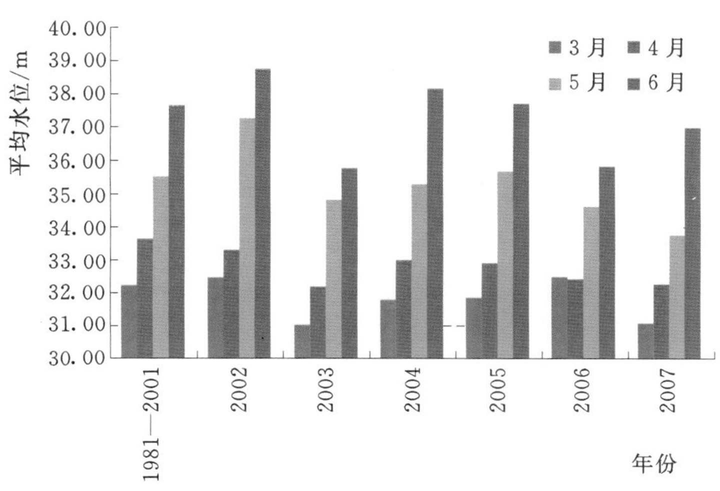

图 5.1.32 长江中游干流 3—6 月平均水位不同年份变化对比图——沙市站

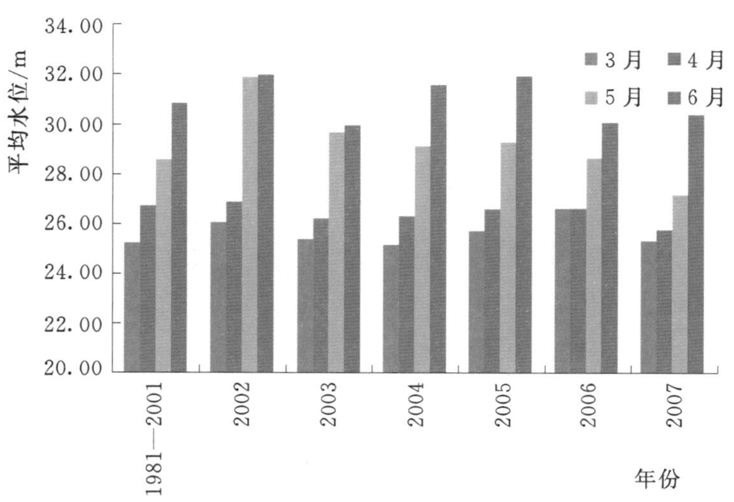

图5.1.33　长江中游干流3—6月平均水位不同年份变化对比图——监利站

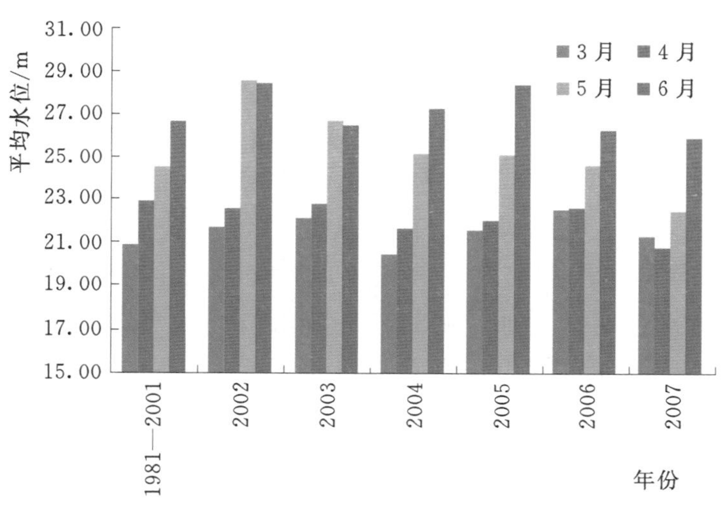

图5.1.34　长江中游干流3—6月平均水位不同年份变化对比图——螺山站

2004年和2005年各站水位与往年平均水位相比变异程度有所减小，尤其是2005年5月水位与往年平均值接近，这种水位过程与钉螺繁殖生长过程基本适应，因此2004—2006年，活螺密度有所回升，而2005年活螺密度回升最快。

由于三峡水库调蓄，坝下游水位过程必将发生变异，只不过不同水文过程的变异程度不同，因此三峡工程运用后由于春季3—6月水位过程变异（图5.1.32～图5.1.35），必将对下游洲滩钉螺繁殖和生长造成干扰，从而影响洲滩活螺密度，导致洲滩活螺密度逐年降低。

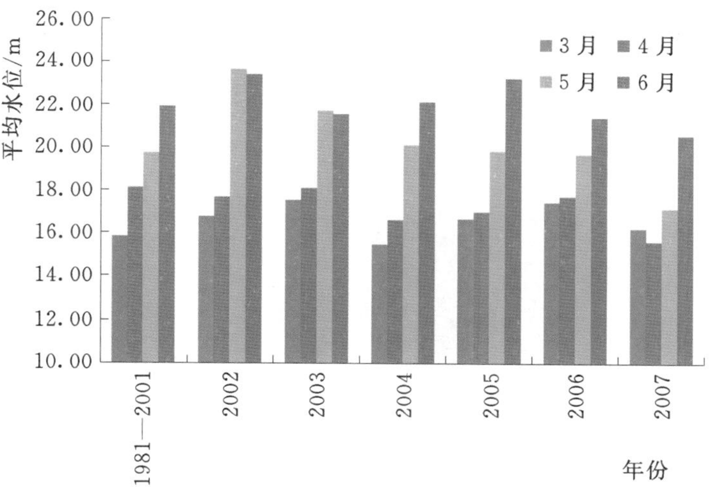

图 5.1.35　长江中游干流 3—6 月平均水位不同年份变化对比图——汉口站

随着三峡工程继续运行，坝下游河道水位仍将发生变化。图 5.1.36～图 5.1.39 为沙市、监利、螺山、汉口站平水年 3—6 月水位预测计算成果，从图中可以看出，三峡工程蓄水运用后 10 年末及 20 年末 3—6 月水位与三峡工程运用前相比有以下变化趋势：3 月和 4 月水位下降，5 月水位明显抬高，6 月水位变化不大；5 月与 4 月水位差值增加。这种水位变化过程对洲滩钉螺繁殖和生长不利，从而抑制钉螺扩散。因此三峡工程运用后坝下游春季水位变化对控制洲滩钉螺扩散有利。

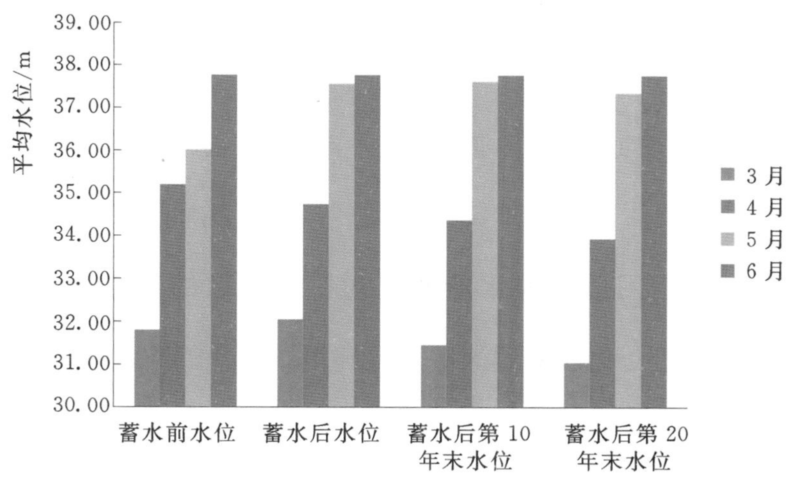

图 5.1.36　三峡工程运用后平水年 3—6 月水位变化计算成果——沙市站

三峡工程蓄水期后坝下游水位较天然情况降低幅度大，速度快，亦不利于钉螺的生存。然而由于钉螺是一种生物，对自然环境具有一定的自调节和自适应能力，随着时间推移，当钉螺适应了三峡工程作用下的坝下游洲滩水位变化

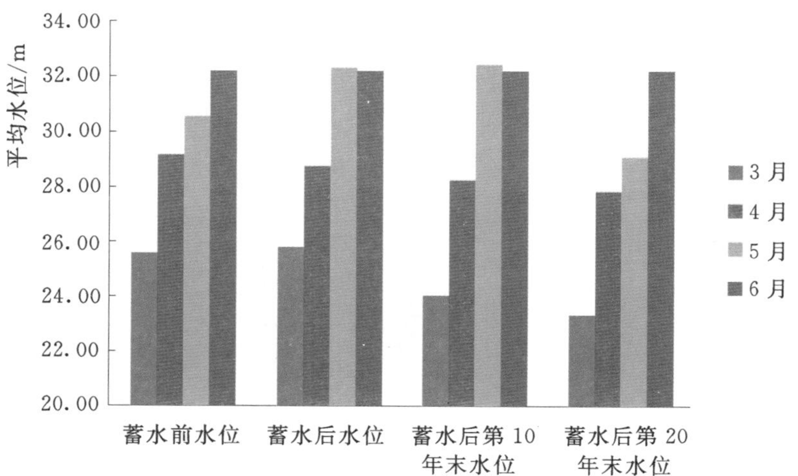

图 5.1.37 三峡工程运用后平水年 3—6 月水位变化计算成果——监利站

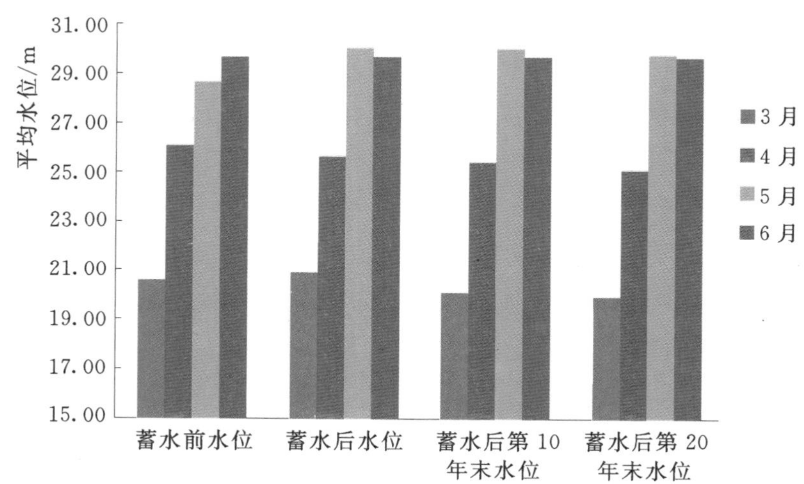

图 5.1.38 三峡工程运用后平水年 3—6 月水位变化计算成果——螺山站

过程后，由三峡工程运用导致水位变异对钉螺扩散影响程度将逐步降低。

5.1.3 三峡工程运用后洲滩水淹变化对钉螺扩散的影响

洲滩水淹情况的变化改变了洲滩干湿环境，从而影响植被生长和钉螺的生存与扩散。春季洲滩水位自低高程至高高程逐渐被水淹没，有利于螺卵孵化和幼螺发育成长。春季 3—6 月间水淹洲滩产生两方面的作用，促使螺卵发育和孵出，同时抑制钉螺产卵的数量。此时，如有螺洲滩提早水淹，则影响钉螺产卵；如少雨干旱，湖水位未淹没有螺洲滩，则洲滩上已产螺卵不能大量孵出。

5.1.3.1 三峡工程运用后坝下干流洲滩水淹面积变化

三峡水库蓄水运用后，坝下游河道受河床冲刷及水库调度运行等因素影

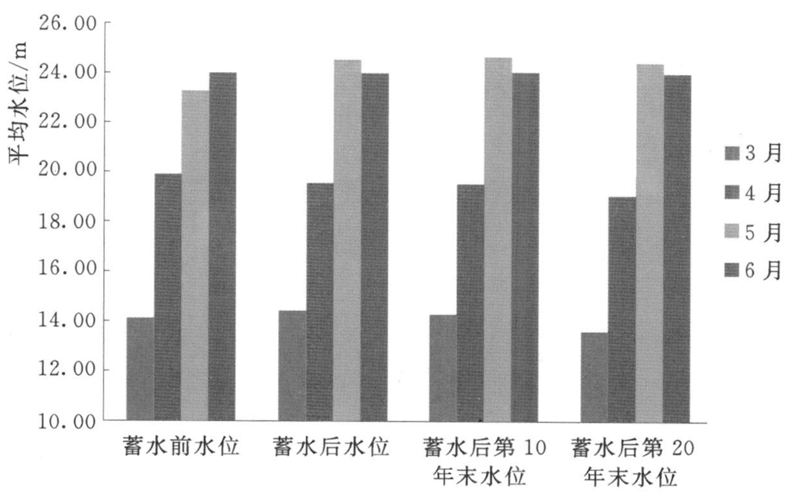

图 5.1.39　三峡工程运用后平水年 3—6 月水位变化计算成果——汉口站

响，水位过程较蓄水前将发生一定变化，从而引起河道受淹没面积发生变化。利用数学模型计算了沙市、公安、监利、武汉、大通等干流河段水淹情况变化规律（表 5.1.37～表 5.1.47），其中洪-枯面积指年内最高月平均水位与最低月平均水位之间的面积。

表 5.1.37　三峡水库蓄水运用后沙市河段月平均水位下淹没面积变化表

单位：m^2

月份		1	2	3	4	5	10	11	12
平水年	蓄水后	2117637	1722856	537025	-610731	2750881	-3917842	-237077	87970
	蓄水后第10年末	625350	304316	-725288	-1079025	2809992	-5027220	-840081	-1330730
	蓄水后第20年末	-519067	-282466	-1598492	-1564270	2229799	-5829595	-1375039	-2447416
丰水年	蓄水后	2404519	4195455	3384977	1003593	122186	-3678999	-1951425	12568
	蓄水后第10年末	1151459	2886250	2251965	-326035	-289465	-4798222	-3231620	-1437323
	蓄水后第20年末	275769	2154615	1426749	-1099640	-766833	-5584790	-4116474	-2617714
枯水年	蓄水后	2754552	3901110	4749869	1255593	59126	-3800245	-1660813	62120
	蓄水后第10年末	1305630	2526755	3484324	-704704	-665296	-5101713	-2815559	-1387876
	蓄水后第20年末	198306	1402674	2667987	-1831431	-1300950	-6021058	-3602126	-2457889

注　表中正数表示较蓄水前面积增加，负数表示较蓄水前面积减少。

表 5.1.38　三峡水库蓄水运用前后沙市河段淹没 3～5 个月面积及洪-枯之间面积统计表

单位：m^2

典型年	平水年		丰水年		枯水年	
	淹没 3～5 个月	洪-枯	淹没 3～5 个月	洪-枯	淹没 3～5 个月	洪-枯
蓄水前	3210791	17715708	12087764	31887418	6542770	15806459
蓄水后	4789741	15615419	14962418	29088150	8199995	12890215
蓄水后第10年末	5258036	17095160	16081642	30534398	9354743	14842375
蓄水后第20年末	5743279	18232324	16868204	31714794	10141317	15969107

表 5.1.39　三峡水库蓄水运用后公安河段月平均水位下淹没面积变化表

单位：m^2

月份		1	2	3	4	5	10	11	12
平水年	蓄水后	1200929	1279202	267528	−746256	5036230	−4675496	−248515	52158
	蓄水后第10年末	301597	418414	−480722	−1308471	5143284	−5366460	−999379	−803749
	蓄水后第20年末	−251303	−152914	−991668	−1898044	4146290	−5792075	−1434595	−1408805
丰水年	蓄水后	1353087	2176129	1835347	506035	158090	−3647552	−890315	12531
	蓄水后第10年末	624152	1527800	1256928	−153232	−304420	−4299196	−1847313	−827569
	蓄水后第20年末	131268	1065947	827115	−626580	−828175	−4701184	−2329177	−1376236
枯水年	蓄水后	1467109	2068520	2515534	643650	125666	−3409778	−1267148	28179
	蓄水后第10年末	614509	1259460	1831329	−322777	−568835	−4066852	−1934199	−825270
	蓄水后第20年末	99731	689537	1352783	−950976	−967089	−4576436	−2336388	−1370896

注　表中正数表示较蓄水前面积增加，负数表示较蓄水前面积减少。

表 5.1.40　三峡水库蓄水运用前后公安河段淹没 3～5 个月面积及洪-枯之间面积统计表

单位：m^2

典型年	平水年		丰水年		枯水年	
	淹没 3～5 个月	洪-枯	淹没 3～5 个月	洪-枯	淹没 3～5 个月	洪-枯
蓄水前	5862950	19612514	15217568	25571184	10219419	16379722
蓄水后	8341988	18416954	17826254	24110604	11480101	14885194

续表

典型年	平水年		丰水年		枯水年	
	淹没 3～5 个月	洪-枯	淹没 3～5 个月	洪-枯	淹没 3～5 个月	洪-枯
蓄水后第 10 年末	8904188	19316006	18477910	24947192	12147351	15844308
蓄水后第 20 年末	9493748	19858342	18879862	25495816	12549337	16472488

表 5.1.41　三峡水库蓄水运用后监利河段月平均水位下淹没面积变化表　单位：m^2

典型年		1 月	2 月	3 月	4 月	5 月	10 月	11 月	12 月
平水年	蓄水后第 10 年末	2001570	2144714	1436994	－119730	14124652	－3228834	412272	1200918
	蓄水后第 20 年末	1320406	1474298	798454	－551342	－3798264	－3639770	－59268	499642
丰水年	蓄水后第 10 年末	2785534	3371558	3001502	2081786	793096	－2904434	－377902	1158914
	蓄水后第 20 年末	2432522	3066558	2651774	1611882	398224	－3281218	－1051074	454294
枯水年	蓄水后第 10 年末	2238322	2804642	3289886	1758866	700884	－2537036	－699960	1245286
	蓄水后第 20 年末	1520430	2094746	2688166	1094578	315328	－3179604	－1117420	543158

注　表中正数表示较蓄水前面积增加，负数表示较蓄水前面积减少。

表 5.1.42　三峡水库蓄水运用前后监利河段淹没 3～5 个月面积及洪-枯之间面积统计表　单位：m^2

典型年	平水年		丰水年		枯水年	
	淹没 3～5 个月	洪-枯	淹没 3～5 个月	洪-枯	淹没 3～5 个月	洪-枯
蓄水前	13839624	29381752	24267964	28533434	18751866	26190784
蓄水后第 10 年末	14591988	27481102	24831060	30234118	19793370	24077090
蓄水后第 20 年末	16831708	28162266	25225932	30938738	20178926	24741378

表 5.1.43　　三峡水库蓄水运用后武汉河段月平均水位下淹没面积变化表

单位：m^2

月份		1	2	3	4	5	10	11	12
平水年	蓄水后第10年末	－444112	－74576	－615184	－1040448	10238464	－5923056	－943840	－1882752
	蓄水后第20年末	－1765952	－1270464	－2662928	－1905136	8751856	－6586736	－1692656	－3121936
丰水年	蓄水后第10年末	618816	1201968	1219664	91216	97168	－5614896	－2510384	－2311728
	蓄水后第20年末	－79360	537376	415824	－953472	－912000	－6533248	－3336080	－4008800
枯水年	蓄水后第10年末	340384	1186288	2275888	－877328	－453424	－5733968	－2666560	－1692208
	蓄水后第20年末	－1467024	116384	1281040	－2028752	－1035472	－6740080	－3305216	－3022144

注　表中正数表示较蓄水前面积增加，负数表示较蓄水前面积减少。

表 5.1.44　三峡水库蓄水运用前后武汉河段淹没 3～5 个月面积及洪-枯之间面积统计表

单位：m^2

典型年	平水年		丰水年		枯水年	
	淹没 3～5 个月	洪-枯	淹没 3～5 个月	洪-枯	淹没 3～5 个月	洪-枯
蓄水前	17379248	38205504	38889456	54286128	13319664	29312976
蓄水后第10年末	22359632	38653600	40656880	56635936	13714720	28854512
蓄水后第20年末	20873024	39975440	41666048	58333008	14296768	30661920

表 5.1.45　　三峡水库蓄水运用后大通河段月平均水位下淹没面积变化表

单位：m^2

月份		1	2	3	4	5	10	11	12
平水年	蓄水后	1574196	1736599	443542	－1421417	11300028	14283410	－1162471	0
丰水年	蓄水后	2941393	5880750	7065958	1357906	946720	－18144936	2672427	0
枯水年	蓄水后	1673776	2593730	3355845	1081113	638424	－8530868	－3124002	－119689

注　表中正数表示较蓄水前面积增加，负数表示较蓄水前面积减少。

表 5.1.46 三峡水库蓄水运用前后大通河段淹没 3～5 个月面积及洪-枯之间面积统计表 单位：m^2

典型年	平水年		丰水年		枯水年	
	淹没 3～5 个月	洪-枯	淹没 3～5 个月	洪-枯	淹没 3～5 个月	洪-枯
蓄水前	48861396	89551376	56746772	96700544	21016604	68857480
蓄水后	63568724	88097312	55839388	96681440	25733016	67188232

表 5.1.47 三江口—六圩河口河段月平均水位下淹没面积表 单位：km^2

月份	1	2	3	4	5	6	7	8	9	10	11	12
平水年	88.00	87.86	89.19	92.38	98.72	107.28	129.17	122.88	121.27	104.31	96.02	90.97
丰水年	95.02	94.11	98.44	99.11	100.51	109.00	130.88	132.49	125.67	104.55	93.33	89.45

从以上结果可看出，各河段淹没面积变化趋势如下：

（1）根据淹没面积年内变化过程统计结果，枯水期 1—3 月，坝下游河段月平均水位下淹没面积一般较蓄水前增加，且随着河床继续受冲下切，蓄水后 20 年末面积增加值小于蓄水后 10 年末面积增加值；在汛后 10—12 月，月平均水位下淹没面积一般较蓄水前减少，且蓄水 20 年末面积减少值大于蓄水 10 年末面积减少值。

（2）三峡水库蓄水运用后，下游河段淹没 3～5 个月面积较蓄水前缓慢增加，而河段洪-枯之间淹没面积，水库蓄水运用初期较蓄水前明显减小，之后又缓慢增加。

（3）从选取的不同典型年看，平水年、丰水年、枯水年变化规律基本相同；对于河段洪-枯之间淹没面积，丰水年面积大于平水年，平水年面积大于枯水年。如沙市河段，蓄水前丰水年洪-枯之间淹没面积约为 31.9km^2，而平水年则减少为 17.7km^2，枯水年减少为 15.8km^2，分别比丰水年减少了 44%和 50%；蓄水后平水年和枯水年洪-枯之间淹没面积较丰水年减少了 46%和 56%；蓄水 10 年末则分别减少 44%和 51%。

（4）大通站的水位变化集中反映了三峡水库调度的影响。根据对大通附近河段淹没面积的统计，其变化规律与前述基本一致。三峡水库蓄水后，大通河段 3—5 月淹没面积较蓄水前总体上有所增加，丰、平、枯水年平均增加幅度约为 13%，而蓄水后洪-枯水位之间面积较蓄水前略有减少，丰、平、枯水年平均减少幅度约为 1%。

（5）长江大通以下重点有螺河段主要分析了镇扬河段三江口—六圩河口段，并依据河段内镇江潮位站近年实测潮位过程资料选取了丰水年和平水年两种典型年进行统计分析。由统计结果可知，河段内月平均水位下淹没面积，除汛期外，年内变化不大；平水年淹没 3～5 个月面积约 22.58km²，洪-枯水位之间面积约 41.32km²，丰水年淹没 3～5 个月面积约 25.19km²，洪-枯水位之间面积约 43.05km²。

5.1.3.2　三峡工程运用后洞庭湖洲滩水淹面积变化

1. 洞庭湖区还原计算

为分析三峡工程蓄水运用以来对长江中下游河段水位的影响，需对无三峡工程时主要水位站的水位过程进行还原计算。为此，首先建立了长江上游朱沱至三峡坝址的一维非恒定流模型，在实测资料验证的基础上计算得到无三峡工程时坝址的流量过程，然后采用宜昌至大通河段一维河网非恒定流模型计算得到主要水位站的水位过程。

对三峡坝址流量进行还原计算时，计算范围为长江干流朱沱至三峡坝址，长约 760km，沿程考虑嘉陵江、乌江、綦江、木洞河、大洪河、龙溪河、渠溪河、龙河、小江、梅溪河、大宁河、沿渡河、清港河、香溪河等 14 条支流入汇。干流进口采用朱沱站 2003 年 6 月 1 日至 2008 年 12 月 31 日实测逐日平均流量过程，各支流进口采用对应系列的逐日流量过程，出口边界水位由考虑葛洲坝运行时的三峡坝址水位流量关系曲线控制。

对长江中下游流量过程进行还原计算时，计算范围为宜昌至大通河段（含洞庭湖和鄱阳湖）。干流进口边界采用计算得到的无三峡工程时的 2003 年 6 月至 2008 年 12 月的流量过程，沿程支流、洞庭湖区四水和鄱阳湖入汇及各河段水量控制均相应于该对应系列年，出口边界的大通水位由大通站多年的水位-流量关系控制。

（1）坝址流量过程对比。有无三峡工程坝址流量过程对比如图 5.1.40 和图 5.1.41 所示。

由图中分析可见：

2003 年 6 月至 2006 年 9 月水库按 139.00～135.00m 方式运行，除在蓄水期和泄水期流量有所变化外，其余时期流量变化不大。

2006 年 10 月至 2008 年 9 月水库按 156.00～144.00m 方式运用。蓄水期（2006 年 9 月 20 日至 10 月 30 日）坝址平均下泄流量由无三峡工程时的 12800m³/s 减小为 9700m³/s，平均减小了 3100m³/s，单日最大减小 8400m³/s；增泄期（2007 年 6 月 1—8 日），坝址平均下泄流量由无三峡工程时的 10300m³/s 增大为 11500m³/s，平均增加了 1200m³/s，单日最大增加 2600m³/s。

2008 年汛前增泄期（2008 年 6 月 1—10 日），坝址平均下泄流量由无三峡

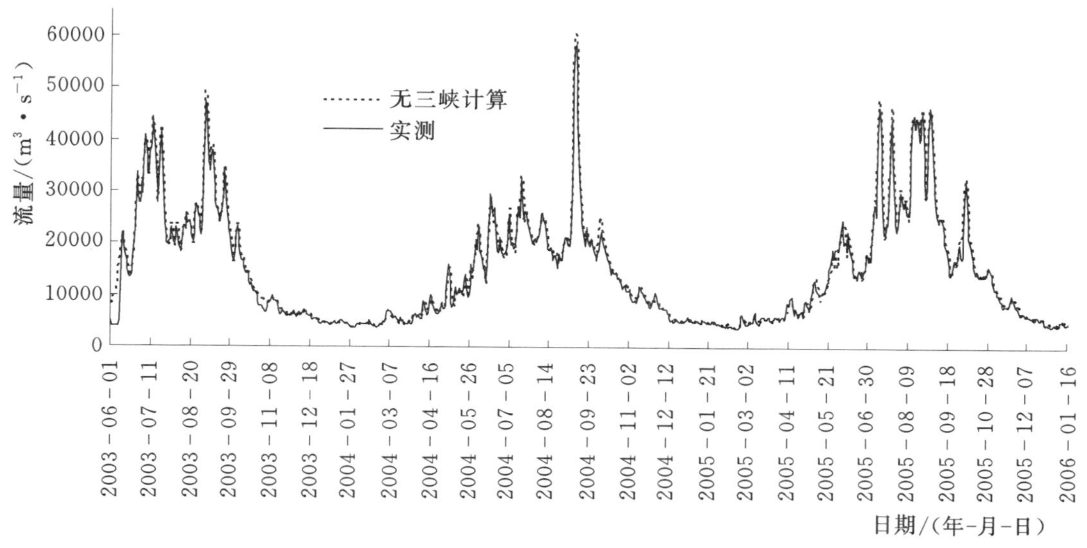

图 5.1.40　三峡坝址还原与实测下泄流量过程对比图（一）

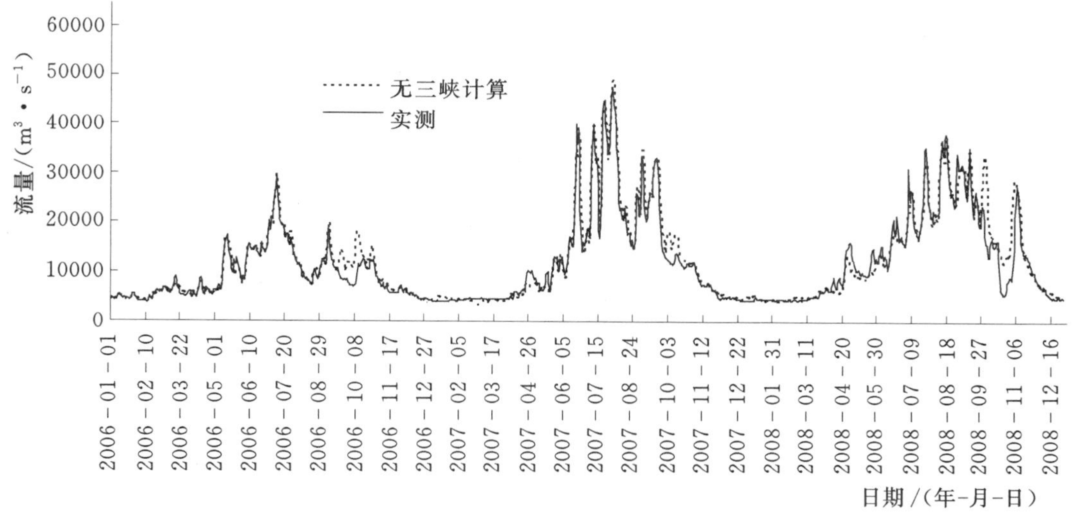

图 5.1.41　三峡坝址还原与实测下泄流量过程对比图（二）

工程时的 11650m^3/s 增大为 13600m^3/s，增加了 1950m^3/s，单日最大增加 2900m^3/s；汛后 9 月开始进入试验性蓄水期，最高水位蓄至 172.8m。2008 年 9 月 28 日至 11 月 18 日坝址平均下泄流量由无三峡工程时的 17800m^3/s 减小为 13900m^3/s，平均减小了 3900m^3/s，单日最大减小 14800m^3/s。

由于三峡水库出库流量的变化主要表现在 5—6 月上旬的增泄流量以及 10 月因水库蓄水的出流流量陡减，因此重点分析三峡水库汛前增泄期和汛后蓄水期对湖区水位的影响。

（2）有无三峡工程洞庭湖水位对比计算分析。以洞庭湖出口城陵矶（七里山）站为代表，分析三峡水库运用对洞庭湖区水位的影响。泄水期一般在 5 月底至 6 月上旬，蓄水期一般在汛后 10 月，根据各年来水和调度不同，确定汛前增泄期和汛后蓄水期对洞庭湖各站水位影响的时间段，三峡水库运用对城陵矶（七里山）站水位的影响值如表 5.1.48 所示。

表 5.1.48　　三峡水库运用对七里山站水位影响值表　　单位：m

年份	阶段					
	汛前增泄期			汛后蓄水期		
	时段/(月-日)	平均影响值	最大影响值	时段/(月-日)	平均影响值	最大影响值
2003	—	—	—	10-29—11-10	−0.57	−0.82
2004	06-14—26	0.22	0.34	10-01—15	−0.19	−0.26
2005	05-25—06-07	0.38	0.50	10-02—22	−0.24	−0.34
2006	05-25—06-10	0.31	0.40	09-23—11-03	−1.24	−2.40
2007	04-13—06-13	0.44	0.87	09-28—11-05	−0.69	−1.26
2008	04-17—06-12	0.59	1.02	09-30—11-17	−1.28	−2.64

注　表中影响值“＋”表示抬高，“－”表示降低。

从以上结果可以看出：

在主汛前，三峡水库为腾空防洪库容而加大泄水，增泄流量，会对洞庭湖区水位带来一定的抬升影响。

2003 年 6 月至 2006 年 9 月水库按 139.00～135.00m 方式运行，在增泄期内流量增加不大，因此湖区水位抬升值也不大。如七里山站水位平均抬升值为 0.22～0.38m，最大抬升值为 0.34～0.50m。

2006 年 10 月至 2008 年 9 月水库按 156.00～144.00m 方式运用，增泄期坝址平均下泄流量增加了 1200m^3/s，七里山站水位平均抬升值为 0.44m，最大抬升值为 0.87m。

2007 年 10 月至 2008 年 12 月汛前增泄期坝址平均下泄流量增加了 1950m^3/s，七里山站水位平均抬升值为 0.59m，最大抬升值为 1.02m。

蓄水期一般为 9 月下旬至 10 月底。2003—2008 年的蓄水期内，三峡水库下泄流量减小。2003 年 6 月至 2006 年 9 月水库按 139.00～135.00m 方式运行，汛后蓄水期流量略有减小；2006 年 10 月至 2008 年 9 月水库按 156.00～144.00m 方式运用，蓄水期（2006 年 9 月 20 日至 10 月 30 日）坝址平均下泄流量减小了 3100m^3/s；2008 年汛后蓄水期坝址平均下泄流量减小了 3900m^3/s。随着下泄流量的减小，荆江三口分流分沙量减少和城陵矶水位的降低，洞庭湖区各站水位也有不同程度的降低。

2003—2005 年的蓄水期内，七里山站平均降低值为 0.19～0.57m，最大降低值为 0.26～0.82m。2006 年为枯水年份，蓄水期间七里山站水位下降幅度较大，平均降低值为 1.24m，最大降低值为 2.40m。2007 年蓄水期间七里山站水位平均降低值为 0.69m，最大降低值为 1.26m。2008 年蓄水期间七里山站水位平均降低值为 1.28m，最大降低值为 2.64m。

2. 洞庭湖洲滩水淹面积变化

表 5.1.49、表 5.1.50 和图 5.1.42～图 5.1.46 分别洞庭湖区在三峡工程蓄水前后淹没面积和淹没 3～5 个月和洪-枯之间面积变化，从中可以看出：

表 5.1.49 三峡水库蓄水运用后洞庭湖区月平均水位下淹没面积较蓄水前变化表 单位：km^2

月份		1	2	3	4	5	10	11	12
平水年	蓄水后	20.84	25.92	8.64	−185.83	228.68	−989.54	−103.75	0.96
	蓄水后第10年末	−2.70	0.32	−15.36	−264.49	222.24	−1040.58	−213.61	−23.32
	蓄水后第20年末	−10.80	−6.68	−22.44	−413.07	188.74	−1054.44	−287.97	−30.34
丰水年	蓄水后	180.18	252.30	363.53	88.66	19.98	−1050.47	−60.83	0.96
	蓄水后第10年末	80.08	192.24	236.80	31.46	−33.30	−1110.53	−84.97	−22.14
	蓄水后第20年末	0.00	153.68	83.00	−57.20	−153.18	−1182.03	−92.97	−30.51
枯水年	蓄水后	27.77	39.36	56.54	13.76	33.20	−475.15	−207.20	0.96
	蓄水后第10年末	4.59	14.85	26.61	−10.88	−112.05	−497.62	−243.39	−22.40
	蓄水后第20年末	−3.00	7.56	18.29	−17.27	−204.75	−506.26	−262.64	−29.47

注 表中正数表示较蓄水前面积增加，负数表示较蓄水前面积减少。

表 5.1.50 洞庭湖区淹没 3～5 个月面积及洪-枯之间面积变化表 单位：km^2

典型年	平水年		丰水年		枯水年	
	淹没 3～5 个月	洪-枯	淹没 3～5 个月	洪-枯	淹没 3～5 个月	洪-枯
蓄水前	841.14	2505.74	914.61	2566.96	1505.22	2426.27
蓄水后	1123.95	2484.90	1287.33	2566.00	1907.22	2398.50
蓄水后第10年末	1202.61	2508.44	1414.06	2589.10	1943.41	2421.68
蓄水后第20年末	1351.19	2516.54	1567.86	2597.47	1962.66	2429.27

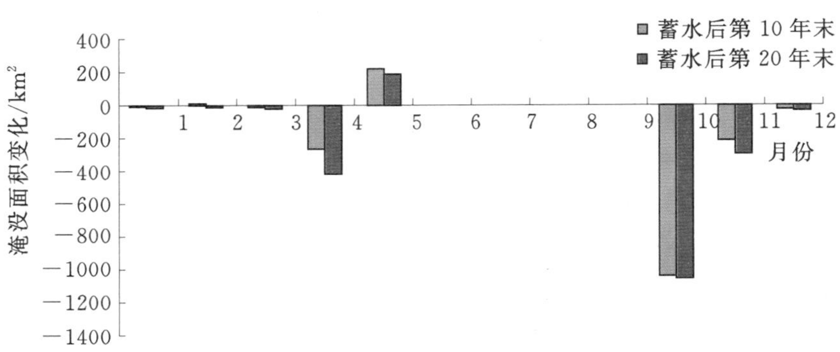

图 5.1.42　洞庭湖区平水年份与三峡工程运用后水淹面积变化图

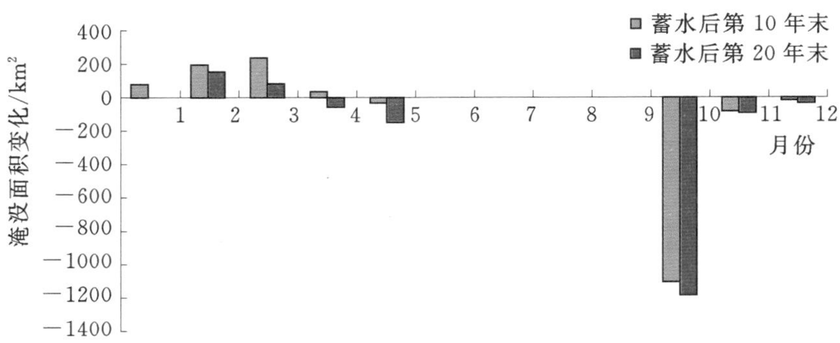

图 5.1.43　洞庭湖区丰水年份与三峡工程运用后水淹面积变化图

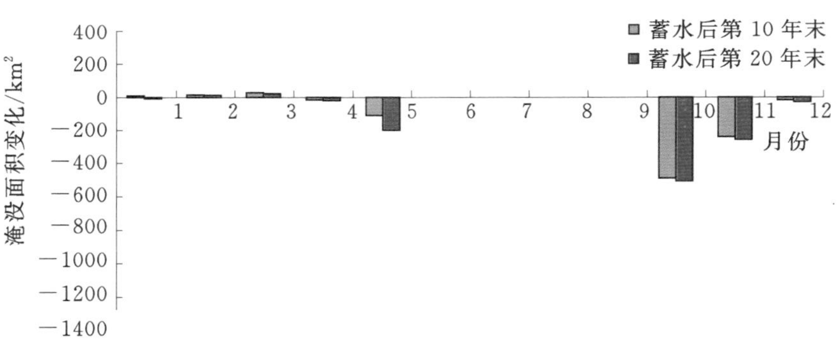

图 5.1.44　洞庭湖区枯水年份与三峡工程运用后水淹面积变化图

在平水年水文条件下，三峡工程运用后 10 年末与三峡工程运用前相比，洞庭湖区 4 月水淹面积减少 264km^2，5 月水淹面积增加了 222km^2；三峡工程运用后 20 年末与三峡工程运用前相比 4 月水淹面积减少 413km^2，5 月份水淹面积增加了 188km^2。以上这些结果说明三峡工程运用后 4 月水位降低，而 5 月水位明显增加，与三峡工程运用前相比，4—5 月的水位变幅明显加大，而 4—5 月是钉螺产卵和螺卵孵化的关键时期，这一时期水位变幅增大将对钉螺产卵和螺卵孵化造成一定的干扰，从而影响钉螺种群的数量。丰水年和枯水年

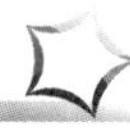

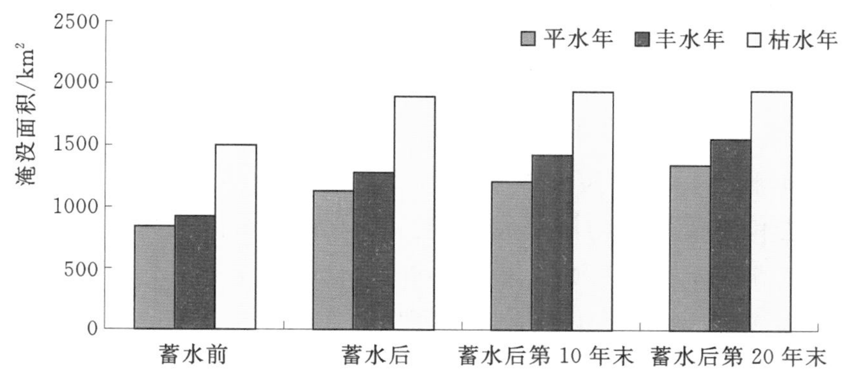

图 5.1.45 洞庭湖区不同年份三峡工程运用前后淹没 3—5 月面积变化图

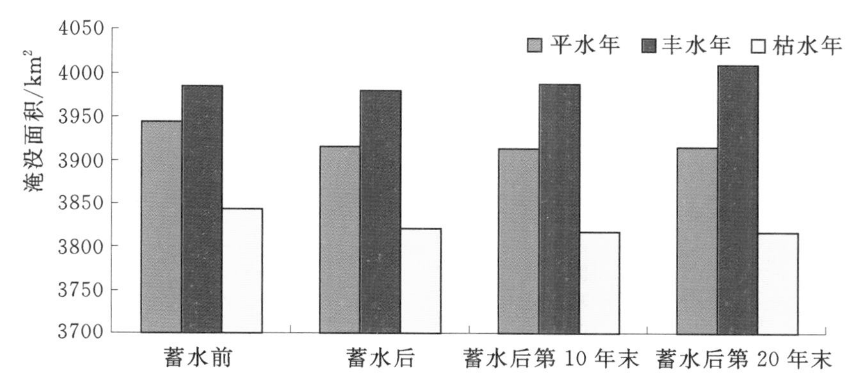

图 5.1.46 洞庭湖区不同年份三峡工程运用前后洪-枯之间面积变化图

的水文条件下，三峡工程运用后10年末和20年末与三峡工程运用前相比水淹面积有一定的变化，但其变化幅度要比平水年条件下的变化幅度小，这说明在丰水年和枯水年水文条件下三峡工程运用对春季钉螺生存有一定的影响，但影响程度较小。

在三种水文条件下（平水年、枯水年和丰水年），三峡工程运用后10年末和20年末与三峡工程运用前相比，洞庭湖区10月水淹面积明显减少，平水年面积减少约1050km²，丰水年面积减少约1150km²，枯水年份面积减少约500km²。即10月由于三峡工程蓄水，导致入洞庭湖水量减少，水位下降，洲滩提前出露。螺卵在4—5月孵化成幼螺，而幼螺以水中的浮游生物为营养，通过2个半月左右的时间发育成熟，成长为具有繁殖能力的成螺。10月水位下降对幼螺的生长影响不大，但是由于水位下降，含水率适合钉螺生长的洲滩高程将随着水位降低而降低，因此秋季钉螺在洲滩上的分布高程将明显降低。

淹没3～5个月的面积和洪枯之间的淹没面积在平水年、丰水年和枯水年均略有增加的趋势，而淹没 3—5 月的洲滩是适合钉螺生存的洲滩，以上结果说明在洞庭湖区，钉螺可扩散的区域面积略有增加的趋势。

5.1.3.3　三峡工程运用后鄱阳湖区洲滩水淹面积变化

1. 三峡工程运用后鄱阳湖水位还原计算分析

计算方法和流量处理与洞庭湖相同。鄱阳湖以湖口站为代表，分析三峡水库运用对鄱阳湖区水位的影响。根据各年来水和调度不同，确定汛前增泄期和汛后蓄水期对鄱阳湖水位影响的时间段，三峡水库运用对水位的影响值见表 5.1.51。

表 5.1.51　　三峡水库运用对湖口站水位影响值表

年份	阶段					
	汛前增泄期			汛后蓄水期		
	时段 /(月-日)	平均影响值/m	最大影响值/m	时段 /(月-日)	平均影响值/m	最大影响值/m
2003	—	—	—	11-01—15	−0.26	−0.40
2004	06-16—06-30	0.16	0.20	10-02—23	−0.14	−0.23
2005	05-26—06-15	0.15	0.19	10-03—28	−0.16	−0.23
2006	05-27—06-13	0.14	0.18	09-24—11-20	−0.68	−1.76
2007	04-16—06-15	0.28	0.47	09-30—11-10	−0.38	−0.74
2008	04-17—06-18	0.30	0.55	10-01—11-28	−0.65	−1.49

注　表中影响值正数表示抬高，负数表示降低。

在汛前，三峡水库为腾空防洪库容而加大泄水，增泄流量，故对鄱阳湖区水位有一定的抬升影响。

2003 年 6 月至 2006 年 9 月水库按 139.00～135.00m 方式运行，在汛前泄水期内流量过程变化不明显，湖区水位抬升值不大，湖口站水位平均抬升值为 0.14～0.16m，最大抬升值为 0.18～0.20m。

2006 年 10 月至 2008 年 9 月水库按 156.00～144.00m 方式运用，湖口站水位平均抬升值为 0.28m，最大抬升值为 0.47m。

2008 年汛前湖口站水位平均抬升值为 0.30m，水位最大抬升值为 0.55m。

蓄水期一般为 9 月下旬至 10 月底。三峡蓄水期正值长江九江段与鄱阳湖水位快速消落期，2003—2008 年的蓄水期内，鄱阳湖区的水位有不同程度的降低。

2003—2005 年的蓄水期内，湖区水位平均降低值不大，湖口站蓄水期水

位平均降低值为 0.14～0.26m；2006—2008 年蓄水期内，湖区水位降低值相对较大。2006 年为干旱年份，蓄水期间湖区水位降低值较大，湖口站水位平均降低值为 0.68m，最大降低值为 1.76m。2007 年蓄水期，湖口站水位平均降低值为 0.38m，最大降低值为 0.74m。2008 年蓄水期，湖口站水位平均降低值为 0.65m，最大降低值为 1.49m。

2. 鄱阳湖洲滩水淹面积变化

从表 5.1.52 和表 5.1.53 的计算结果可以看出，三峡工程运用后鄱阳湖 1—3 月淹没面积增加，丰水年增加幅度大于枯水年，4—5 月淹没面积有增有减，10—12 月淹没面积减小，见图 5.1.47～图 5.1.49。淹没 3—5 月的滩地面积在平水年、枯水年均有减少的趋势，丰水年略有增加，见图 5.1.50；洪枯之间淹没洲滩面积均表现为略有增加的趋势，见图 5.1.51。这说明在鄱阳湖区，钉螺可扩散的区域面积变化不大，有可能会略有增加。

表 5.1.52　三峡水库蓄水运用后鄱阳湖区月平均水位下淹没面积较蓄水前变化表　位：km^2

典型年		1 月	2 月	3 月	4 月	5 月	10 月	11 月	12 月
平水年	蓄水后	34.20	64.03	2.95	−203.10	60.64	−2091.15	−223.44	2.48
	蓄水后第 10 年末	34.20	45.43	2.95	−309.30	54.52	−2197.35	−344.47	−17.36
	蓄水后第 20 年末	34.20	34.22	3.54	−424.35	46.36	−2321.25	−493.43	−36.37
丰水年	蓄水后	386.25	716.85	131.73	51.27	10.16	−250.50	−359.90	6.20
	蓄水后第 10 年末	283.20	637.20	114.30	13.17	−17.78	−280.98	−472.00	−12.34
	蓄水后第 20 年末	132.75	522.15	78.74	−66.60	−53.34	−321.62	−559.70	−24.14
枯水年	蓄水后	22.62	40.94	134.78	72.90	35.40	−815.80	−202.50	23.50
	蓄水后第 10 年末	26.10	45.07	93.86	−37.80	−185.85	−849.28	−268.66	−4.72
	蓄水后第 20 年末	26.10	45.07	93.86	−37.80	−185.85	−849.28	−268.66	−4.72

注　表中正数表示较蓄水前面积增加，负数表示较蓄水前面积减少。

表 5.1.53　三峡水库蓄水运用前后鄱阳湖区淹没 3～5 个月面积及洪-枯之间面积统计表　单位：km^2

蓄水前后	平水年		丰水年		枯水年	
	淹没 3～5 个月	洪-枯	淹没 3～5 个月	洪-枯	淹没 3～5 个月	洪-枯
蓄水前	3945.36	801.75	3985.16	416.00	3843.95	2522.94
蓄水后	3915.29	1065.49	3978.96	405.84	3821.33	3082.32

续表

蓄水前后	平水年		丰水年		枯水年	
	淹没 3～5 个月	洪-枯	淹没 3～5 个月	洪-枯	淹没 3～5 个月	洪-枯
蓄水后第 10 年末	3915.29	1165.57	3987.50	433.78	3817.82	3193.02
蓄水后第 20 年末	3914.70	1272.46	4009.30	469.34	3817.82	3193.02

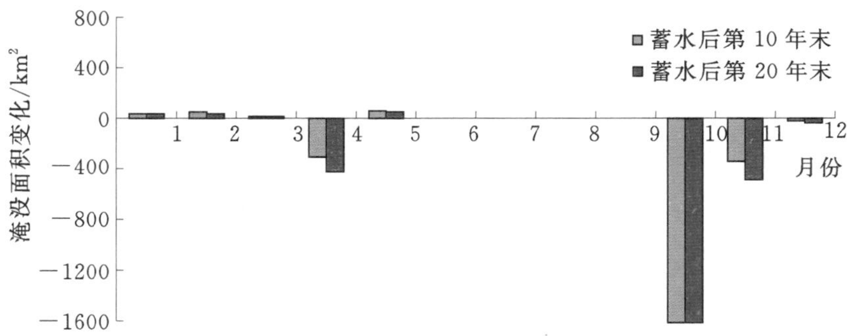

图 5.1.47　鄱阳湖区平水年份与三峡工程运用后水淹面积变化图

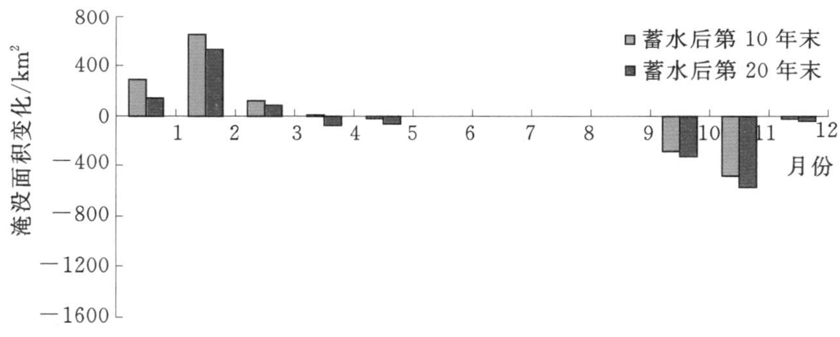

图 5.1.48　鄱阳湖区丰水年份与三峡工程运用后水淹面积变化图

5.1.3.4　三峡工程运用后洲滩水淹变化对钉螺扩散的影响

1. 洲滩水淹变化与钉螺扩散关系

半干半湿的洲滩环境有利于钉螺生长，洲滩连续水淹 8 个月以上的洲滩无钉螺。根据前面章节关于钉螺繁殖生长及洲滩扩散调查和研究结果表明，钉螺繁殖一般在 4—5 月，而到汛后 10 月水位降低洲滩出露，钉螺又在洲滩上生长繁衍。洲滩 5 月开始淹没，10 月出露是与钉螺生长相适应的水位变化过程，而改变这种水位变化过程，将对钉螺的繁殖和生长造成干扰。洲滩 5 月淹没 10 月出露也就意味着在 6—9 月洲滩处于水淹状态，即水淹 4 个月左右的洲滩环境是适宜钉螺生长。研究表明，当洲滩水淹日数与显露日数之比大

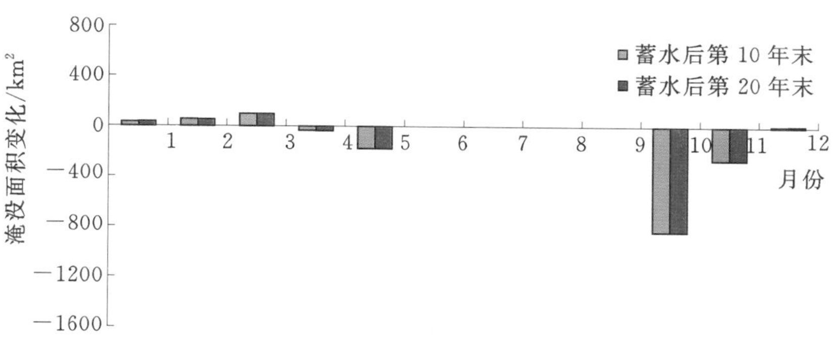

图 5.1.49 鄱阳湖区枯水年份与三峡工程运用后水淹面积变化图

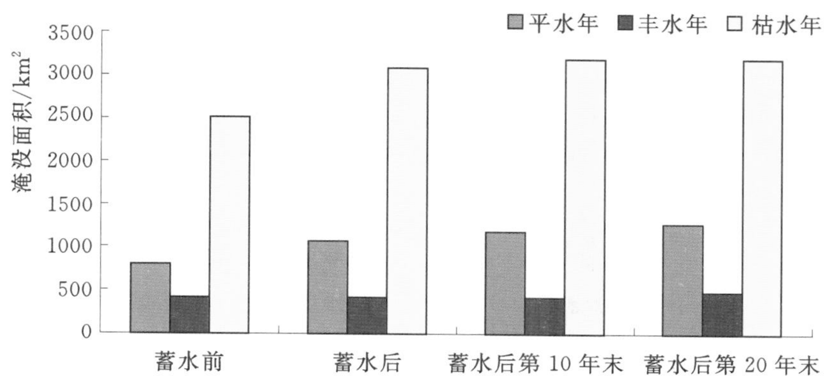

图 5.1.50 鄱阳湖区不同年份三峡工程运用前后淹没 3～5 个月面积变化图

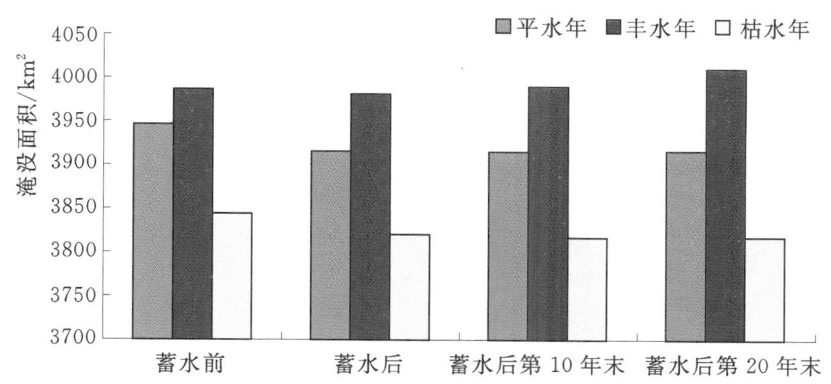

图 5.1.51 鄱阳湖区不同年份三峡工程运用前后洪-枯之间面积变化图

于 2.6 和小于 0.28 时不适合钉螺生长（张利娟，2008）。因此洲滩淹没 3—5 月是钉螺最适宜生长环境。以下以水淹 3～5 个月洲滩面积为代表，分析三峡工程运用后适宜钉螺生长的洲滩面积变化规律。

2. 三峡工程运用后洲滩水淹面积变化对钉螺扩散的影响

图 5.1.52～图 5.1.57 给出了三峡工程运用后沙市河段、公安河段、监利

河段、洞庭湖区、武汉河段、鄱阳湖区等区域淹没 3～5 个月洲滩面积变化情况，从图中可以看出，沙市河段、公安河段、监利河段、洞庭湖区，随着三峡工程运用，淹没 3～5 个月洲滩面积逐渐增加，增加幅度逐渐趋缓，越往下游增加幅度越小。而武汉河段随着三峡工程运用淹没 3～5 个月洲滩面积先增加后减小，鄱阳湖区在三峡工程运用后淹没 3～5 个月洲滩面积变化不大，略有减小。

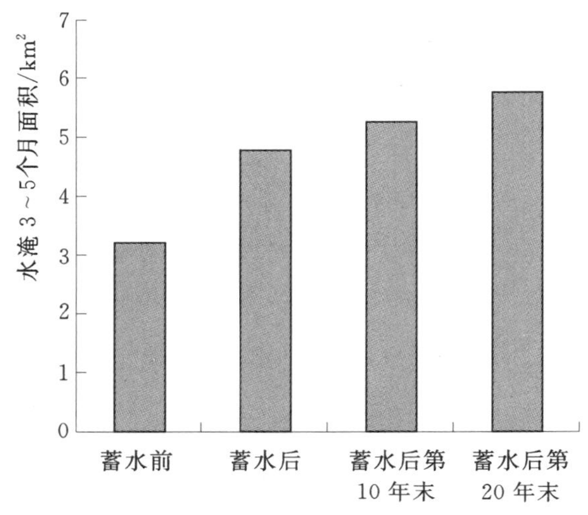

图 5.1.52　三峡工程运用后淹没 3～5 个月洲滩面积变化——沙市河段

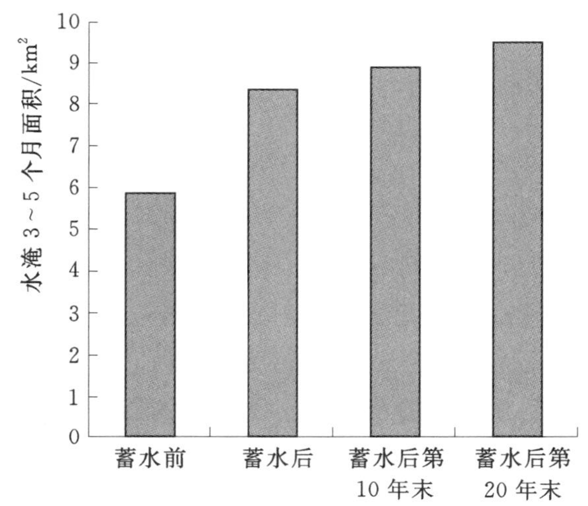

图 5.1.53　三峡工程运用后淹没 3～5 个月洲滩面积变化——公安河段

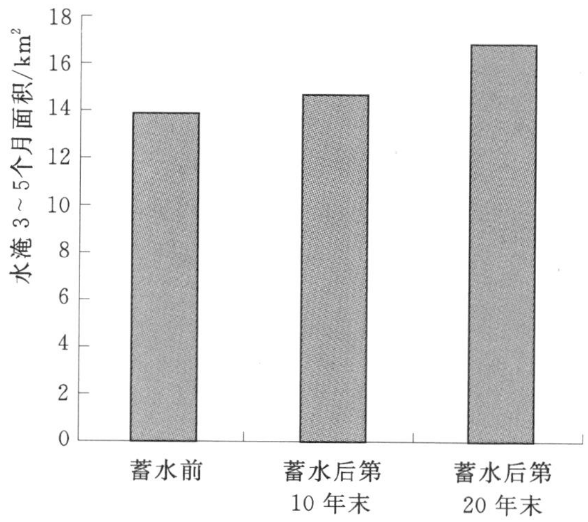

图 5.1.54　三峡工程运用后淹没 3～5 个月洲滩面积变化——监利河段

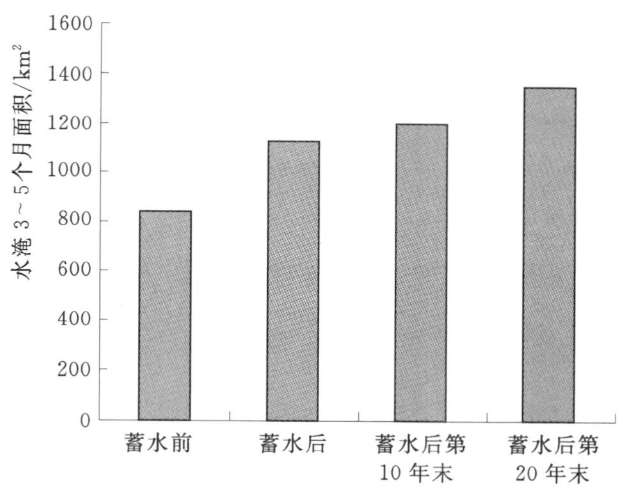

图 5.1.55　三峡工程运用后淹没 3～5 个月洲滩面积变化——洞庭湖区

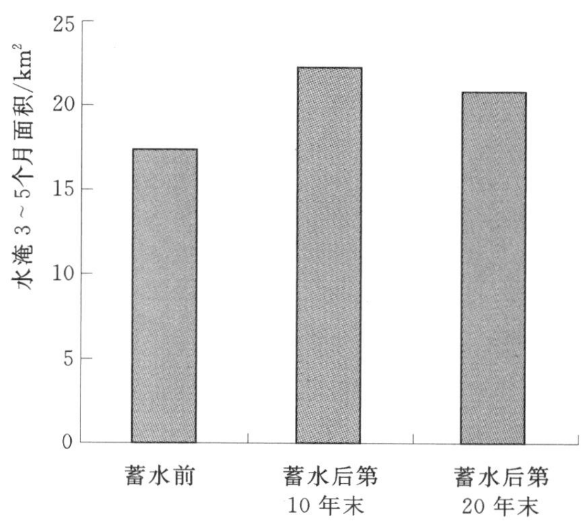

图 5.1.56　三峡工程运用后淹没 3～5 个月洲滩面积变化——武汉河段

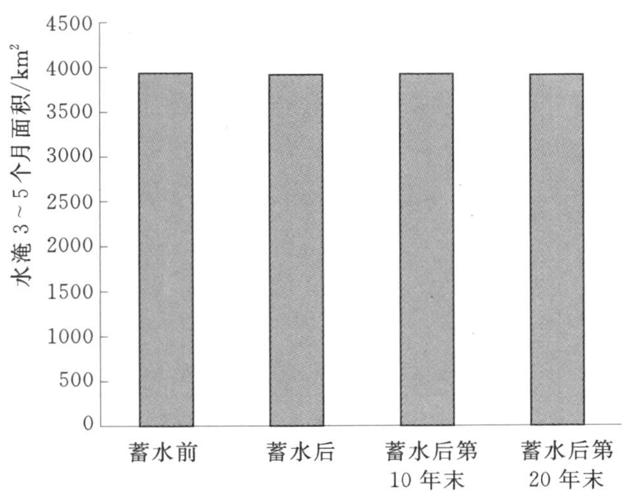

图 5.1.57　三峡工程运用后淹没 3～5 个月洲滩面积变化——鄱阳湖区

从以上成果可以得出，三峡工程运用后对不同河段钉螺可生长洲滩面积影响不同，对长江中游和洞庭湖的影响要大于对长江下游和鄱阳湖的影响。长江中游河段及洞庭湖，随着三峡工程运用钉螺可生存洲滩面积有增加趋势，从上游至下游增加幅度逐渐减小，而武汉河段钉螺可生存洲滩面积先增加后减小，鄱阳湖区在三峡工程运用后钉螺可生存洲滩面积变化不大。

5.1.4　三峡工程运用后洲滩演变对钉螺扩散的影响

5.1.4.1　洲滩演变过程

1. 湖区洲滩演变过程——以洞庭湖为例

湖区洲滩的发展规律为：水下洲—水上洲—低洲—中洲—高洲。湖区洲滩主要演变规律为通过泥沙淤积洲滩不断增高长大，从水下洲向水上洲和高洲演变，有的洲滩最后被围垦筑堤成为民垸。

湖区洲滩的演变主要分为三个阶段：水下洲到低洲阶段，以泥沙淤积作用为主；低洲到高洲阶段，植被在洲滩演变中起着重要作用；高洲以上阶段，以人类活动为主。

荆江四口输沙量占整个入湖泥沙量的 82.6%，因此洞庭湖的泥沙淤积主要集中在与四口水系直接相连的湖区。西洞庭湖首当其冲，西洞庭湖萎缩后，南洞庭湖泥沙淤积加剧，另外，东洞庭受草尾河、藕池东支影响，淤积严重。从而使洲滩从水下洲变为水上洲。变为水上洲之后由于洲土肥沃，适宜植被生长，从而长出大量的植被，植被存在又加速了洲滩的淤积过程，从而使中洲迅速变为高洲，变为高洲之后人类在洲滩上的活动加剧，包括植树、围垦、放牧

等，有些洲滩进行筑堤形成围垸。人类活动的加剧使得洲滩水淹频率减小，洲滩的淤积长大过程也就此结束，围垸的形成也将意味着湖洲演变的结束。洞庭湖区的圩垸基本都是由此演变过程形成的。

2. 江滩演变规律

江滩包括心滩和边滩两种类型，两种类型的演变规律有一定的区别。边滩的演变规律主要有滩面淤高或冲刷、边缘切割或淤长，一般表现为滩头冲刷滩尾淤长，整个滩体沿着岸线向下移动；心滩的演变规律为滩面的淤高或冲刷，滩头、滩尾冲淤，边缘的冲刷或淤长并靠等。

(1) 心滩演变规律——以安徽鹅眉洲为例。鹅眉洲位于长江下游安庆河段，长约 8.4km，宽约 4.6km，总面积约 29.2km^2，高程 12.50～15.00m 之间。历年水位 1.67～16.85m，年平均水位 8.28m（安庆水位站，1924—2008年），汛期平均水位为 10.96m，枯水期平均水位为 5.42m。江心洲洲堤长 15721m，现有一个行政乡，属安庆市郊区管辖。

鹅眉洲汊道为微弯分汊河型，鹅眉洲与江心洲斜向排列，将长江分为左、中、右汊，右汊为支汊，中汊为鹅眉洲与江心洲之间的小夹江。江心洲出水成洲后，清同治四年（1865 年）时呈狭长形，长约 8800m，宽 1500m，洲头距安庆较近，长江干流两岸江面不到 4km，当时南支是主汊。清朝宣统元年（1909 年）修建江心洲圩堤，周长不到 700m。随后江心洲不断缩短展宽，消长很快，到 1934 年洲长缩短为 7200m，宽度增大到 3200m，1947 年宽度增至 4800m。同时左右江岸均向后退，以右岸退得较多，同时主支汊易位。清同治十年（1871 年）前北汊为支汊，其后成为主汊。近百年来，江心洲持续向下游移动约 5200m，自主汊转入北汊后，马窝一带崩岸剧烈，江心洲头变冲为淤。江心洲北面的鹅眉洲，1934 年前后出水，此后逐年扩大。60 多年来，其长度由 2000m 增为 5890m，宽度由 50m 增为 2300m（表 5.1.54），致江两岸宽达 8km。1981 年后中汊夹江在中枯水情况下已基本不过流，江心洲与鹅眉洲连成一体。自 20 世纪 80 年代末起，随着鹅眉洲洲头及左缘的逐年后退，左汊进口河道不断展宽，在左汊进口段又生一新沙洲，并逐渐向南扩淤，鹅眉洲与新潜洲之间河道发育成为新中汊。

表 5.1.54　鹅眉洲历年面积变化表

日期/(年-月)	枯水水位 0.00m 高程			枯水期平均水位 5.00m 高程		
	洲长/m	洲宽/m	面积/km^2	洲长/m	洲宽/m	面积/km^2
1966-06	11970	6080	45.0	8300	4850	28.3
1970-06	11650	6280	44.88	10400	6160	39.9

续表

日期/(年-月)	枯水水位 0.00m 高程			枯水期平均水位 5.00m 高程		
	洲长/m	洲宽/m	面积/km^2	洲长/m	洲宽/m	面积/km^2
1981-04	10910	6280	45.76	9900	6090	38.0
1987-06	10470	6460	44.89	9750	5740	36.15
1992-06	11370	6730	43.18	9060	5620	34.46
1997-07	9110	5620	34.94	8750	5600	32.71
1998-09	8790	5570	32.98	8690	5490	31.45
2001-12	9530	5520	33.1	8450	5340	30.45
2004-03	9640	5110	31.97	—	—	—
2005-11	9110	5170	32.02	8430	5040	29.16
2006-05	9450	4850	32.15	8380	4960	29.18

（2）边滩演变规律——以牛屯河边滩为例。牛屯河边滩位于长江下游马鞍山河段江心洲左岸牛屯河附近，自 20 世纪 70 年代末 80 年代初才开始发育，开始在宝红庄至牛屯河之间，以后逐年淤积展宽，滩尾下延，最终发展成比较完整高大且相对稳定的大边滩。表 5.1.55 为 1993 年以来牛屯河边滩 0m 线的变化特征值。

表 5.1.55　　牛屯河边滩 0m 线的变化特征值

日期/(年-月)	1998-09	1999-01	2000-09	2002-01	2002-12	2003-09	2004-03	2004-09	2006-02	2007-03	2008-07
边滩长度/m	11290	10390	13000	12620	11870	11330	10430	10560	11840	11780	12120
最大滩宽/m	820	1350	950	1140	1140	1180	1080	1140	1140	1150	1230

牛屯河边滩自形成以来，滩头一直在西梁山至牛屯河之间上提下挫，而滩尾不断向下游淤长，1981 年 1 月滩尾在牛屯河下游约 650m 处，而到 2002 年 12 月，滩尾已经下延至姥下河下游约 3200m 处，滩尾淤长下延了约 8200m。2003—2004 年，牛屯河滩尾发生大面积冲刷，滩尾上朔了 1200m 左右。2005 年，滩尾又发生大面积淤积，滩尾又淤长了 1200m 左右（图 5.1.58）。近几年，牛屯河边滩保持相对稳定。1981 年 1 月，边滩最大宽度约 400m，1983 年大洪水后，滩右边缘冲刷后退，至 1993 年 5 月，最大滩宽约为 230m。此后，边滩开始大幅度淤展，至 1997 年 11 月，边滩最大宽度达 1000m。1998 年大洪水后，边滩侧缘有所冲刷后退。经过几年的冲淤变化，近几年边滩相对稳定，0m 线最大宽度维持在 1140m 左右。2000 年以后，牛屯河边滩上开始出

现一串沟，并且逐年发展。

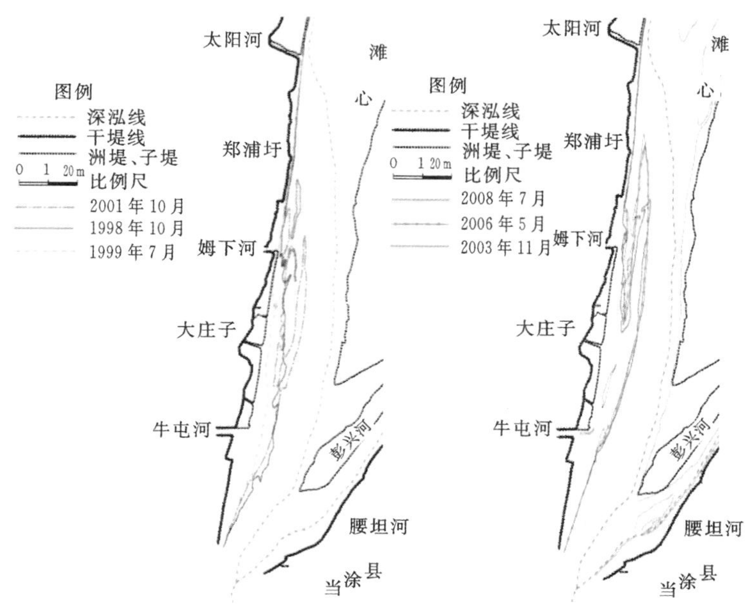

图 5.1.58　牛屯河边滩历年等高线变化图（0m）

5.1.4.2　洲滩生境演替规律

洲滩的生境演替主要是指洲滩上的水文、地貌、植被以及人类活动在时间和空间上的变化规律。植被变化是洲滩生境演替的主要表现之一，也是分析生境演替的关键指标。不同的植被生长区域其水淹条件、土壤水分、土壤有机质、湿度、地表温度、地表光照条件等都有着一定的区别，植被演替是生境演替的一个集中表现，因此可以认为从一种植被群落演替到另一种植被群落的过程中，生境条件也从一种状态演替到另外一种状态。

根据钉螺对生境的需求可知，洲滩生境演替是从不适合钉螺生存的水下滩地演替到适合钉螺生存的中洲（芦苇及苔草滩地），再演替到不适合钉螺生存的民垸。

1. 洲滩生境演替的影响因素

洲滩生境演替的影响因素主要包括泥沙淤积、植被生长和人类活动（造林、围垦、堤防等）等三个方面。

（1）泥沙淤积。泥沙淤积是洲滩演替的基本因素，也是造成湖滩湿地发育的主要原因。通过泥沙淤积形成了水体浅滩—泥沙滩地—湖草滩地—芦苇滩地—鸡婆柳滩地—人工防护林滩地—围垦民垸等洲滩类型。在洲滩生境从水下到水上然后形成民垸这种演替过程中泥沙淤积起着决定性的作用，泥沙的不均匀淤积也必然引起洲滩湿地发育与演替的差异，这也是造成湿地生态系统演替和湖垸演替的根本原因。

(2) 植被生长。植被生长主要是芦苇等高秆植被的生长对洲滩生境演替过程有着推动作用。以芦苇为例，植被的作用其主要表现为：芦苇是一种挺水植物，生长于洲滩与水系的结合部位，分布在有充分水分的地区。枯水季节（泥沙含量低），芦苇降低水的流速，降低水系对洲滩的冲刷作用，而且其根系还起着保持水土的作用。在汛期，泥沙含量高，水位上升到芦苇高度时，芦苇阻碍水流，引起大量泥沙在芦苇周边浅水区沉积，当水位超过芦苇高度时，苇林形成一个类似于斜板沉淀池中的斜板层，加强泥沙在苇林中沉降，日积月累，使洲滩长大抬高，浅水区演变为洲滩。据分析（李欣等，2002），洞庭湖年均淤高 0.037m，而芦苇分布地区年均淤高 0.05m，局部地段达 0.07m 以上。新洲滩上生长芦苇，芦苇生长又引起洲滩淤涨扩大，植被的存在形成加速淤积抬高的循环过程。

(3) 人类活动。人类活动主要表现在植树造林、围垦种植、筑堤安居等几个方面。人类活动在一定程度上减缓了滩地的淤高过程，但是同时也减少了蓄滞洪区的面积。以洲滩种植杨树为例，湖南省沅江市早在 1977 年引入欧美杨在洲滩上进行试验，慢慢地形成了湖洲林业。杨树的引进改变了洲滩的原有发展规律。中水期，由于树林距水系远，杨树对洲滩扩张无影响；在汛期，当水位没有到达树冠高度时，由于种植密度低，一般为 5m×5m，树干对泥沙沉降只有少量影响，当水位到达树冠高度时，由于树冠的密度高，降低流速，泥沙沉降加剧，从而使洲滩逐渐淤高。此外，如果杨树林在洲滩成为优势物种时，芦苇接受不了充分的阳光，生长受到抑制，这样就间接地削弱了芦苇引起的洲滩扩张。洲滩人工造林抑制洲滩的扩张。同样其他人类活动，例如，围垦耕种和筑堤安居同样也减缓了滩地的淤高过程，围垦和筑堤后，洲滩的水淹过程及频率将明显降低，泥沙淤积的机会也减少，因此也就减缓了滩地淤高的过程。

2. 自然条件下洲滩生境演替过程及规律

洲滩一般的演替模式如图 5.1.59 所示。其中从水下洲到高洲一般为自然条件下的演替过程，而从高洲到民垸为人类活动作用下的演替过程。植被演替是洲滩生境演替的一个主要表现形式，以下以洞庭湖典型洲滩植被变化为例，对自然条件下洲滩生境演替过程及其规律进行分析。

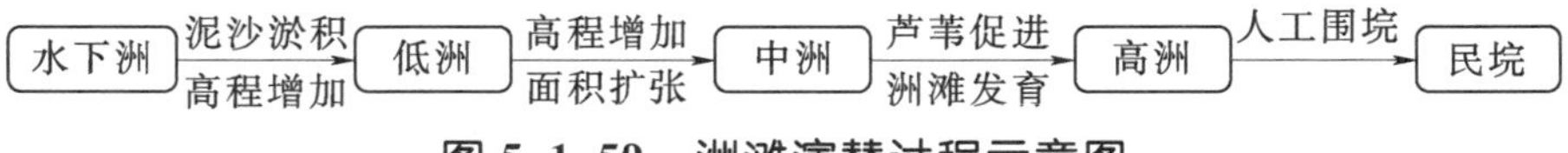

水下洲 —泥沙淤积/高程增加→ 低洲 —高程增加/面积扩张→ 中洲 —芦苇促进/洲滩发育→ 高洲 —人工围垸→ 民垸

图 5.1.59　洲滩演替过程示意图

洞庭湖湖床的抬高受力于三种外动力作用，一是与其相联系的河流水系向湖泊输送泥沙在湖床的淤积（沉积），二是湖泊水体中的水生生物残体的沉积，

三是洞庭湖断陷盆地的不均匀性沉降（有的地段表现为沉降，有的地段表现为抬升）。在三种外动力的作用下，湖床的地势在发生变化，特别是泥沙沉积速度大于地表沉降速度或处于地势抬升的湖泊地段的湖床，则湖床就会由深水湖床演变为浅水湖床，由不宜生长植物的湖床演变为适宜植物生长的湖床。在洞庭湖，一般当湖床抬高至水深3m左右时，如果泥沙淤积的厚度不影响水生植物芽的萌发，则可发生植物群落的演替。这种演替只发生于湖相沉积为主的湖床和河湖相沉积为主的湖床。因为前者沉积物增加湖床的速度很小（一般小于1cm)。后者沉积物增加湖床的速度也不大（一般小于3cm)，不会影响植物芽的萌发。而河相沉积的泥沙使湖床增高的速度加大，一般在10cm左右，特别是在入湖的湘、资、沅、澧四水和松滋、藕池、太平口三口及湖区洪道下游的出口处附近，可使湖床地势年抬高20cm以上。这样沉积速度的湖床难以发生植物群落的演替，使其处在一种迅速抬高地势的裸地阶段。

在湖相沉积湖床裸地和河湖相沉积湖床的裸地上，其植物演替系列上的群落演替轨迹相似，但是物种组成有所区别，湖相演替过程较河湖相演替过程长。因此，前者表现为以沼生植物演替为起点的演替轨迹，后者表现为水生植物为起点的演替轨迹。

3. 人类活动干扰情况下洲滩生境演替

人类活动干扰情况下洲滩植被演替为次生演替过程。所谓次生演替是指原来的植物群落由于火灾、洪水、岩崩、火山爆发、风灾、人类活动等原因大部消失后所发生的演替，是由其他地方进入或残存的根系、种子等重新生长而发生的。简单地说，原生演替就是从没有生命体的一片空地上植被类群的演替，而次生演替是在具有一定植物体的空地上进行的植被演替。洞庭湖湖区植被演替受人为因素的影响也很严重，过度放牧啃食对滩地植被的破坏，特别是春季，植被刚开始萌芽时，这时的植物被踩踏啃食后，土壤板结化，一般较难以恢复，之后的植被更替就是次生演替。另外，洞庭湖区一种典型的次生演替类型是洪水之后的植被恢复，洪水对滩地植被造成的灾害也是严重的。

4. 洲滩生境演替与钉螺扩散的关系

分别以武汉天兴洲、安徽陈家洲南滩为例，分析近年来洲滩演变与钉螺扩散的关系。洲滩的冲淤变化对于洲滩的生境有着直接的影响，例如，改变高程、改变土壤结构，从而改变植被生长和钉螺扩散。

（1）武汉天兴洲。

1）洲滩演变。武汉河段天兴洲面积23.4km^2，高程22.00～30.00m，年均降雨量1204.5mm，年均气温16.3℃，水位13.41～25.71m（平水年）。1953年曾筑长8km、高24m的民堤以防洪水，围垦土地1.4万亩。1954年大洪水冲垮南堤，全洲淹没，2900 亩土地被冲入江中；1957 年第二次围堤，向北迁移 300m，围地 1.8 万亩，居民区随之北迁。20 世纪 50 年代天兴洲左汊为主汊，枯水期分流比约为 60%，分沙比约为 63%，此后随着上游河势的变化与天兴洲汊道自身的冲淤变化，左汊逐渐萎缩，分流分沙比减小，南汊逐渐发展，分流分沙比增大；在 20 世纪 60 年代末 70 年代初，右汊分流比已大于 50%成为主汊，分沙比也约为 50%，至 70 年代后期，当枯水流量小于 1 万 m^3/s 时，分流比达 90%以上，分沙比也在 85%以上。20 世纪 80 年代中期至今，左汊枯水期小流量时已基本断流，但汛期分流比仍占 30%以上。2009 年 6 月流量为 24800m^3/s 时，左汊分流比为 19.4%，2008 年 10 月流量为 21200m^3/s 时，左汊分沙比约为 11.1%。在主支汊交替过程中，南汊滩地锐减，北汊泥沙淤积，江滩拓宽，平均年增长 490 亩，形成大片适于钉螺孳生的江滩，同时洲头在每次水患后都大片崩塌，土地内缩，洲尾则淤积增长，居民也随之逐步北移，40 年变迁使整个洲向北移动 1.2km，向下游移动 3.4km（图 5.1.60～图 5.1.62，表 5.1.56）。

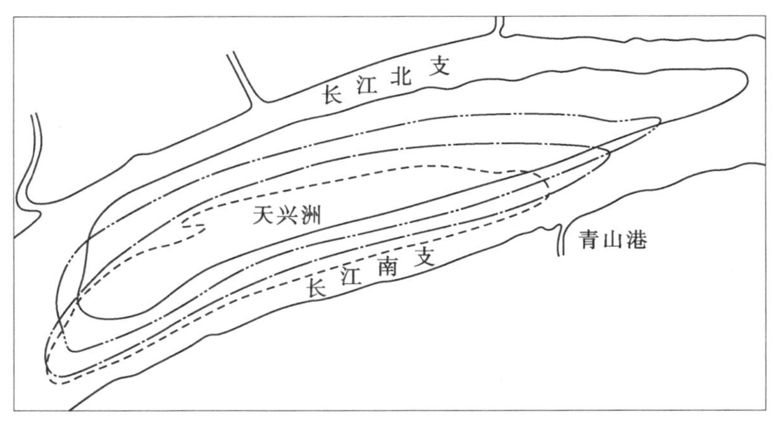

图 5.1.60　天兴洲地形历史变迁图

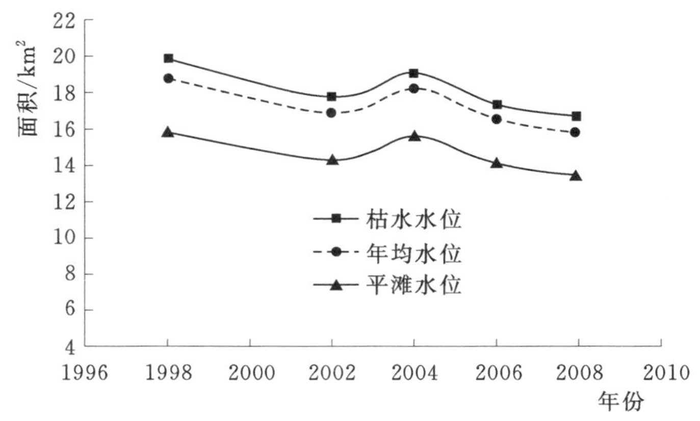

图 5.1.61　天兴洲历年洲体面积变化图

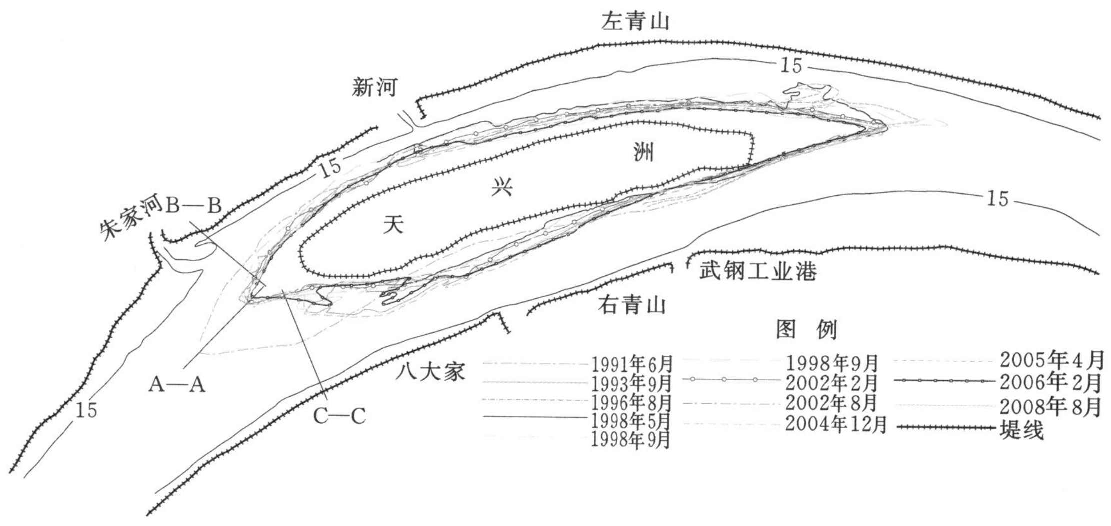

图 5.1.62 天兴洲洲等高线历年变化图（15m）

表 5.1.56 天兴洲多年变化特征值统计表

日期/(年-月)	枯水水位 15.00m 高程			年均水位 17.00m 高程			平滩水位 20.00m 高程		
	洲长/m	洲宽/m	面积/km²	洲长/m	洲宽/m	面积/km²	洲长/m	洲宽/m	面积/km²
1998-09	12860	2368	19.75	12300	2010	18.75	11900	1780	15.82
2002-10	11660	2410	17.72	11730	2050	16.85	11160	1770	14.30
2004-12	11720	2580	19.03	11610	2220	18.20	11260	1890	15.63
2006-02	11280	2470	17.29	11500	2070	16.53	11050	1780	14.01
2008-08	11450	2500	16.67	11380	2200	15.76	11150	1850	13.48

1991—1998 年，天兴洲洲头 15.00m 等高线（枯水水位）表现为冲刷下移的趋势，但下移幅度逐年减小。1998—2008 年洲头冲淤交替变化，但变化幅度较小。天兴洲头部年际间冲淤互现且以冲刷后退为主，累计冲刷后退约 1342m，其中 1996 年和 1998 年由于水流冲刷作用较大，15.00m 等高线崩退幅度较大，1998 年以后崩退幅度变小；洲头左缘年际间有冲有淤，累计冲刷后退约 418m；洲头右缘年际间、年内总体表现为冲刷后退，累计冲刷后退约 947m，其中 1998 年冲刷幅度最大。

2）洲滩变化与钉螺扩散的关系。天兴洲每年开展的钉螺“查、治、灭”均对控制钉螺面积起到较好作用。但由于江滩水位不能控制，每逢洪水年份（1980 年、1983 年、1988 年、1989 年、1991 年、1993 年）钉螺面积也受到波动（表 5.1.57）。在 1953 年围堤前，该洲为一片沙洲，无钉螺孳生，1962 年有芦苇与草滩，1963 年出现野生柳树，1966 年经林业队人为种植形成柳树林，为钉螺孳生创造了有利的条件。钉螺分布区主要在北汉江滩，对岸的府河内钉螺密度高，随水流扩散到天兴洲江滩，可见天兴洲是由泥沙淤积的河心滩发展到植被丛生、人群居住的绿洲后，受到长江洪水及邻近血吸虫病疫区的影响而逐渐演化成为血吸虫病流行区，见图 5.1.63、图 5.1.64。

表 5.1.57　　天兴洲历年螺情变化情况

年份	溃堤	钉螺面积/万 m^2	年份	溃堤	钉螺面积/万 m^2
1977	—	650.0	1986	—	498.6
1978	—	650.0	1987	—	470.3
1979	—	89.6	1988	+	595.0
1980	+	219.8	1989	—	509.8
1981	—	399.9	1990	—	355.4
1982	—	395.5	1991	+	400.8
1983	+	464.7	1992	—	454.5
1984	—	517.1	1993	+	500.7
1985	+	529.0	1994	—	487.4

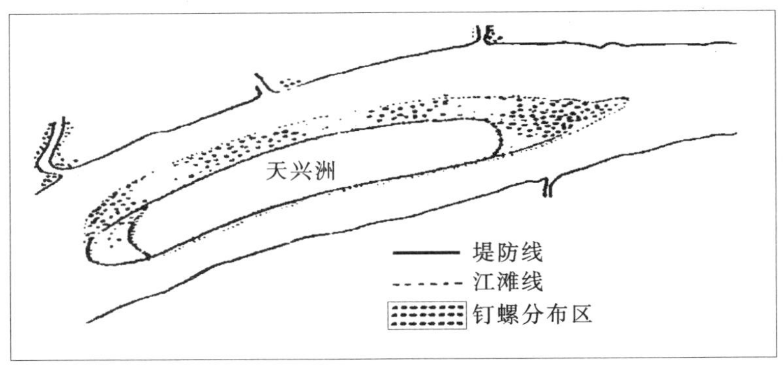

图 5.1.63　天兴洲 1977 年钉螺分布图

（2）安徽陈家洲。

1）洲滩演变。陈家洲位于长江下游和县，芜湖四台山、当涂东梁山、和县西梁山之间。洲体平面形态近似方形，长约 4km，宽约 1.5km，面积约 $5km^2$，洲高程 7.00～10.80m。三国时曹操曾经在此屯兵，由陈家牧马，故名。明中期淤出水面。现堤圈长 10km，堤高 11.5～12.0m；有耕地 3500 亩，人口 3000，种植小麦、玉米、豆类，有渡船通芜湖市四褐山与和县黄山寺。

陈家洲老洲原为血吸虫病疫区，经过多年防治，于 1974 年已查不到活螺。

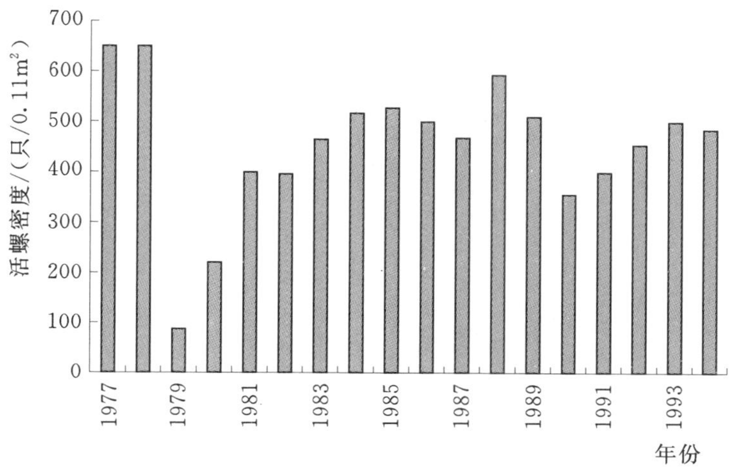

图 5.1.64 天兴洲钉螺面积变化情况

1970 年在该洲上游 400m 处形成一新生江心洲，即陈家洲南滩。该洲逐年增大，并出现植被，据史料记载和当地居民回忆，陈家洲南滩 1920—1970 年曾 3 次出水，3 次沉没，1971 年冬再次出水。当时面积仅 6.6 万 m^2，此后发展迅速，20 世纪 70 年代中期增至 198 万 m^2，80 年代末增至 400 万 m^2，至 1996 年已达 650 万 m^2。滩地最高高程 1983 年测量为 9.50m，1987 年为 10.25m，1996 年为 11.80m；最低高程由 1983 年的 7.10m 升到 1996 年的 7.50m（表 5.1.58 和图 5.1.65、图 5.1.66）。滩地高程近 13 年间每年平均增高 17.7cm。1983 年发现钉螺，1986 年发现感染性钉螺。

表 5.1.58　　陈家洲历年面积变化表

日期/(年-月)	枯水水位 0.00m 高程			日期/(年-月)	年均水位 5.00m 高程		
	洲长/m	洲宽/m	面积/km²		洲长/m	洲宽/m	面积/km²
1965-03	8840	4290	13.05	1973-05	2370	2890	6.11
1976-08	10300	1970	17.36	1993-09	5890	1780	9.47
1986-06	8790	2310	15.89	1998-10	5430	2300	9.76
1991-06	8930	2260	16.28	2001-04	5290	2170	10.31
1998-10	8690	2370	15.05	2006-05	5530	2330	10.43
2001-11	8620	2480	16.02	2008-03	5320	2460	10.42
2006-05	8060	2550	15.7				

陈家洲南滩刚形成时均为无植被沙洲。随着滩面的扩大、高程的提升以及人工开发，自然植被相继繁生。1972 年陈家洲居民为保洲固沙，种植柳树 13.3 万 m^2，以后又不断围垦、不围而垦和植芦。1978 年前后，滩地植被覆盖

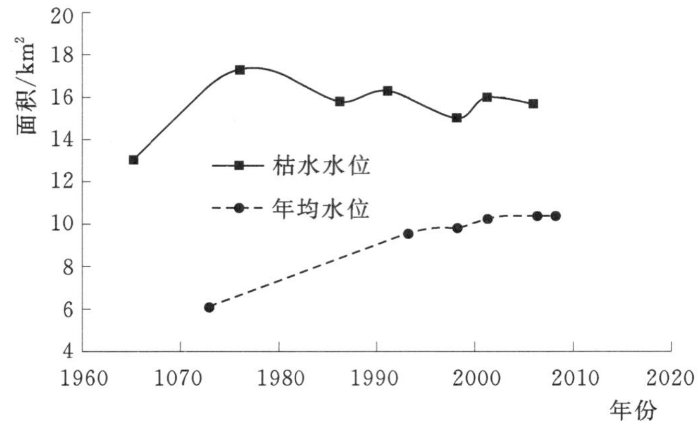

图 5.1.65 陈家洲历年洲体面积变化图

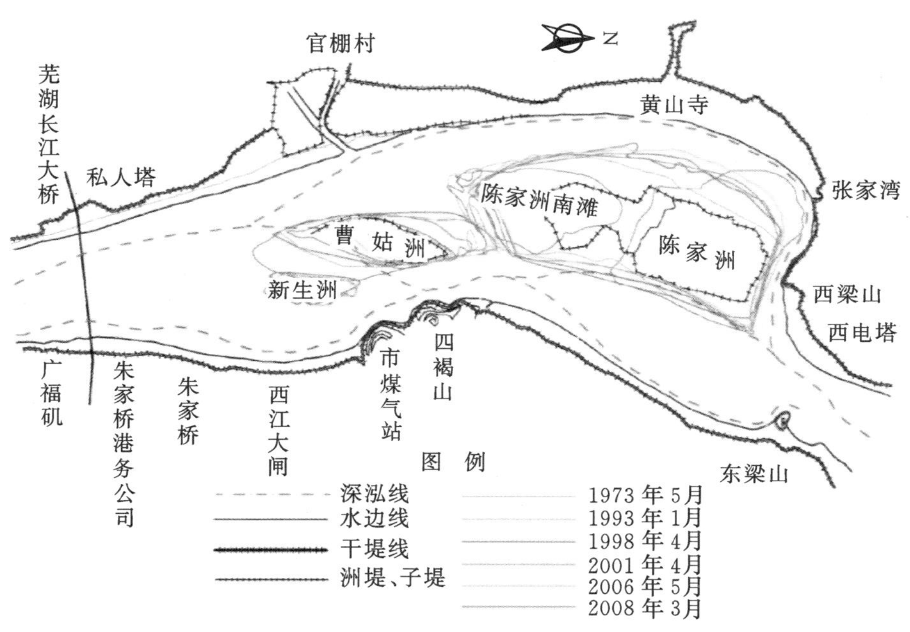

图 5.1.66 陈家洲及南滩历年等高线变化图（5m）

面已达 117.5 万 m²，占当时滩地总面积的 60.4%。20 世纪 90 年代开始综合治理滩地，砍伐柳树，改种意杨，1993 年植被覆盖面达 497.5 万 m²，占当时滩地总面积的 90.8%，至 1996 年植被覆盖面已达 617.5 万 m²，占滩地总面积的 95.0%。

2）洲滩变化与钉螺扩散的关系。陈家洲南滩的钉螺来源于长江漂浮物的携带。陈家洲南滩首次发现钉螺即为滩地东北角低洼处江水回旋的漂浮物，该处 300m 范围江水带来的漂浮物厚度可达 40cm，并以此为螺源地向滩地纵深扩散。陈家洲南滩刚发现钉螺时，钉螺密度极低，呈点状或小块状分布，此后

钉螺面积和密度逐年扩大最终导致感染性钉螺的出现。从陈家洲南滩钉螺监测结果看，滩地钉螺的出现在滩地植被覆盖后约 9 年左右，因为沙滩形成初期查螺质量不高或植被尚少，滩地上易于钉螺“安家落户”并繁殖的芦苇丛尚未形成。滩地钉螺的分布与植被分布基本一致。新兴洲滩植被形成后，一旦钉螺扩散而来，即可向整个洲滩适宜钉螺孳生的范围迅速扩散，陈家洲南滩 1983 年首次发现钉螺时面积仅 17.5 万 m^2，至 1996 年扩大至 302.4 万 m^2，钉螺面积扩大了 17.3 倍（张功华等，1998）。具体见表 5.1.59。

表 5.1.59　　陈家洲南滩植被和钉螺监测情况

年份	植被状况（面积/万 m^2）					年份	疫情状况		
	面积	柳林	芦苇	意杨	野草及农作物		监测面积/万 m^2	活螺平均密度/(只/框)	感染率/%
1971	6.6	—	—	—	—	1983	17.5	0.098	0
1972	53.0	13.3	—	—	—	1984	37.0	0.060	0
1978	198.0	13.3	13.3	—	90.9	1991	139.3	0.810	4.290
1991	400.0	19.0	10.0	35.1	75.0	1993	234.6	0.800	0.710
1996	650.0	66.5	163.9	160.0	227.1	1996	302.4	3.920	0.001

从以上两个洲滩演变过程中钉螺扩散规律可以看出，当洲滩生境演替到一定阶段，即一年内出露时间较长，有植被时才会有钉螺孳生和生存。

5.1.4.3　三峡工程运行后坝下游洲滩演变规律及对钉螺扩散影响分析

1. 三峡工程运用后长江中下游河道冲淤变化趋势

在三峡工程修建前的数十年中，长江中游河床冲淤变化较为频繁，1975—1996 年宜昌至湖口河段总体表现为淤积，平滩河槽总淤积量为 1.793 亿 m^3，年均淤积量为 0.0854 亿 m^3；1998 年大水期间，长江中下游高水位持续时间长，宜昌至湖口河段总体表现为淤积，1996—1998 年其淤积量为 1.987 亿 m^3，其中除上荆江和城陵矶至汉口段有所冲刷外，其他各河段泥沙淤积较为明显；1998 年大水后，宜昌以下河段河床冲刷较为剧烈，1998—2002 年（城陵矶至湖口河段为 1998—2001 年），宜昌至湖口河段冲刷量为 5.47 亿 m^3，年均冲刷量达 1.562 亿 m^3。从冲刷沿时间与空间分布来看，宜枝段 1981—1998 年累积冲刷泥沙 0.36 亿 m^3，1998—2001 年冲刷量为 0.33 亿 m^3，且均以枯水河槽冲刷为主；2001—2002 年则主要表现为“冲槽淤滩”，其平滩、枯水河槽冲刷量分别为 0.12 亿 m^3 和 0.14 亿 m^3。荆江河段 1981—1998 年荆江河段“冲槽淤滩”，枯水河槽冲刷量为 2.27 亿 m^3，枯水位以上河槽淤积泥沙 2.93

亿 m³；1998—2002 年河段平滩河槽冲刷量为 1.02 亿 m³，但高滩部分淤积，淤积量为 0.50 亿 m³，主要集中在下荆江。城陵矶至武汉河段 1981—2001 年总体表现为“冲槽淤滩”，枯水河槽冲刷量为 0.13 亿 m³，但中低滩部分淤积泥沙 0.87 亿 m³。特别是 1998 年大水后，河段内高滩部分 1996—1998 年淤积泥沙 2.41 亿 m³；1998—2001 年中低滩淤积泥沙 0.24 亿 m³。1981—2001 年武汉至湖口河段总体表现为“冲槽淤滩”，枯水河槽冲刷量为 1.15 亿 m³，但中低滩部分淤积泥沙 2.59 亿 m³。

三峡工程蓄水运用以来，2002 年 10 月至 2012 年 10 月，宜昌至湖口河段（城陵矶至湖口河段为 2001 年 10 月至 2012 年 10 月）总体表现为“滩槽均冲”，平滩河槽总冲刷量为 11.876 亿 m³，年均冲刷量 1.13 亿 m³，年均冲刷强度 11.85 万 m³/(km·a)。其中枯水河槽冲刷量为 10.575 亿 m³，占总冲刷量的 89%（表 5.1.60）。

表 5.1.60 三峡水库蓄水运用以来宜昌至湖口河段河道泥沙冲淤统计表

起止地点	长度/km	日期/(年-月)	冲淤量/万 m³			
			枯水河槽	基本河槽	平滩河槽	洪水河槽
宜昌至城陵矶	408	2002-10—2003-10	−9311	−10326	−13585	−17519
		2003-10—2004-10	−10641	−12454	−15033	−14855
		2004-10—2005-10	−8553	−8879	−9678	−9656
		2005-10—2006-10	−1912	−1924	−2672	−2506
		2006-10—2007-10	−7098	−6985	−5656	−6563
		2007-10—2008-10	−903	−740	−103	−275
		2008-10—2009-10	−8894	−9230	−9784	−8770
		2009-10—2010-10	−6041	−5875	−6022	−6026
		2010-10—2011-10	−8727	−8530	−8354	−7971
		2011-10—2012-10	−4863	−5591	−5749	−6299
		2002-10—2012-10	−66943	−70534	−76636	−80440
城陵矶至汉口	251	2001-10—2003-10	−1374	−2548	−4798	—
		2003-10—2004-10	1033	2033	2445	1664
		2004-10—2005-10	−4742	−4713	−4789	−5295
		2005-10—2006-10	2071	1265	1152	907
		2006-10—2007-10	−3443	−3261	−3370	−4742
		2007-10—2008-10	−104	1295	3567	—
		2008-10—2009-10	−383	−1489	−2183	—

续表

起止地点	长度/km	日　期/(年-月)	冲淤量/万 m^3			
			枯水河槽	基本河槽	平滩河槽	洪水河槽
城陵矶至汉口	251	2009-10—2010-10	−3349	−2851	−2857	—
		2010-10—2011-10	1204	1050	1586	1630
		2011-10—2012-10	−2499	−2792	−3309	−3062
		2002-10—2012-10	−11586	−12011	−12556	—
汉口至湖口	295.4	2001-10—2003-10	7230	1538	−876	—
		2003-10—2004-10	1638	908	1191	923
		2004-10—2005-10	−13705	−15150	−14995	−14761
		2005-10—2006-10	889	117	−16	−1584
		2006-10—2007-10	1343	1723	1780	1783
		2007-10—2008-10	−3284	248	1383	—
		2008-10—2009-10	−8877	−11502	−12001	—
		2009-10—2010-10	205	1973	2373	—
		2010-10—2011-10	−7331	−5674	−4904	−4627
		2011-10—2012-10	−5328	−3358	−3508	−4387
		2002-10—2012-10	−27220	−29177	−29573	—
宜昌至湖口	954.4	2002-10—2003-10	−3455	−11336	−19259	—
		2003-10—2004-10	−7970	−9513	−11397	−12268
		2004-10—2005-10	−27000	−28742	−29462	−29712
		2005-10—2006-10	1048	−542	−1536	−3183
		2006-10—2007-10	−9198	−8523	−7246	−9522
		2007-10—2008-10	−4291	803	4847	—
		2008-10—2009-10	−18150	−22221	−23964	—
		2009-10—2010-10	−9185	−6753	−6506	—
		2010-10—2011-10	−14854	−13154	−11672	−10968
		2011-10—2012-10	−12690	−11741	−12566	−13748
		2002-10—2012-10	−105745	−111722	−118761	—

注　1. 负数为冲刷，正数为淤积；

2. 城陵矶至湖口段冲淤量自 2001 年起算。

从冲淤量沿时程分布来看，三峡工程蓄水后的前三年（2002 年 10 月至 2005 年 10 月）平滩河床冲刷量为 6.012 亿 m^3，占总冲刷量的 51%，年均冲刷 2.004 亿 m^3；之后冲刷强度有所减弱，2005 年 10 月至 2006 年 10 月河床冲刷泥沙0.154亿m^3（枯水河槽则有所淤积，其淤积量为0.105亿m^3，主要集中在城陵矶以下，其淤积量为0.296亿m^3）。2006年10月至2008年10月（三峡工程初期蓄水期），宜昌至湖口河段平滩河槽冲刷泥沙0.24亿m^3（枯水河槽冲刷量为1.35亿m^3，枯水位以上河床则有所淤积，其淤积量为1.11亿m^3，主要集中在城陵矶以下，其淤积量为0.885亿m^3），年均冲刷泥沙仅为0.12亿m^3。三峡工程175m试验性蓄水后，宜昌至湖口河段冲刷强度又有所增大，2008年10月至2012年10月，平滩河槽冲刷泥沙5.47亿m^3，占总冲刷量的46%，年均冲刷泥沙1.368亿m^3。

随着水库的持续运用，坝下游河道还将继续冲刷。采用长河段一维泥沙数学模型，预测计算三峡水库蓄水运用后20年长江中游河段河床冲淤变化趋势。计算范围包括长江宜昌至大通河段（2008年地形）、洞庭湖（2003年地形）和鄱阳湖（1998年地形）；进口水沙采用20世纪90年代水沙系列；三峡水库从2008年汛末按172.00m—143.00m—152.00m蓄水运用1年（实际运用）、2009年汛末至2022年水库按175.00m—145.00m—155.00m蓄水运用（假定）。

数学模型计算结果表明（表5.1.61），水库运用至2022年末，宜昌至大通河段悬移质累计冲刷量为23.36亿t（合体积17.31亿m^3），其中宜昌至城陵矶河段冲刷量为18.76亿t（合体积13.9亿m^3）。

表5.1.61　宜昌至大通分段悬移质累积冲淤量（90年代系列）

项目	时段	宜昌至城陵矶 393.2km	城陵矶至武汉 230.0km	武汉至九江 251.0km	九江至大通 249.0km	宜昌至大通 1123.2km
冲淤体积/亿m^3	2008—2022年（5～20年）	−13.9	−3.71	−0.56	0.86	−17.31
冲淤重量/亿t	2008—2022年（5～20年）	−18.76	−5.01	−0.75	1.16	−23.36

由于宜昌至大通段跨越不同地貌单元，河床组成各异，各段在三峡水库运用后出现不同程度的冲淤变化。根据宜昌至松滋口、松滋口至太平口、太平口至藕池口、藕池口至城陵矶、城陵矶至武汉、武汉至九江各段平均河宽，计算得到水库运用的2008年至2022年年末，各段平均冲深分别为0.85m、1.16m、2.86m、3.86m、0.85m和0.11m。河道冲淤规律为“冲槽淤滩”。

2. 三峡工程运用后坝下游洲滩演变趋势

三峡工程运用后由于清水下泄，长江中下游河道总体呈现冲刷态势，三峡工程2003年运用以来的观测资料分析表明，河道冲刷以基本河槽为主。洲滩变化主要有以下规律：对于中洪水也能出露的高大洲滩，如南星洲、天星洲、乌龟洲等，三峡水库蓄水以来没有出现特别明显的变化，但年际之间洲头迎流

部位退缩，处于凹岸的洲缘逐渐崩退，以上变化造成高滩面积略有减小但高程变化不大。对于仅中枯水出露的低矮心滩，呈现出两种变化迹象。一种是处于顺直放宽段的心滩变化表现为面积不变或有所增大，滩顶高程有所淤高，如太平口心滩和石首市河段的倒口窑心滩的变化都具有以上特点。这些洲滩面积增大的同时也伴随着滩体的不断下移；另外一种是处于弯曲放宽段的心滩面积有所减小，如沙市河段三八滩、公安河段的金城洲和南星洲洲头低滩、监利河段乌龟洲洲头心滩等都具有以上特点，之所以出现以上变化，是由于这些心滩处于弯道之中，天然情况下即存在凹冲凸淤的现象，蓄水后来沙大减使得凹岸更易崩退而凸岸难以淤积，因此年际之间心滩在不断向弯道凹岸一侧移动的同时，面积逐渐萎缩。这些心滩高程的变化也分为两类，一类是年内主流稳定居于一侧，汛期心滩处于缓流区仍有沙量淤积，因而高程得到在增加，如金城洲、乌龟洲洲头心滩等；另一类是年内主流汛枯期分别居于心滩两侧，汛后落水主流移位时可能扫过滩面，因而高程不断冲刷降低，如太平口水道三八滩。

为进一步分析预测三峡工程运用后，坝下游洲滩的冲淤变化，利用长江防洪实体模型，对三峡工程运用后初期长江中游荆江河段的冲淤变化进行了试验，并对典型洲滩在未来 20 年内的冲淤变化趋势进行了分析（卢金友等，2014）。

试验初始地形采用 2008 年 10 月实测 1∶1 万河道地形。长江科学院采用 1991—2000 年系列年进库水沙条件和三峡水库泥沙淤积后出库水沙过程进行坝下游长河段长时段一维水沙数学模型计算，其计算成果为本模型试验提供边界条件。根据数学模型计算成果，对试验河段沿程水位、进口流量与输沙量及太平口分流等水沙条件进行不同时段步长概化，其中模型模拟进口的输沙量取粒径大于 0.05mm 以上部分的泥沙。模型试验时段为 2008 年 10 月至 2022 年 12 月，共计 14 年 2 个月。试验起始年 2008 年水沙条件对应于典型年系列的 1996 年入库水沙条件。试验河段为长江干流杨家脑至螺山河段，全长约 302km。试验分 3 段进行，第 1 段为上荆江杨家脑至北碾子湾段，原型全长约 128km；第 2 段为下荆江北碾子湾至盐船套段，原型全长约 80km；第 3 段为下荆江盐船套至螺山下游 4.5km 处，原型全长约 94km。

动床模型试验成果表明，三峡工程蓄水运行第 10 年（即 2012 年）、第 15 年（即 2017 年）、第 20 年（即 2022 年）杨家脑至北碾子湾河段总体河势与近期（2008 年 10 月）基本一致。随着运行年限延长，河床呈沿程逐步整体冲刷下切的趋势，深槽刷深拓展，过渡段主流整体有所下移，过渡段间主流平面摆动较大，局部区域江心洲滩及汊道段变化较为剧烈，其中以沙市河段上段、石首市河段变化尤为显著。各河段河势变化主要特征分述如下。

（1）涴市河段在三峡工程运用至第10年、第15年及第20年后，河势仍维持现有格局不变。洲滩和深槽形态与初始地形基本一致。与初始地形（2008年10月）比较，该河段河床冲淤变化特征总体表现为深槽沿程冲刷，左侧洲滩也呈现不同程度的冲刷。马羊洲右侧中部稍有淤积，下部则有所冲刷崩退，30.00m高程线最大崩退约80m。与地形相适应，2012年末该河段主流平面摆幅较小，仅下段过渡段分流点有所下移，且左、右槽主流均有所左偏。

（2）沙市河段在三峡工程运用至第10年、第15年及第20年后，与初始地形（2008年10月）比较，该河段深槽、洲滩位置与形态均发生较大的变化。主流走向依旧维持太平口心滩左右两槽并存，至荆37附近走三八滩左右汊格局。随着上游来水来沙及河势变化，太平口心滩目前左右双槽且右槽为主槽的河道形态逐步向双槽且左槽为主槽转变；三八滩汊道呈现洲体右侧切割、右汊扩大、左汊进口淤积的发展趋势。金城洲左汊一直为主汊的河势格局基本没有发生变化，主流沿金城洲左汊贴岸下行，至荆53附近逐渐向右过渡进入下游公安河段，过渡段主流整体有所下移。

（3）公安河段在三峡工程运用至第10年、第15年及第20年后，受已实施的马家嘴水道航道整治工程及右岸护岸工程影响，该河段突起洲右汊为主汊的河势格局没有发生变化，弯道中下段滩槽位置相对稳定，但河槽、洲滩冲淤变化及局部段河势调整仍较剧烈，主流走向基本维持现有格局，但上下游过渡段主流整体有所下移，突起洲汇流段主流有所右摆。

突起洲左汊进口有所淤积萎缩，突起洲右汊急剧冲刷下切，洲头及左右缘均有所冲刷崩退，2012年监测地形显示洲头30.00m等高线崩退约260m，洲体面积缩小；突起洲汇流段以下冲刷也较为严重，15m、10m深槽均有所刷深、刷长。2017年末与2012年末相比，突起洲汊道左汊继续萎缩，右汊冲刷下切较为明显，洲体头部及左右缘的上部均有所淤长扩宽，洲头较2012年向上淤长约980m；突起洲汇流段主流整体有所左偏下移，幅度也比较小。至2022年末，突起洲汊道左汊进一步萎缩，下段15m深槽淤积消失，20m、25m槽首均有所下移；右汊进口一带近岸河床冲刷下切，西湖庙附近深槽冲深，出现－5m的深槽，且深槽向左侧扩展；突起洲洲体冲淤变幅不大，仅左缘稍有所冲刷崩退；汊道汇流区相对2017年仍呈现萎缩的趋势。

（4）郝穴河段在三峡工程运行至2022年，郝穴河段滩槽相对位置未发生较明显变化，主流走向与初始情况基本一致，河床演变主要表现为杨厂过渡段主流下移、郝穴过渡段主流累计有所上提以及河槽冲刷下切与展宽。郝穴河段下段由于左岸沿线实施了周天河段航道整治工程及清淤应急工程，河段内蛟子渊右汊一直为主汊，滩槽相对位置较为稳定，主流走向基本维持现有格局，但

进口郝穴过渡段下段及下游蛟子渊过渡段主流整体有所上提。蛟子渊边滩滩头稍有所冲刷下移。

（5）石首市河段在三峡工程运行至2022年，该河段依然维持石首市河弯左、右两汊的分汊格局，左汊为主汊，左汊中的左右两槽并存，左槽右摆，右槽淤积，但局部位置滩槽仍有一定程度的调整，主要是由右岸天星洲过渡至左岸焦家铺一带时及由右岸北门口以下过渡至左岸北碾子湾一带时过渡段主流整体有所下移。

至2017年末天星洲洲体左缘冲刷崩退，30.00m高程线最大崩退150m，洲头淤积上延，与初始地形相比，30.00m高程线累计上移约640m，藕池口口门有所淤积。倒口窑心滩滩体左缘大幅度冲刷，25.00m、30.00m高程线急剧崩退，最大崩退分别约580m、340m，右缘向右淤长，右槽相应的淤积萎缩。藕池口心滩冲淤变化不大。

至2022年末，石首市河段滩槽形态与2017年基本一致，仅在天星洲左侧，深槽冲刷向上下游伸长，弯道上段20m、15m、10m深槽槽首进一步萎缩下移；倒口窑心滩进一步冲刷下移，右河槽急剧萎缩。与2017年比较，2022年该河段主流在焦家铺过渡段下段有所左移，其余部位主流变化不大。

（6）北碾子湾至塔市驿河段主要是弯曲河型，包括沙滩子弯道段和中洲子弯道段。河段中洲滩主要以边滩的形式存在，三峡工程运用至第10年后，两个弯道段河势仍维持现有格局不变。与初始地形（2008年10月）比较，该河段河床冲淤变化特征总体表现为深槽沿程冲刷，过渡段主流下挫，弯道进出口段凸岸边滩被切割冲刷。

（7）塔市驿至盐船套河段包括监利河湾和上车湾人工裁弯段。三峡工程运用至第10年后，与初始地形（2008年）比较，监利河湾段基本处于持续冲刷阶段，深槽和洲体总体形态相对稳定，河势保持现有格局。该河段最大的心滩为乌龟洲。模型试验结果表明：乌龟洲洲头及心滩形态将保持稳定，乌龟洲右缘崩退得到控制，主流顶冲点不再上提，维持右汊为主汊的格局，水流仍将继续冲刷乌龟洲右汊深槽。

（8）盐船套至城陵矶河河段主要为弯曲河道，冲淤变化具有明显的弯曲河道特点。三峡工程运行后第10年、第15年、第20年盐船套至城陵矶河段总体河势与近期（2008年）基本一致，随三峡工程运行年限的增加，河床呈沿程逐步整体冲刷下切的趋势，深槽有所刷深拓展，过渡段主流下挫，弯道顶冲点下移，主流贴岸距离下延，局部河段主流平面摆动明显。

深泓平面变化主要表现为深泓贴岸特别是弯道段贴岸距离下延、过渡段位置下移以及弯道的迎流顶冲点下移；全河段深泓均发生不同程度的冲深，其中

团结闸段、熊家洲弯道段、七弓岭弯道段、观音洲弯道段等处近岸冲刷坑冲刷强度相对较大。三峡水库运用初期不同部位断面形态均发生变化，主要表现为：顺直段河槽冲深展宽，过渡段深泓向左或向右偏移，弯道段凸岸崩退、河槽有所展宽。七弓岭等弯道出现切滩撇弯现象。

(9) 城陵矶至螺山河段在三峡工程运用第 10 年、第 15 年及第 20 年后，与 2008 年地形相比，城陵矶至南阳洲段河势没有明显改变，但总体处于持续冲刷阶段。南阳洲至螺山河段由于上游主流贴岸，右岸道人矶挑流作用有所增强。主流顶冲南阳洲头部，洲头逐渐后退，洲尾有所淤长。南阳洲右汊上段有所淤积，左汊洲体冲蚀、河槽展宽；受其影响，左汊分流比有增大的趋势。南阳洲左汊分流比的增加导致下游右岸洲滩的冲刷加强，河道展宽后右岸冲刷较大、深槽有所淤积，主流由河床中部向左岸过渡点下移。螺山水文站上下游左岸河槽冲深发展、右岸河槽淤积萎缩。

综上可见，三峡工程运用虽然来沙量大为减少，但坝下游洲滩最终的面积和高程变化决定于以下几方面的因素：

(1) 若心滩高程较高，中洪水也难以漫滩，则滩面难以淤积，滩体高程不变，仅弯道环流作用强的凹岸滩缘崩退，滩体面积有所减小。

(2) 若心滩高程较低，同时不处于弯道的凹岸，则汛期滩面可以淤积，滩体高程增加，面积增大，但其下游的洲滩会因弯道环流作用而后退，心滩淤高淤大的同时以年际之间的逐渐下移为特点。

(3) 若心滩高程较低，同时处于弯道的凹岸，则汛期滩面可以淤积，滩体高程增加，但弯道环流作用使滩缘崩退，导致其面积减小，心滩淤高、面积萎缩的同时以年际之间的逐渐横向移动为特点。

(4) 若心滩高程较低，同时汛枯期主流在其两侧周期摆动，则年内主流摆动时不断扫过滩面，使其高程降低。

从三峡水库蓄水后各河段边滩的冲淤情况来看，表现出中上部冲刷后退，尾部以低滩形式略有淤涨的特点，对于较为高大的弯道凸岸边滩，尾部新淤出的低滩有被切割的迹象。例如，沙市河段腊林洲边滩宽度逐渐减小，尾部在 2003 年新淤出低滩，至 2006 年即被切割；监利河段的洋沟子边滩头部不断后退、宽度束窄，但尾部却淤积下延，新河口边滩头部在 2005 年前还有冲有淤，2005 年后则不断后退，其尾部却呈淤涨趋势。除此之外，公安河段的吴家台边滩、郝穴河段的蛟子渊边滩，均具有以上特点。之所以出现以上现象，是由于边滩头部一般处于弯道的凹岸，而尾部处于弯道的凸岸，蓄水后水流长期处于次饱和状态，因而造成滩头的普遍后退，滩尾虽可能有淤积，但由于淤积量较少，高程低矮，因而不稳定。

结合数学模型计算成果和荆江河段的物理模型试验预测成果可知，三峡工程运用后坝下游洲滩总体处于冲刷状态，大部分洲滩滩体受到冲刷和切割，例如涴市河段马羊洲下部则有所冲刷崩退；沙市河段的三八滩汊道呈现洲体右侧切割突起洲右汊急剧冲刷下切；公安河段突起洲洲头及左右缘均有所冲刷崩退，洲体面积缩小；郝穴蛟子渊边滩滩头稍有所冲刷下移。石首市河段天星洲洲体左缘冲刷崩退，倒口窑心滩滩体左缘大幅度冲刷。城陵矶至螺山河段的南阳洲，主流顶冲南阳洲头部，洲头逐渐后退，洲尾有所淤长，左汊洲体冲蚀、河槽展宽；南阳洲左汊分流比的增加导致下游右岸洲滩的冲刷加强，河道展宽后右岸冲刷较大。而局部河段由于主流摆动导致汊道流速减小洲滩淤积，例如马羊洲右侧中部稍有淤积；三八滩汊道呈现洲体左汊进口淤积的发展趋势；倒口窑心滩滩体右缘向右淤长，右槽相应的淤积萎缩；南阳洲右汊上段有所淤积。总体来讲洲滩冲刷程度要大于淤积程度。有些洲滩由于河道整治控制变化不大，例如监利的乌龟洲。

3. 三峡工程运用后洲滩演变对钉螺扩散影响初步分析

洲滩冲淤变化对钉螺扩散的影响主要表现在两个方面：洲滩冲刷切割使得钉螺孳生的面积减少；洲滩的淤长，产生新的钉螺孳生环境。但从前述两个典型洲滩钉螺孳生过程可以看出，洲滩经过淤积、抬高、植被生长等演替过程之后才会有钉螺的孳生和扩散，即洲滩淤积导致钉螺扩散是一个长期的过程。长江泥沙淤积，形成洲滩，再到孳生钉螺可能需要10～20年的发展过程，有的可能更长。因此短期内的洲滩冲淤变化对钉螺扩散影响不大。洲滩必须淤积为高滩（中水水位以上的滩地）才有可能导致植被生长和钉螺扩散，在低滩环境下洲滩的淤积发展不会导致钉螺的扩散。

从以上的长江中下游洲滩演变规律可知，长江中下游河道在自然条件下经过长期不断的调整，河道总体冲淤达到相对平衡。加之大量河道和航道整治工程的实施使得冲淤变化较大的河段逐步得到控制，中下游洲滩冲淤幅度和面积变化也逐渐减小。虽然三峡工程运用导致下游河道冲刷，洲滩演变程度发生一定变化，但根据三峡工程运用后坝下游洲滩演变规律和趋势研究可知，三峡工程运用后由于清水下泄，坝下游大部分洲滩处于冲刷状态，并且冲刷主要位于中水水位以下的部分。因此，三峡工程运用后坝下游洲滩受到冲刷切割，滩面高程降低和滩面面积减小都不利于钉螺扩散；受到冲刷切割的洲滩滩面高程较低，而这些洲滩本身常年处于水淹状态，滩地上植被生长困难，也不适宜钉螺生长，而有植被和钉螺生长的高滩大部分有堤防工程和其他护滩工程守护，滩体受到冲刷影响较小，因此三峡工程运用后由于冲刷导致洲滩变化对洲滩上钉螺扩散的影响较小。

5.1.5　三峡工程运用后防洪形势变化对洲滩钉螺扩散的影响

三峡工程建成后，长江中游各地区防洪能力有较大提高。长江中下游防洪形势将发生一定的变化，这些变化也对中下游钉螺扩散产生一定的影响，这些影响主要表现在以下三个方面。

1. 三峡工程运用后水库拦蓄洪水可减少钉螺扩散几率

三峡工程运用后长江中下游大洪水的发生几率将大大降低。三峡水库留有防洪库容 221.5 亿 m^3，当遇到上游出现百年一遇的洪水时，利用水库拦洪可控制沙市水位不超过 44.50m，荆江河段不分洪；遇百年一遇以上或类似 1870 年洪水时，可控制枝城流量不超过 8 万 m^3/s，同时采取分洪措施，使沙市水位不超过 45.00m，保障荆江河段南北两岸防洪大堤不溃决；对全流域型和中下游型洪水进行补偿调节可减少长江中游的分蓄洪量，据计算，遇 1954 年型洪水城陵矶附近区分洪量可由 320 亿 m^3 减少到 218 亿～280 亿 m^3。同时，枯水季节，为满足水库下游通航、供水等需求，水库下泄流量较建库前增大，最小流量从建库前的 3000m^3/s 左右增大到建库后的 6000m^3/s 左右。因此，三峡水库运用后，一方面，防洪能力的提高使钉螺随洪水因溃堤或分洪而向其他地方扩散的可能性大大降低，另一方面，因水库调节，水位变幅减小，钉螺面积也可能减小。

如 2010 年 7 月 14 日长江上游来流量接近 7 万 m^3/s。根据 1998 年洪水情况和沙市站的水位流量关系（图 5.1.67、图 5.1.68），如果 7 万 m^3/s 流量的洪水直接进入中下游，沙市、监利等水位将远远超过警戒水位，甚至防洪保证水位，荆江河段可能分洪，许多洲滩民垸可能蓄水、过水。而经过三峡水库调

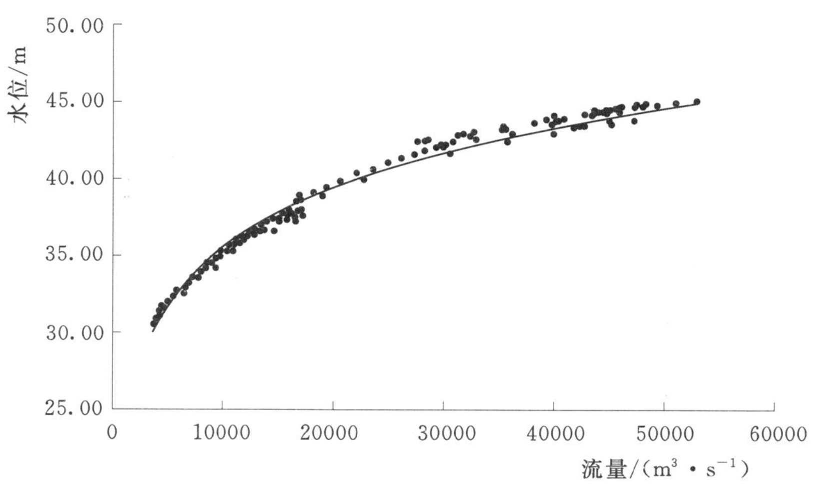

图 5.1.67　沙市站 1998 年水位流量关系图

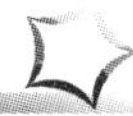

节后下泄流量不超过 4 万 m^3/s，荆江的防洪压力得到有效缓解，沙市和监利水位也在警戒水位以下，下游洪水淹没面积也大大减小，而长江中下游沿江江滩大部分为钉螺扩散区，洪水淹没面积的减小也就意味着钉螺扩散区域的减小。

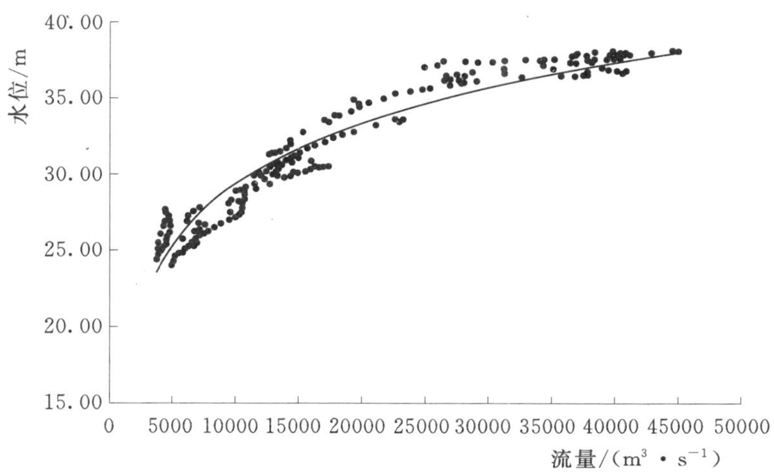

图 5.1.68　监利站 1998 年水位流量关系图

2. 三峡工程运用后分蓄洪区运用几率减少，钉螺从垸外扩散到垸内的几率减少

以防御 1954 年同样洪水为目标，为保障重点地区防洪安全，长江中下游安排了 40 处可蓄滞洪水约 627 亿 m^3 的蓄滞洪区。其中荆江地区 4 处，蓄洪容积 71.6 亿 m^3；城陵矶附近区 25 处，其中洞庭湖区 24 处，洪湖区 1 处，蓄洪容积约 345 亿 m^3；武汉附近区 6 处，蓄洪量约 122 亿 m^3；湖口附近区 5 处，其中鄱阳湖区 4 处，蓄洪容积约 26 亿 m^3，华阳河区 1 处，蓄洪容积 62 亿 m^3。

目前，已建分洪闸的蓄滞洪区有荆江分洪区、杜家台蓄滞洪区、围堤湖蓄洪垸和澧南蓄洪垸。荆江和杜家台 2 个蓄滞洪区自分洪闸建成后进行过分洪，发挥了削减洪峰、蓄纳超额洪水、降低洪水位的作用。分蓄洪区作为长江中下游防洪体系中的关键环节，在长江中下游防洪中发挥着重要的作用，尤其在特大洪水情况下，为保障荆江大堤和重要城市的防洪安全发挥着关键的作用。但由于长江中下游沿江区域为钉螺扩散区和血吸虫病疫区，分蓄洪区的使用也将带来钉螺扩散的问题，尤其是使钉螺从垸外扩散到垸内导致以前已经消灭了钉螺的区域重新孳生钉螺，这对血吸虫病和钉螺扩散的控制带来很大的困难。

三峡工程运用后，由于三峡工程的调蓄洪水作用，中下游分蓄洪区的使用几率将大大减小。依据《长江流域防洪规划》，三峡工程建成后，遇 1954 年型洪水，荆江地区可不分洪。根据分蓄洪区基本情况可知再遇到 1954 年洪水，在有三峡工程调蓄的情况下荆江将有 1465.3km² 的分蓄洪区可以不启用，也就是将有 1465.3km² 区域不会因为大洪水而引起钉螺扩散。

3. 三峡工程运用后“平垸行洪、退田还湖”压力减小，有利于控制钉螺扩散

1998 年洪水后为了满足长江中下游防洪需要，实施了“平垸行洪、退田还湖”策略。通过平退民垸增加洪水时滞水面积和湖泊面积，从而降低洪水水位。但该措施实施后对钉螺和血吸虫病影响明显。三峡工程运用后“平垸行洪、退田还湖”压力减小，这样就避免了新的废弃垸产生、也避免废弃垸内的钉螺扩散和血吸虫病的流行，同时也降低了长江中下游江滩和湖区洲滩防控钉螺扩散的难度（卢金友等，2011）。

5.2　引、调水工程对钉螺扩散的影响

5.2.1　引水涵闸对钉螺扩散的影响

目前，血吸虫病流行的主要疫区位于长江中下游，覆盖湖北、湖南、江西、安徽和江苏等 5 个省份，面积 80 余万 km²，人口和生产总值均超过全国的 20%。该区域人口众多，经济发达，同时又是我国重要的粮食和淡水产品产区，社会经济发展对水资源有大量需求。为满足巨大的用水需求，长江中下游沿江建设了许多引水涵闸泵站，据不完全统计，湖北省长江干流沿江闸站情况如下：沿江涵闸 206 座，其中中型以上规模的涵闸 15 座，设计流量 18024.3m³/s；设计流量 20m³/s 以上的 57 座，设计流量 19692.63m³/s（包括荆江分洪闸 8000m³/s，龙口大闸 3670m³/s，富池大闸 2960m³/s 等）。沿江泵站 125 座，其中中型以上规模的泵站 55 座，装机容量 318064kW❶。涵闸类型大多数为敞开自引水式，容易导致钉螺由闸外洲滩河道向闸内的灌区扩散，存在极大的风险。

长江中下游平原地区农田，主要是引江河、湖泊水灌溉。多数地区引水方式是在防洪大堤上修建引水灌溉涵闸，闸后修建灌溉渠道，汛期 4—10 月，当江河水位上升高于垸内农田时，利用水位差引水自流灌溉，江河水经灌溉渠道进入农田。而 4—9 月正好是农作物种植、生长需水时期。由于这种灌溉方法简单、成本低廉，因而被广泛采用。

❶ 长江水利委员会长江科学院，三峡工程运用后长江中游湖北段河势与闸站工程影响及对策研究总报告，2010。

引水灌溉涵闸是湖区钉螺由垸外向垸内扩散的主要原因。钉螺扩散途径是：江湖水—引水涵闸—干渠—支渠—农田（图 5.2.1），钉螺经灌溉用水不断由垸外扩散至垸内灌溉渠道。2012 年，湖南省血吸虫病防治所对洞庭湖区县（市、区、农场）进行了全面的灌溉涵闸扩散钉螺情况调查，结果表明，湖区共有涵闸 589 座，其中可进螺闸 190 座，已改造 69 座；进螺闸 49 座，已改造 8 座。引水闸闸内钉螺出现率明显高于排渍闸，涵闸外有螺时闸内钉螺出现率明显高于闸外无螺时（王毓洁等，2012）。涵闸外洲钉螺是闸内钉螺的主要来源，而引水灌溉是钉螺扩散入闸内的主要途径。

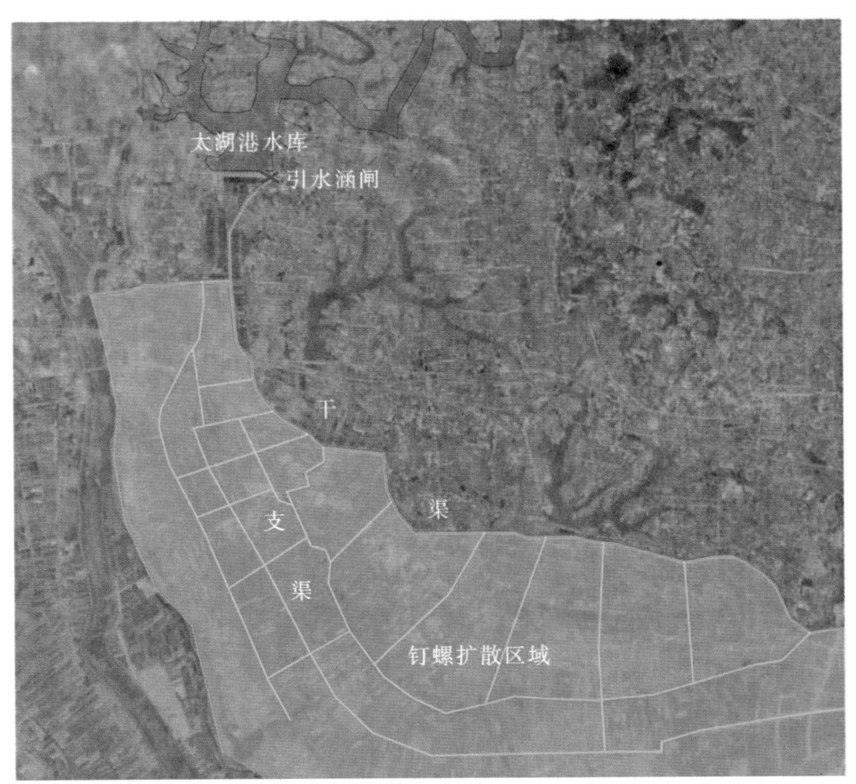

图 5.2.1　荆州太湖港区域钉螺通过涵闸扩散示意图

以湖北省四湖流域为例，荆州太湖港灌区引水涵闸，设计引水流量 $3m^3/s$，实际运行引水流量一般不超过 $2m^3/s$，灌区有螺面积 402.73 万 m^2（2007 年）。公安县九下渠设计引水流量 $8m^3/s$，灌区有螺面积 126 万 m^2。洪湖市汉河镇槎头村引水涵闸引水流量 $5m^3/s$，灌区有螺面积 105.19 万 m^2。

5.2.2 调水工程对钉螺扩散的影响

由于我国水资源分布十分不均，区域性缺水问题越来越突出，导致一系列的生态与环境和社会经济问题。大规模、长距离、跨流域的调水也成为重新分配水资源，缓解缺水地区供需矛盾的主要途径。但同时，调水工程引起的生态环境问题以及疾病传播问题，越来越引起人们的关注。

我国北纬 33°15′以南地区是钉螺自然生长的区域，血吸虫病疫区也分布在该区域内。在疫区的调水工程，存在着钉螺扩散的风险。这些工程都会涉及到长江中下游流域有螺区域，都有可能将这些区域的钉螺扩散到已经灭螺的区域，使血吸虫病重新在非疫区流行。目前北纬 33°15′以南地区规划和在建的大型引水工程中，引江济汉工程是调水量最大的工程之一。该工程是南水北调中线工程汉江中下游四项治理工程之一，从长江荆江河段引水至汉江兴隆以下河段，其主要任务是减免中线工程调水后汉江兴隆以下河段水量减小的不利影响，改善该河段的水环境和东荆河沿线的城镇供水和农业灌溉用水条件（图 5.2.2）。该工程运用开放式的调水方式使其存在钉螺扩散和血吸虫病传播的高风险。以下以引江济汉工程为例分析调水工程对钉螺扩散的影响。

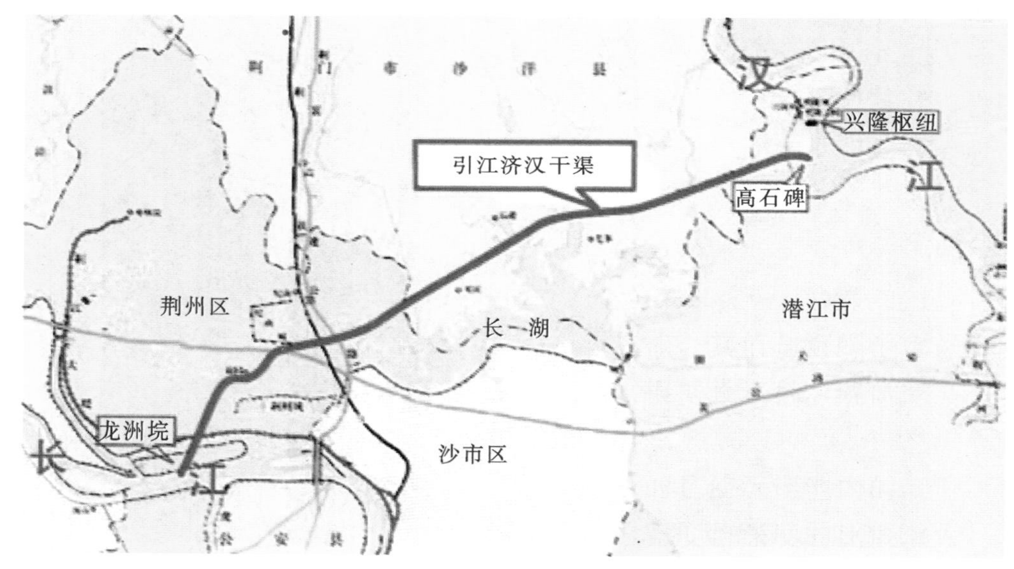

图 5.2.2　南水北调中线引江济汉工程示意图

5.2.2.1　引江济汉工程区血吸虫病流行状况

1. 取水区血吸虫病流行现状

引江济汉工程取水口位于沮漳河口下游 3.3km 处。沮漳河为长江中游荆江河段北岸的一级支流，由东支漳河与西支沮河在两河口汇合后称为沮漳河，流经当阳、枝江、荆州市（区）和草埠湖、菱湖农场，原由沙市御路口入长江。1993 年下游整治改道，从鸭子口开挖新河、将河口上移 15.5km，于临江寺汇入长江。全流域面积 7284km^2，两河口以下干流长 97.6km，改道后为

82.0km。沮漳河两河口以下干流两岸设有堤防243.7km，保护七个乡镇、两个国营农场共有2.87hm^{2}耕地和20.4万人。引江济汉工程航道入口位于长江外滩荆州区李埠镇的龙洲垸，其上游4.65km即为沮漳河水系下游。沮漳河水系全长290km，有螺滩面56km，在枝江市境内总长38.2km，有螺滩面28km，滩面面积437.36hm^2，其中有螺面积216.54hm^2，涉及七星台镇的8个村，受威胁人口近2万人。沮漳河水系涉及到枝江、菱角湖、草埠湖和荆州李埠等4个县、市、区农场，水系外滩高低不平，坑潭密布，杂草丛生，非常适合钉螺孳生，同时整个外滩也是天然牧场，常年有数百头耕牛在此放牧，沿河居民在此劳作而频繁接触疫水，形成血吸虫病流行的恶性循环（彭汛，2011）。2003—2007年沮漳河流域血吸虫病疫情状况见表5.2.1。

表5.2.1　2003—2007年沮漳河流域血吸虫病疫情状况

年份	病情				螺情/hm^2		
	人群/人		耕牛/头		钉螺面积	垸内	垸外
	检查数	病人数	检查数	病牛数			
2003	84067	4984	12777	175	294.30	239.55	56.35
2004	42940	2025	12647	409	301.01	244.27	53.18
2005	127007	7009	25424	584	355.94	333.94	22.00
2006	49301	5255	11520	937	339.96	317.96	22.00
2007	231995	4049	15102	366	337.11	315.11	22.00

2. 工程区血吸虫病流行状况

（1）荆州区血吸虫病流行状况。引江济汉通航工程渠首位于荆州区李埠镇长江外滩龙洲垸，渠经李埠、纪南、郢城3个镇以及太湖农场，工程在境内穿越及相邻的主要排灌渠道有龙洲临江寺灌渠、龙洲主排渠、港南渠、港北渠、港中渠、港总渠、纪南渠、庙湖、海子湖等水系。

荆州区是湖北省血吸虫病重度流行区之一，据2007年调查，有血吸虫病人8392人，感染率为1.77%；晚期血吸虫病人135人，急感1人；病牛366头，感染率为5.24%；钉螺面积325.61hm^2。

工程区涉及的李埠、纪南、郢城3个乡镇均为血吸虫病流行区，但工程经过的地段（工程渠在此交叉穿越）除渠首附近的太湖农场的港南渠、港北渠、港总渠、红卫渠为有螺渠道外，渠道经过境内的其他地方和水系均为血吸虫病非流行区。工程通航工程连接渠开口处龙洲垸的沿江村和天鹅村均为无螺区，也未发现血吸虫病人。工程区涉及的李埠、纪南、郢城3个乡镇血吸虫病疫情状况见表5.2.2。

表 5.2.2　　工程区涉及荆州区3个乡镇血吸虫病疫情

乡镇	疫区村数/个	人口数/人	现有病人数/人	历史有螺面积/hm^2	现有螺面积/hm^2	钉螺密度/(只/0.11m^2)
李埠镇	4	7670	35	51.94	0.12	0.33
太湖农场	2	1220	45	63.14	6.68	2.35
郢城镇	3	3967	23	0.00	0.00	0
纪南镇	7	14607	2	10.13	9.00	2
合计	16	27464	105	125.21	15.80	—

（2）沙洋县血吸虫病流行状况。引江济汉工程经过沙洋县境内3个镇，从荆州区李埠的雷湖村邻近处接水的梅林村开始至出沙洋境内的荆潜村为止（全长33.44km），渠道线路远离血吸虫病流行区，该县血吸虫病流行区位于东北面的马良镇以及西北面的五里铺镇，而工程渠位于该县境内的南面，整个渠道途经的环境均为血吸虫病非流行区。至今为止，渠道途经环境尚未发现钉螺，也未检查出血吸虫病人。

（3）潜江市血吸虫病流行现状。引江济汉工程在潜江境内只涉及高石碑镇的2个村，整个工程在境内全长6.2km，渠道途经的范围远离血吸虫病流行区，渠道途径两岸1km内均为无螺区，潜江境内接长湖的渠线为无螺区，工程出长湖的雷潭村周边为大片堤外旱田耕种区，该环境不利于钉螺生存。境内工程渠途经交叉的东干渠上游目前尚未发现钉螺，但东干渠在距下游8km处为血吸虫病流行区，钉螺对其上游构成扩散的威胁。2003—2007年工程区的荆州区、沙洋县、潜江市血吸虫病疫情状况见表5.2.3。

表 5.2.3　　2003—2007年工程区血吸虫病疫情状况

年份	病情				螺情/hm^2		
	人群/人		耕牛/头		钉螺面积	垸内	垸外
	检查数	病人数	检查数	病牛数			
2003	300633	24549	17179	1352	2630.50	2521.49	52.28
2004	134990	11681	13457	903	2398.84	2337.67	36.50
2005	132158	16902	24552	1348	2343.41	2316.74	18.67
2006	134912	17946	23527	1549	2283.78	2265.11	18.67
2007	324491	23067	26088	951	2159.85	2090.18	18.67

3. 汉江中下游血吸虫病流行现状

血吸虫病流行区主要分布在补水区境内的仙桃市、汉川市、武汉市蔡甸

区。2004 年 5 月，对上述区域以工程渠道线路为中心向两岸分别延伸 1km 的范围内进行血吸虫病疫情调查，调查结果显示，目前汉江江滩从潜江至武汉段尚未发现钉螺分布，但潜江市、天门市、仙桃市、汉川市、蔡甸区、东西湖区的汉江干堤以内均是血吸虫病疫区，以上地区 2003—2007 年血吸虫病疫情状况见表 5.2.4。

表 5.2.4　2003—2007 年汉江中下游血吸虫病疫情状况

年份	病情				螺情/hm^2		
	人群/人		耕牛/头		钉螺面积	垸内	垸外
	检查数	病人数	检查数	病牛数			
2003	903491	79917	57254	2866	21555	6322	15233
2004	494023	71138	42207	2216	21322	5988	15334
2005	419936	78029	69826	3463	21162	5774	15388
2006	397372	72167	67792	2476	20956	5549	15407
2007	1023379	55503	67789	2169	20730	5323	15407

4. 东荆河流域血吸虫病流行现状

东荆河于潜江泽口接汉江，自潜江谬刘月入潜江境内，向东流经新沟镇、杨林关、北口至雷家台过洪湖市与仙桃市的分界线，经汉阳至沌口入长江，全长 140km，其中在潜江境内流程 37.4km，流域面积 417.5km^2。2003—2007 年东荆河流域血吸虫病疫情状况见表 5.2.5。

表 5.2.5　2003—2007 年东荆河流域血吸虫病疫情状况

年份	病情				螺情/hm^2		
	人群/人		耕牛/头		钉螺面积	垸内	垸外
	检查数	病人数	检查数	病牛数			
2003	1251913	104920	78462	4372	2630.50	2521.49	52.28
2004	737661	53310	67911	3924	34460.38	6106.61	28353.77
2005	549414	106296	81401	4402	34239.65	5921.42	28317.99
2006	498270	106321	81794	3383	33950.04	5631.87	28318.17
2007	1004083	101805	99406	3134	33505.02	5186.81	28318.21

5.2.2.2　引江济汉工程区钉螺扩散的风险

1. 取水扩散钉螺的风险

(1) 取水口扩散钉螺的风险。引江济汉工程取水口位于荆州区的龙洲垸，距离沮漳河出口下游约 3.3km。沮漳河水系全长 290km，其中有螺滩面 56km. 在枝江市境内总长 38.2km，有螺滩面 28km；滩面面积 437.36 万 hm^2，其中有螺面积 216.54 万 hm^2（朱红等，2010）。因取水口上游沮漳河洲滩有钉螺分布，且沮漳河河滩属钉螺分布密集区，因此，如不采取工程措施，存在钉螺随水流和漂浮物向下游输移至取水口进入引水干渠扩散到汉江的风险。

其敏感区可能主要有两处：一是枝江沮漳河河滩，尤其在长江汛期，夏季钉螺大量产卵孵化，草本植物生长茂盛，使沮漳河河滩钉螺密度大大增加，可随河水和漂浮物向下游扩散的钉螺数目增多。二是引江济汉工程引水口，一旦钉螺随漂浮物等载体向沮漳河下游扩散，取水口将受到威胁。

（2）取水方式扩散钉螺的风险。进出口控制建筑物包括进口龙洲垸进水闸、闸后沉沙池和沉螺池、池后龙洲垸泵站、泵站节制闸、荆江大堤防洪闸以及与荆江大堤防洪闸平行布置的荆江大堤船闸、出口高石碑出水闸等。

从渠道 5—9 月自流引水保证程度分析，如果水位低于取水口高程 26.5m 时，取水方式采用泵站引水，则基本是在中层取水，取水时难于避免上游带来的随水漂浮物将钉螺带到输水渠道，相应带来血吸虫病传播的风险。

2. 输水扩散钉螺的风险

（1）河渠交叉建筑物扩散钉螺的风险。工程经过血吸虫病重疫区荆州市，工程区涉及的长江垸内荆州市李埠、纪南、郢城 3 个乡镇以及太湖农场为血吸虫病流行区。渠道沿线穿过 40 多条大小河流及沟渠，其中流量较大的有港总渠、拾桥河、殷家河、西荆河、兴隆河，其余均为当地灌溉、排水渠道，流量较小。根据血吸虫病流行现状调查，港南渠、港总渠渠道及沿线有钉螺分布。洪水由泄洪闸排到引水干渠内，可导致钉螺扩散到引水干渠。

其敏感区主要有两处：一是渠道跨越的港南渠、港北渠、港总渠、红卫渠等均为有螺渠道，由于洪水期是钉螺传播较严重的时期，在洪水通过引江济汉渠道时就有可能将港南渠、港总渠的钉螺携带入引江济汉渠道而随渠水传播到汉江下游补水区。二是渠道河湖连接段、河渠交叉建筑物等。

（2）输水渠线扩散钉螺的风险。输水渠线在太湖港一段是血吸虫病发病率较高的地区，渠道输水后，沿线有螺渠道与干渠平交的渠道在工程处理不当或措施不到位的情况下，周边的疫水则有可能进入输水渠线，沿渠道输送到引江济汉工程沿线和汉江下游，将引起钉螺的扩散。另外，洪水期随着上游漂浮物增多，在渠首格栅设施受损的情况下，钉螺随载体进入输水渠道的机会将会增多，将增大输水渠线钉螺扩散风险。

3. 供水扩散钉螺的风险

工程的供水对象由汉江干流和东荆河两部分组成。

(1) 对汉江中下游河道扩散钉螺的风险。汉江从潜江到武汉市，其间有些河段河滩宽窄不一。如天门有的河滩上千米宽，而且还有一些矮堤民垸。从潜江到武汉的河道弯曲蜿蜒，这些环境的表层土壤和植被都适合钉螺孳生，只是目前尚未发现钉螺。一旦钉螺扩散到汉江中下游河滩，钉螺很容易孳生繁殖。

(2) 对东荆河流域扩散钉螺的风险。东荆河目前的功能只是汛期汉江的一个行洪道。东荆河潜江以下的河滩环境复杂，钉螺密布。因东荆河补水仅考虑农业灌溉和城镇供水要求，据此确定东荆河补水设计流量为 100m^3/s。同时根据规范规定，加大系数取 1.1，故东荆河的补水加大流量确定为 110m^3/s。

由于东荆河流经的潜江、仙桃、监利、洪湖、汉南区、蔡甸区等县市区共有排灌涵闸 82 座，这些涵闸引水灌溉可将东荆河滩的钉螺扩散到垸内。除目前已纳入四湖流域洪湖市东荆河水利血防工程新建的郭口闸、施港闸和万家坝闸沉螺池外，尚有 54 座涵闸仍有扩散钉螺的风险。

4. 航运扩散钉螺的风险

(1) 上游沮漳河对航运扩散钉螺的风险。通航船闸上游沮漳河洲滩有钉螺分布，而船闸位于沮漳河出口下游约 4.65km，在丰水期钉螺可随水流和漂浮物向下游扩散，在没有采取任何打捞漂浮物防螺措施的情况下钉螺势必将直接通过通航船闸进入干渠，进而扩散到汉江中下游。枝江市沮漳河沿岸 2003—2007 年钉螺调查情况见表 5.2.6。

表 5.2.6　　枝江市沮漳河沿岸 2003—2007 年钉螺调查情况

年份	村名	调查有螺面积/hm^2	活螺平均密度/(只/0.11m^2)	活螺最高密度/(只/0.11m^2)
2003	赵楼子村	0.1	5.2	18
	孙家港村	0.01	2.1	22
	东林村	4.07 (垸外)	0.85	6
2004	东林村	16.71	0.65	8
2005	东林村	3.4 (垸外)	0.97	12
2006	东林村	2.27 (垸外)	0.2	3
	鸭子口村	1.06 (垸外)	0.1	1
	孙家港村	0.02	19	59
	江会寺村	0.02	1.75	4
2007	东林村	0.23	0.68	3
	陈家港村	0.07	9	21
	赵楼子村	0.04	8.2	23

（2）船闸进口扩散钉螺的风险。已有研究表明，由于船闸充泄水系统的进口位于枯水位以下，一般情况下不会成为钉螺进入闸室的通道。钉螺进入船闸下游渠道的途径有2个，当船闸上闸门打开时吸附在漂浮物上的钉螺随漂浮物进入闸室内；钉螺吸附在船体上随船进入闸下游渠道。

（3）通航船体扩散钉螺的风险。有报道大型拖船和驳船由于船速较快，未见有携带钉螺的情况；但是在疫区湖泊对渔船的观察，发现渔船有携带钉螺的现象。因此，存在船体携带钉螺，特别是渔船及其渔具等携带钉螺而扩散的风险。

5.2.3 防止引、调水工程引起钉螺扩散的对策措施

引、调水工程是将原本不连通的水系连通，或将一个水系的水引入另一个缺水的区域。涵闸和取水口就成为了二者连通的关键节点，也成为钉螺扩散的关键节点。

灌溉涵闸在钉螺扩散方面最大的风险在涵闸进口，可以通过改造增设沉螺池或改由涵管中层取水来控制钉螺扩散；另一方面风险则在于渠道内部孳生钉螺，可以通过硬化渠壁、渠底，破坏钉螺的繁殖、孳生自然环境，达到消灭钉螺的目的。

以引江济汉为例的大型引调水工程，其取水输水过程均存在扩散钉螺的风险，而且由于这类工程一般引水量较大，输水距离较远，钉螺扩散风险也更大，需要针对不同的扩散敏感区域制定针对性的控制措施，例如在引江济汉工程取水口增设大型的结合沉沙池的沉螺池来控制钉螺扩散。

5.3 平垸行洪、退田还湖工程对钉螺扩散的影响

地处长江中下游的江汉平原、洞庭湖区、鄱阳湖区和安徽省江湖洲滩地区，是我国血吸虫病主要疫区，钉螺分布面积和血吸虫病人数均占全国的90%以上。长江中下游水灾频繁，特别是1998年的大洪水，使人民生命、财产遭受巨大损失。为根治水患，改善人民生产、生活条件，促进社会、经济可持续发展，1998年后，长江中下游江湖实施了一系列平垸行洪、退田还湖、移民建镇工程，从而改变了这些区域的生境状况，进而对钉螺扩散和血吸虫病传播产生影响[❶]（卢金友等，2011），本章根据监测资料分析了平垸行洪、退田还湖工程实施后钉螺分布和血吸虫病疫情的变化规律，并提出了相应的防控

---

❶ 长江水利委员会长江科学院，水利工程对血吸虫病扩散的影响及工程防治新技术研究报告，2007。

策略。

5.3.1 平垸行洪、退田还湖工程实施情况

根据湖北省政府关于平垸行洪、移民建镇的计划，截至 2006 年 3 月，平垸行洪具体情况如表 5.3.1 所示。

表 5.3.1　　湖北省沿江平垸行洪情况

河段	实际实施圩垸总计			面积/km²			容积/亿 m³		
	单退	双退	合计	单退	双退	合计	单退	双退	合计
长江干流	145	48	193	634.5	129.9	764.41	29.16	5.34	34.5
支流及内湖		5	5		15.54	15.54	16.86	5.53	22.39
小计	145	53	198	634.5	145.44	780.0	46.02	10.87	56.89

湖南省平垸行洪、退田还湖分三期实施，第一期从 1998 年开始，实施堤垸 143 个，移民人数 17.98 万人，实际实施占规划的 95%以上；第二期从 2000 年开始，实际实施堤垸 119 个，移民人数 13.8 万人；第三期从 2004 年开始实施，目前实施堤垸 19 个，移民人数由于大安全围垸（钱粮湖、共双茶垸等）专家论证意见和其他问题而往后拖延，一些地方仅进行基础工作，截至 2006 年仅完成计划的 59.76%。平垸行洪和退田还湖工程实施后可以恢复长江水面 2900km²，增加蓄洪容积 130 亿 m³。移民的具体安置包括筑安全平台和围区、就地后靠安置和外迁安置三种方式。湖南省退田还湖、平垸行洪基本情况如表 5.3.2 所示。

表 5.3.2　　湖南省移民建镇分期规划及完成情况

实施批次	年份	规划实施			实际实施		
		堤垸数/个	搬迁户数/户	移民数/人	堤垸数/个	搬迁户数/户	移民数/人
第一期	1998	154	51333	189265	143	49600	179802
第二期	2000	126	41000	145275	119	38950	138011
第三期	2004	34	128216	481425	19	71800	269598
合计		314	220549	815965	281	160350	487609

江西省规划 1998 年至 2000 年年底平垸行洪、退田还湖、移民建镇工程共需平退圩堤 418 座，其中双退 184 座，单退 234 座。以湖口水位（吴淞高程）22m 计算，鄱阳湖共增加还湖面积 1287km²，增加蓄洪容积 67 亿 m³。先后实施两期移民建镇工程，共计移民 14.6 万户、60.04 万人。

安徽省规划平退 331 个圩垸，迁移 9.81 万户、37.68 万人。

5.3.2　平垸行洪、退田还湖工程实施后血吸虫病疫情变化

5.3.2.1　湖北省平垸行洪、退田还湖洲垸的血吸虫病疫情变化

1. 试点洲垸平垸行洪及血吸虫病疫情基本情况

试点的石首市复兴洲、江夏区三角洲、团风县罗霍洲、黄州区叶露洲分别位于长江湖北省境内的上、中、下段，其洲滩高程（吴淞）分别为 34.20m、21.50m、20.50m、20.00m。江夏区三角洲、黄州区叶露洲地处沿江，属洲垸型血吸虫病流行区，石首市复兴洲、团风县罗霍洲地处长江江心洲，属洲岛型血吸虫病流行区。1998 年均遭受了溃口或扒堤行洪，行洪洲垸经历了长达两个多月的渍涝。1998 年灾后开始平垸行洪，整体搬迁，并移民建镇于无螺安全区。几年来，4 个洲垸的居民虽然安居在长江大堤内的无螺区，但生产安置难以到位，绝大多数居民仍回原居住地从事农副业生产，因此，平垸行洪的洲垸采取堵口复堤，呈退居不退耕的状况。农业种植以水稻、棉花、油菜、蔬菜为主，有的兼营水产和畜牧业。洲滩主要植被为芦苇、杂草、意杨等。4 个平垸行洪观察点血吸虫病疫情概况见表 5.3.3。具体调查研究分为两个阶段，第一阶段对 4 个洲垸从 1998 年到 2002 年的情况进行普查，第二阶段是对黄州区和江夏区进行试点分析，时间为 2002—2005 年。

表 5.3.3　　4 个平垸行洪典型洲垸血吸虫病疫情概况

调查内容	四县市情况	4 个观察点情况	占 4 县市区百分比/%
疫区乡镇数/个	33	8	24.24
疫区人口数/人	792460	190123	23.99
现有钉螺面积/hm^2	9660.27	5961.93	61.72
垸内钉螺面积/hm^2	71.47	20	27.99
垸外钉螺面积/hm^2	9588.8	5941.93	61.97
现有病人数/人	18134	11927	65.77
现有病牛数/头	944	465	49.26

2. 试点洲垸第一阶段调查结果分析

（1）钉螺情况。黄州区叶露洲钉螺面积 2002 年比 1999 年上升 12.71%（增加 80.04hm^2），石首市复兴洲钉螺面积 3 年间有些波动，其他洲滩钉螺面积维持原状（表 5.3.4）。活螺密度江夏区三角洲 1999—2001 年呈下降趋势，但 2002 年大幅回升；黄州区叶露洲 2000 年有较大下降，但 2001—2002 呈上

升趋势；团风县罗霍洲呈上下波动；石首市复兴洲维持不变，均为 0.05 只/0.11m^2（表 5.3.4）。江夏区三角洲、团风县罗霍洲、黄州区叶露洲均有阳性钉螺分布，其阳性螺密度和钉螺阳性率上下波动，石首市没有发现阳性钉螺。活螺密度、阳性螺密度、钉螺阳性率相关回归分析，只有阳性螺密度和钉螺阳性率呈弱相关。其回归方程为

钉螺阳性率＝468.7211×阳性螺密度－0.1152。

其中相关系数：r＝0.6729。

表 5.3.4　　1999—2002 年 4 个观察点洲滩螺情调查结果

洲滩名	年份	钉螺面积/hm^2	查螺框数/框	活螺/只	阳性螺数/只	活螺密度/(只/0.11m^2)	阳性螺密度/(只/0.11m^2)	钉螺阳性率/%
石首市复兴洲	1999	484.67	8476	435	0	0.05	0.0000	0.00
	2000	499.33	9235	443	0	0.05	0.0000	0.00
	2001	484.67	9525	511	0	0.05	0.0000	0.00
团风县罗霍洲	1999	391.33	2128	1697	6	0.80	0.0028	0.35
	2000	391.33	2350	2071	5	0.88	0.0021	0.24
	2001	391.33	2230	1684	6	0.76	0.0027	0.36
江夏区三角洲	1999	53.13	797	239	2	0.30	0.0025	0.84
	2000	53.13	891	170	2	0.19	0.0022	1.18
	2001	53.13	910	136	4	0.15	0.0044	2.94
	2002	53.13	2165	716	2	0.33	0.0009	0.28
黄州区叶露洲	1999	629.67	11162	2216	32	0.20	0.0029	1.44
	2000	629.67	13668	1133	11	0.08	0.0008	0.97
	2001	629.67	10255	1734	8	0.17	0.0008	0.46
	2002	709.71	10683	2206	11	0.21	0.0010	0.50

调查结果表明，三年来不同地方活螺分布密度以草滩最高（1.99～0.08 只/0.11m^2），其次是芦滩（0.72～0.05 只/0.11m^2）和防浪林（0.67～0.03 只/0.11m^2）。江夏区三角洲和黄州区叶露洲的草滩、团风县罗霍洲的各种地类均有阳性钉螺分布。草滩钉螺阳性率呈上升趋势。

（2）洲滩野粪污染情况。对 4 个移民建镇 4 年的调查结果显示，野粪污染主要为牛粪，占 88.26%。石首市复兴洲、团风县罗霍洲未检获到人粪，江夏区三角洲和黄州区叶露洲均检获到人粪。4 个观察点野粪平均密度为 2.62 份/hm^2（1.14～15.60 份/hm^2），野粪平均阳性率为 12.20%（1.35%～

37.21%)，石首市复兴洲和团风县罗霍洲3年间呈下降趋势，江夏区三角洲和黄州区叶露洲4年间呈徘徊状态（表5.3.5）。

表5.3.5 试点区洲滩野粪调查结果

洲滩名	年份	调查单元/个	人粪		牛粪		合计		密度/(份·hm^{-2})	阳性率/%
			调查数/堆	阳性数/堆	调查数/堆	阳性数/堆	调查数/堆	阳性数/堆		
石首市复兴洲	1999	5	0	0	78	8	78	8	15.6	10.26
	2000	5	0	0	35	2	35	2	7	5.71
	2001	5	0	0	45	2	45	2	9	4.44
团风县罗霍洲	1999	32	0	0	45	12	45	12	1.41	26.67
	2000	43	0	0	60	9	60	9	1.4	15.0
	2001	49	0	0	56	6	56	6	1.14	10.71
江夏区三角洲	1999	10	11	1	63	0	74	1	7.4	1.35
	2000	10	8	1	21	0	29	1	2.9	3.45
	2001	4	8	1	40	1	48	2	12	4.17
	2002	10	8	1	39	0	47	1	4.7	2.13
黄州区叶露洲	1999	20	13	3	30	13	43	16	2.15	37.21
	2000	12	12	1	23	6	35	7	2.92	20.0
	2001	18	0	0	22	5	22	5	1.22	22.73
	2002	27	17	3	22	5	39	8	1.44	20.51

注 100m×100m为1个调查单元。

(3) 人畜感染血吸虫病情况。1999—2001年，对试点区6～60岁人群血吸虫感染进行血清学及病原学检查。人群血清抗体阳性率以石首市复兴村最高，分别为32.06%、42.71%和41.38%。江夏区沿江村人群血清抗体阳性率最低，分别为7.42%、7.89%和6.79%。粪孵法人群阳性率除了团风县罗霍洲呈上升趋势外，其余各试点区均呈下降趋势（表5.3.6）。

表5.3.6 1999—2001年试区人群3种方法检测血吸虫病结果

村名	年份	检查人数/人	间凝法		粪孵法		加藤法		
			阳性人数/人	阳性率/%	阳性人数/人	阳性率/%	阳性人数/人	病人EPG	人群EPG
江夏区沿江	1999	876	65	7.42	16	1.83	12	5.90	0.44
	2000	912	72	7.89	12	1.32	10	28.80	4.00
	2001	810	55	6.79	8	0.99	7	30.00	0.26

续表

村名	年份	检查人数/人	间凝法		粪孵法		加藤法		
			阳性人数/人	阳性率/%	阳性人数/人	阳性率/%	阳性人数/人	病人EPG	人群EPG
江夏区凉亭	1999	320	46	14.38	15	4.69	13	11.22	1.62
	2000	411	64	15.57	9	2.19	8	34.50	4.31
	2001	405	50	12.35	8	1.98	7	27.23	0.53
黄州区余岭	1999	664	103	15.51	8	1.20	8	30.00	0.43
	2000	676	112	16.57	3	0.43	3	36.00	0.16
	2001	766	83	10.84	2	0.26	2	42.00	0.12
黄州区王岭	1999	554	95	17.14	7	1.26	6	30.00	0.32
	2000	563	87	15.47	4	0.17	4	51.00	0.36
	2001	563	74	13.14	3	0.53	3	32.00	0.17
石首市复兴洲	1999	209	67	32.06	5	2.39	—	—	—
	2000	192	82	42.71	3	1.56	—	—	—
	2001	174	72	41.38	2	1.15	—	—	—
团风县罗霍洲	1999	313	88	28.12	6	1.92	—	—	—
	2000	352	67	19.03	4	5.97	—	—	—
	2001	345	46	13.33	2	5.80	—	—	—

1999—2001年试点区血吸虫病感染，除江夏区凉亭村每年都有学生感染外，多数村以青壮年人群感染为主。15～44岁年龄组病人占89.06%，男女性别之比为4.8∶1，农民占82.82%，学生占17.18%（表5.3.7）。

表5.3.7　1999—2001年试区血吸虫感染者年龄、性别、职业分布

村名	年份	感染人数	年龄/岁					性别		职　业		
			6～14	15～29	30～44	45～59	60以上	男	女	学生	农民	其他
江夏区沿江	1999	16	2	4	7	3	0	12	4	2	14	0
	2000	12	0	7	4	1	0	11	1	2	10	0
	2001	8	4	2	3	2	0	7	1	1	7	0
江夏区凉亭	1999	15	4	3	7	1	0	13	2	4	11	0
	2000	9	2	3	3	1	0	9	0	3	6	0
	2001	8	4	1	2	1	0	3	5	6	2	0

续表

村名	年份	感染人数	年龄/岁					性别		职业		
			6～14	15～29	30～44	45～59	60 以上	男	女	学生	农民	其他
黄州区余岭	1999	8	0	0	4	4	0	7	1	0	8	0
	2000	3	1	0	1	1	0	3	0	1	2	0
	2001	2	0	0	1	1	0	1	1	0	2	0
黄州区王岭	1999	4	0	2	1	1	0	4	0	0	4	0
	2000	4	0	2	1	1	0	4	0	0	4	0
	2001	3	0	1	2	0	0	2	1	1	2	0
石首市复兴洲	1999	5	0	0	1	4	0	3	2	0	5	0
	2000	3	0	0	1	2	0	2	1	0	3	0
	2001	2	0	0	1	1	0	2	0	0	2	0
团风县罗霍洲	1999	6	0	0	4	2	0	0	0	0	0	0
	2000	4	0	0	3	1	0	4	0	0	4	0
	2001	2	0	0	1	1	0	2	0	0	2	0
合计		128	14	28	54	32	0	106	22	22	106	0

江夏区凉亭村 6～14 岁年龄组人群血吸虫病感染率高于其他组，沿江村各年龄组间感染率无明显差别，黄州区余岭村、王岭村则以 30～44 岁年龄组感染率为高（表 5.3.8）。

表 5.3.8　　1999—2001 年 4 个村人群年龄组血吸虫感染率　　%

村名	1999 年				2000 年				2001 年			
	年龄组/岁				年龄组/岁				年龄组/岁			
	6～14	15～29	30～44	45 以上	6～14	15～29	30～44	45 以上	6～14	15～29	30～44	45 以上
江夏区沿江	1.38	1.57	2.24	1.97	0.00	2.45	1.02	0.56	0.68	0.82	1.23	1.20
江夏区凉亭	6.78	5.45	4.52	2.17	2.41	3.80	1.99	1.02	5.47	1.25	1.42	0.93
黄州区余岭	0.00	0.00	1.97	2.70	0.54	0.00	0.50	0.70	0.00	0.00	0.49	0.65
黄州区王岭	0.00	1.53	1.18	2.20	0.00	1.54	0.60	1.78	0.00	0.76	1.19	0.00

1999—2001 年江夏区凉亭村未查到感染耕牛，沿江村、王岭村耕牛感染率呈上升，其他村呈下降（表 5.3.9）。

（4）疫水测定调查。在 3 年中，只有石首市复兴洲在 1999 年的汛期水位上涨受淹，2000 年、2001 年长江水位均未淹没洲滩。1999 年 8 月选择石首市新河洲村旁（为去复兴洲劳动的必经之路）的防浪林进行了哨鼠疫水测定。防

浪林设 3 处放置鼠笼，每笼放小白鼠 15 只，按每天将小白鼠接触江水 4h、连续 3d 感染小白鼠，45d 后将 104 只接触过疫水的小白鼠解剖，未发现体内有成虫和虫卵。

表 5.3.9　　1999—2001 年各试点区耕牛血吸虫感染率

村名	1999 年			2000 年			2001 年		
	检查头数/头	阳性头数/头	阳性率/%	检查头数/头	阳性头数/头	阳性率/%	检查头数/头	阳性头数/头	阳性率/%
江夏区沿江	78	1	1.28	69	1	1.45	70	2	2.86
江夏区凉亭	11	0	0	9	0	0	12	0	0
黄州区余岭	73	16	21.92	76	7	9.21	54	7	12.96
黄州区王岭	42	5	11.90	41	5	12.20	46	7	15.22
石首市复兴洲	40	3	7.50	29	1	3.44	30	1	3.33
团风县罗霍洲	400	42	10.50	430	30	6.98	300	17	5.67

（5）生产生活方式、社会经济状况的变化情况。根据 1999 年对 4 个试点地区和 2001 年对江夏区幸福村（原沿江村和凉亭村）、团风县罗霍村的问卷调查结果表明，移民建镇后，在 1999 年 4 个试点村均有 90%的居民在平时或农忙时返回原居住地从事农业生产，但在 2001 年则有所变化，如江夏区幸福村有 76.2%的居民不再返回原居住地劳作而改为从事经商等活动，而团风县罗霍村居民则全部都返回原居住地从事生产活动。

从种植结构看，1999 年石首市复兴村和团风县罗霍村调整较大，江夏区幸福村大多数维持蔬菜生产、黄州区余岭村基本维持水稻和棉花种植，但在 2001 年，江夏区幸福村则改变了种植结构，而团风县罗霍村逐步向原种植结构恢复。家畜养殖方式变化不大。新居的卫生状况，多数得到改善或明显改善。家庭年人均收入均有所增加，如江夏区幸福村改以经商为主的地区增加幅度较大，达 3 倍以上，团风县罗霍村以畜牧养殖和农业为主，增加幅度也较大，但收入增加的绝对数不及江夏区幸福村，见表 5.3.10。

表 5.3.10　湖北省试点移民建镇地区社会经济生活状况调查统计表

调查内容		1999 年				2001 年			
		石首市	江夏区	团风县	黄州区	石首市	江夏区	团风县	黄州区
调查人数/人		29	1733	141	628	—	42	98	—
文化程度	文盲/%	32.3	3.8	13.7	18.2	—	4.8	23.5	—
	小学/%	36.7	37.1	36.0	35.7	—	50.0	26.5	—
	初中/%	28.8	55.1	45.3	44.4	—	42.8	43.9	—
	高中及以上/%	2.2	3.7	5.0	1.7	—	2.4	2.0	—

续表

调查内容		1999 年				2001 年			
		石首市	江夏区	团风县	黄州区	石首市	江夏区	团风县	黄州区
新老居住地距离	2000m 以上/%	1.3	75.1	91.2	35.4	—	100.0	1.0	—
	4000m 以上/%	87.3	15.9	8.8	30.1	—	0	99.0	—
	6000m 以上/%	11.0	5.9	0	0.2	—	0	0	—
移民后返回情况	平时去/%	46.7	87.6	75.9	73.4	—	23.8	64.3	—
	农忙去/%	45.0	10.1	0.1	24.5	—	0	35.7	—
	不去/%	7.9	2.3	11.0	2.1	—	76.2	0	—
种植结构	维持/%	42.4	86.5	18	94.3	—	35.7	64.3	—
	调整/%	57.6	3.2	77.5	5.7	—	57.1	35.7	—
家畜养殖方式	圈养/%	97.6	90.4	80.6	59.8	—	100.0	71.4	—
	放养/%	2.2	9.6	19.4	11.8	—	0	28.6	—
收入状况	家庭年人均收入/元	717.3	1173.7	643.3	1152.1	1500	3981.0	1777.6	2010
	收入增加/%	18.3	11.4	3.4	22.2	—	47.6	29.6	—
	收入持平/%	70.3	82.4	6.9	29.3	—	26.2	68.4	—
	收入减少/%	11.4	6.2	89.7	48.5	—	26.2	2.0	—
卫生状况	明显改善/%	52.4	24.7	10.9	23.9	—	38.1	10.9	—
	一般改善/%	47.6	66.5	42.7	75.8	—	59.5	67.3	—
	未改善/%	0	8.8	46.4	0.3	—	2.4	10.2	—

3. 试点洲垸第二阶段调查结果分析

(1) 血吸虫病流行基本概况。黄州区平垸行洪民垸 8 个，4367 户，人口 17550 人，乡镇 1 个，行政村 10 个，2005 年，有螺面积 7595 亩，均分布在叶露洲围堤外。有血吸虫病人 122 人，耕牛 476 头，其中血吸虫病牛 62 头。堵城镇叶露洲是国家平垸行洪、移民建镇的重点地区，该洲面积约 3.8 万亩，常住居民自 1999—2002 年已基本搬迁到大堤内 5 个居民小区，退居不退耕，仍以种植棉花、小麦为主。洲垸地面高程为 22.00m，围堤高程 27.50m。选择血吸虫病疫情、生产、生活方式及自然环境社会经济相似的余岭村（试验村）和王岭村（对照村）进行试点调查，余岭村总人口 1804 人，王岭村总人口 1609 人。

江夏区三角洲沿江村（试验村）总面积 4.65km^2，长江与金水河流经村的两侧，在村洲尾，金水河汇于长江。农作物以棉花、蔬菜为主，洲垸地面高程为 21.00m，围堤高程 26.00m。全村总人口 1422 人，354 户，耕牛 38 头，其中血吸虫病牛 2 头。在沿江垸内有螺点 3 处，有螺面积 224 亩。1998 年年底

移民建镇，全村搬迁至金口街金岑小区，移民搬迁或退居不退耕，或完全退耕方式，搬迁后的新居距易感地带 2km 左右。凉亭村（对照村）位于金水闸外，金水河的右岸与沿江村隔河相望，总面积 1.2km²，以种植蔬菜、水产养殖为主，洲垸地面高程为 21.00m，围堤高程 25.00m。全村总人口 697 人，205 户，耕牛 10 头。历史累计有螺面积 1394 亩，现有钉螺面积 573 亩。

调查区域分为试验村和对照村两类，二者区别在于仅在试验村实施相关措施。具体的措施包括：对粪检阳性者作为对象治疗；对血检阳性粪检阴性或接触疫水频繁的高危人群作为化疗对象，并对全部耕牛化疗一次；控制易感地带钉螺，每年春秋两季对易感地各查灭一次；针对不同人群采用针对性健康教育；实施相关农业产业结构调整和环境改造措施灭螺。

（2）人群感染情况。2002—2005 年，黄州区试验村（余岭村）血检阳性率从 13.42%降至 1.72%，2005 年比 2002 年下降了 87.18%。人群感染率从 0.59%降至 0.12%，2005 年比 2002 年下降了 79.66%。对照村（王岭村）血检阳性率从 14.33%降至 5%，2005 年比 2002 年下降了 65.11%。人群感染率从 0.53%降至 0.31%，2005 年比 2002 年下降了 41.51%（表 5.3.11）。

表 5.3.11　　黄州区试验村 2002—2005 年人群查病情况

地点	年份	血检数/人	血检阳性数/人	血检阳性率/%	粪检数/人	粪检阳性数/人	人群感染率/%
余岭村（试验村）	2002	678	91	13.42	91	4	0.59
	2003	431	53	12.3	53	1	0.23
	2004	242	5	2.06	5	1	0.41
	2005	816	14	1.72	14	1	0.12
王岭村（对照村）	2002	565	81	14.33	81	3	0.53
	2003	382	62	16.2	62	2	0.52
	2004	255	11	4.31	11	2	0.78
	2005	648	19	5	19	2	0.31

2002—2005 年，江夏区试验村（沿江村）血检阳性率从 17.79%降至 4.96%，2005 年比 2002 年下降了 72.12%；人群感染率从 1.32%降至 0.81%，2005 年比 2002 年下降了 38.64%。对照村（凉亭村）血检阳性率从 14.40%降至 13.10%，2005 年比 2002 年下降了 9.02%；人群感染率从 4.69%降至 1.90%，2005 年比 2002 年下降了 59.48%（表 5.3.12）。

江夏区试验村血吸虫病感染率以 50～60 岁最高，为 1.83%，男女性别之比为 2∶1，学生占 0.64%，2005 年未发现新感染的学生；文化程度小学占

1.26%，文盲占 8.7%，中学生占 0.48%。对照村感染率以 40～50 岁最高，为 2.3%，每年均有学生感染。

表 5.3.12　　江夏区试验村 2002—2005 年人群查病情况

地点	年份	血检数/人	血检阳性数/人	血检阳性率/%	粪检数/人	粪检阳性数/人	人群感染率/%
沿江村（试验村）	2002	1214	216	17.79	216	16	1.32
	2003	1045	75	6.88	75	12	1.12
	2004	1146	56	4.89	56	4	7.14
	2005	1351	67	4.96	67	11	0.81
凉亭村（对照村）	2002	320	46	14.4	46	15	4.69
	2003	411	64	15.57	64	9	2.19
	2004	355	64	18	64	7	1.97
	2005	620	81	13.1	81	12	1.9

（3）耕牛病原学检查。2002—2005 年，耕牛病原学检查，黄区试验村（余岭村）阳性率从 14.28%降至 8%，2005 年比 2002 年下降了 43.97%；对照村（王岭村）阳性率从 20.40%降至 12.50%，2005 年比 2002 年下降了 38.73%（表 5.3.13）。

表 5.3.13　　黄州区试验村 2002—2005 年耕牛病原学检查情况

地点	年份	检查头数/头	阳性头数/头	阳性率/%
余岭村（试验村）	2002	56	8	14.28
	2003	52	3	5.76
	2004	56	6	10.71
	2005	50	4	8.0
王岭村（对照村）	2002	44	9	20.40
	2003	48	5	10.41
	2004	50	8	16.0
	2005	48	6	12.50

2002—2005 年，耕牛病原学检查，江夏区试验村（沿江村）阳性率从 1.59%上升至 5.26%，2005 年比 2002 年上升了 2.3 倍；对照村（凉亭村）连续 4 年未查出病牛（表 5.3.14）。

表 5.3.14 江夏区试验村 2002—2005 年耕牛病原学检查情况

地点	年份	检查头数/头	阳性头数/头	阳性率/%
沿江村（试验村）	2002	63	1	1.59
	2003	61	2	3.28
	2004	78	1	1.28
	2005	38	2	5.26
凉亭村（对照村）	2002	12	0	0
	2003	9	0	0
	2004	11	0	0
	2005	10	0	0

（4）螺情。2002—2005 年，黄州区试验村（余岭村）钉螺密度由 1.05 只/0.11m^{2}降至 0.02 只/0.11m^2，2005 年比 2002 年下降 98.09%。钉螺感染率，2002 年和 2005 年分别为零，2003 年和 2004 年有所上升。对照村（王岭村）钉螺密度由 1.03 只/0.11m^2 降至 0.04 只/0.11m^2，2005 年比 2002 年下降 96.11%。钉螺感染率由 0.91%上升至 1.50%，2005 年比 2002 年上升 64.83%。试验村和对照村的钉螺面积均呈上升趋势（表 5.3.15）。

表 5.3.15 黄州区试验村 2002—2005 年钉螺调查情况

地点	年份	调查面积/万 m^2	调查框数/框	活螺框数/框	捕获活螺数/只	活螺平均密度/(只/0.11m^2)	感染螺数/只	感染螺密度/(只/0.11m^2)	感染率/%
余岭村（试验村）	2002	32	136	33	143	1.05	0	0	0
	2003	32	368	85	247	0.67	1	0.003	0.4
	2004	32	1174	33	34	0.029	1	0.001	2.94
	2005	40	707	15	190	0.023	0	0	0
王岭村（对照村）	2002	48	292	87	329	1.03	3	0.01	0.91
	2003	48	792	157	1102	1.39	22	0.027	1.99
	2004	48	1942	460	1281	0.66	29	0.015	2.26
	2005	73	831	130	714	0.047	6	0.007	1.5

2002—2005 年，江夏区试验村（沿江村）钉螺密度由 0.28 只/0.11m^2 降至 0.11 只/0.11m^2，下降 60.71%。钉螺感染率由 0.01%上升至 0.63%，上升 62 倍。对照村（凉亭村）钉螺密度由 0.71 只/0.11m^2 降至 0.36 只/

0.11m^2，下降 49.29%（表 5.3.16）。钉螺感染率由 0.01%上升至 0.31%，上升 30 倍。试验村和对照村的钉螺面积均呈上升趋势。

表 5.3.16　　江夏区试验村 2002—2005 年钉螺调查情况

地点	年份	调查面积/万 m^2	调查框数/框	活螺框数/框	捕获活螺数/只	活螺平均密度/(只/0.11m^2)	感染螺数/只	感染螺密度/(只/0.11m^2)	感染率/%
沿江村（试验村）	2002	12	1105	140	290	0.28	1	0.0009	0.01
	2003	12	1850	135	210	0.13	1	0.0005	0
	2004	12	890	80	150	0.18	1	0.0012	0.67
	2005	74	1471	89	160	0.11	1	0.0007	0.63
凉亭村（对照村）	2002	27	1055	398	746	0.71	1	0.001	0.01
	2003	27	1340	206	350	0.26	1	0.0008	0
	2004	27	950	130	280	0.31	1	0.0011	0.36
	2005	75	906	204	328	0.36	1	0.0011	0.31

（5）易感地带野粪调查。2002—2005 年，每年春季在黄州区试验村人畜常到的有螺环境，以村为单位，每村调查 200 亩，因两村外滩同在叶露东滩，仅一路相隔，未分村进行调查。人粪经集卵孵化检查，阳性率由 17.60%降至零；牛粪经导管孵化检查，阳性率波动在 20%左右（表 5.3.17）。

表 5.3.17　　黄州区试验村 2002—2005 年滩地野粪调查结果

野粪种类	年份	检查数/堆	阳性数/堆	阳性率/%
人粪	2002	17	3	17.6
	2003	15	1	6.67
	2004	11	1	9.06
	2005	5	0	0
牛粪	2002	22	5	22.7
	2003	21	3	14.28
	2004	19	4	21.05
	2005	18	4	22.22

2002—2005 年，每年春季在江夏区试验村人畜常到的有螺环境，以村为单位，每村调查 200 亩。人粪经集卵孵化检查，近 3 年阳性率徘徊在 3%～5%之间；牛粪经倒管孵化检查，2002 年，阳性率达 12.5%，此后 3 年为零

(表 5.3.18)。

表 5.3.18　　江夏区试验村 2002—2005 年滩地野粪调查结果

野粪种类	年份	检查数/堆	阳性数/堆	阳性率/%
人粪	2002	39	0	0
	2003	40	2	5.0
	2004	28	1	3.57
	2005	57	2	3.51
牛粪	2002	8	1	12.50
	2003	12	0	0
	2004	5	0	0
	2005	5	0	0

(6) 黄州区和江夏区试验村和对照村血吸虫病流行评价指标对比分析。从表 5.3.19 可以看出，黄州区、江夏区试验村人群感染率、耕牛感染率、活螺平均密度均呈下降趋势，但人和牛的野粪阳性率呈徘徊和波动状态，钉螺感染率呈波动和上升状态。由此提示，野粪污染易感环境是钉螺感染率波动和上升的主要原因。

表 5.3.19　　湖北省 2002—2005 年平垸行洪 5 项指标升降情况

指标	地点	黄州区		江夏区	
人群感染率/%	试验村	下降	79.66	下降	38.64
	对照村	下降	41.51	下降	59.48
耕牛感染率/%	试验村	下降	43.97	上升	2.3 倍
	对照村	下降	38.73	无阳性	无阳性
活螺平均密度/%	试验村	下降	98	下降	60.71
	对照村	下降	96	下降	49.29
钉螺感染率/%	试验村	波动	0～2	上升	60 倍
	对照村	上升	64.83	上升	30 倍
人粪	试验村	下降	100	徘徊	4～5 倍
牛粪	试验村	波动	20	下降	100

5.3.2.2　湖南省平垸行洪、退田还湖洲垸的血吸虫病疫情变化

1. 集成垸调查结果及分析

集成垸位于长江故道上车湾裁弯处，南面是长江改道的主航道，其余均为

长江故道，四面环水。洲垸总面积 4.6 万亩，平垸行洪前耕地面积为 2.7 万亩，总人口 0.95 万人。1998 年溃垸后实施平垸行洪，属于双退类型，其移民分散安置在华容县各乡、镇近 8000 人，投亲靠友移民君山区、湖北监利等约 1000 余人，滞留于本地的居民约 300 人，归属于华容县洪泛区管委会从事林业、芦苇开发管理和渡运工作者约 50 余人。因多种原因，移民返流逐年增长，至 2002 年 10 月，废垸人口已达 2300 人。

集成垸整体移民后，1999 年滞留人口约 300 人，耕牛 23 头，居民分散居住于原大堤有住房和原集成乡政府一带没有清除的房屋中。至 2002 年 10 月，有人口 2300 人，95%为移民返流人口；耕（菜）牛 850 头，山羊 1125 只，均处于敞放状态。86.50%家庭以废堤为依托建低矮砖瓦平房居住，人群饮用水、生活用水直接取于长江，男性以生产性、女性以生活性接触疫水频繁，人畜粪便未经无害处理，2002 年水淹时间 2.8 个月，人、畜生活在大堤上，堤面未淹没的植被被家畜啃光。无基本医疗、教育和文化生活基础，照明依赖煤油和蜡烛。

（1）钉螺情况。集成垸临江村 1997 年 4 月调查垸内钉螺分布 15 处，8.49 万 m^2，活螺密度 0.02 只/0.11m^2，感染螺密度 0.0027 只/0.11m^2，1998 年 7 月溃垸后平垸行洪。1999—2001 年调查，仅在同一处沟渠发现钉螺，面积 0.16 万 m^2，活螺密度 0.0021～0.0237 只/0.11m^2，未发现感染螺；2002 年 10 月未发现钉螺。

集成垸堤外洲螺情：1997 年 10 月在临江、大港村大堤外脚调查 500 框，钉螺感染率 1.02%，感染螺密度 0.006 只/0.11m^2；2002 年 10 月调查同样框数，活螺密度 0.168 只/0.11m^2，钉螺感染率 14.28%，感染螺密度 0.024 只/0.11m^2，洲滩草地牛、羊粪密度显著高于溃垸前（表 5.3.20）。

表 5.3.20　集成废垸区域钉螺分布变化

调查日期/（年-月）	面积/万 m^2	环境类型	钉螺密度/（只/0.11m^2）	活螺感染率/%
1997-04	8.49	沟渠	0.020	0.0027
	0.0055	草洲	0.220	0.0060
1999-05	0.16	沟渠	0.002	0.0000
2001-04	0.16	沟渠	0.004	0.0000
2002-10	0.16	沟渠	0.000	0.0000
	0.0055	草洲	0.200	0.0240
2005-10	0.20	沟渠	0.000	0.000
	4.0	草洲	0.350	0.0580

(2) 病情调查。调查表明2002年共发生急性9例，急性发病率为0.39%，其中5岁以下儿童5例，成人4例，均为男性。粪检调查285人，阳性194人，阳性率68.07%，感染率显著高于过去任何一年。检查原临江村大小山羊83只，阳性率100%，其中50%的未成年羊拉稀便；检查原集成村一带耕（菜）牛123头，阳性108头，阳性率87.80%（表5.3.21）。

表5.3.21　集成废垸区域人、畜血吸虫病感染情况

调查年份	检查人数/人	阳性人数/人	人感染率/%	急血人数/人	晚血人数/人	检查牛数/头	阳性牛数/头	牛感染率/%
1997	228	43	4.93	0	2	80	4	5.00
1999	141	30	21.28	0	0	20	4	20.00
2001	95	21	22.11	0	0	15	3	20.00
2002	285	194	68.07	9	0	123	108	87.80
2005	304	180	35.53	3	0	98	47	47.96

(3) 血清免疫学调查。血清免疫学检查（IHA）100人，阳性率92.00%，其中稀释度1：80占38.00%（35/92）、1：40占25.00%（23/92）、1：20占19.56%（18/92）和1：10占17.39%（16/92）。

(4) 调查结果分析。集成垸居民全部外迁后，垸内全部种植了意大利杨，除低洼处成活率较低外，大部分都长大成林。原垦区溃垸处泥沙暴露，其余大堤仍然具有阻挡钉螺向内扩散的功能，水位随着长江涨落，沟渠和低洼地带因水淹时间较长，植被较少生长，调查未发现钉螺孳生。

从1999年年底开始，部分移民因不适应新移民区的生产、生活，期待政府补偿等因素逐年倒流集成废垸，至2002年10月，返流人口达2300人。95%的返流居民家中具有捕鱼设备，一年中50%的时间从事捕（贩）鱼、虾，养殖（敞放）牛、羊，秋冬季节种植春收作物（图5.3.1）。返流人、畜大多数居住在大堤上，居住区域无电源，无安全供水和没有无害化厕所等设施，人、畜粪便直接排向外洲，调查发现草洲钉螺感染率达14.28%，感染螺密度0.020只/0.11m^2。由于人们生产、生活用水依赖长江自然疫水，特别是捕鱼捞虾、洗衣、洗菜等直接接触疫水，使得居民急性发病率高，人群感染率逐年增长，现已达到68.07%；牛感染率为87.80%、羊的感染率为100.00%。

血清免疫学（IHA）检查结果表明，人群反复接触疫水重复感染血吸虫病，居民抗体水平维持较高。说明人和家畜粪便污染和传播指数大，已经成为重要的血吸虫病传染源，沿堤外草洲形成了高危易感地带。随着长江洪水涨落，钉螺可通过闸口自垸外向垸内扩散，成为严重的血吸虫病疫源地。

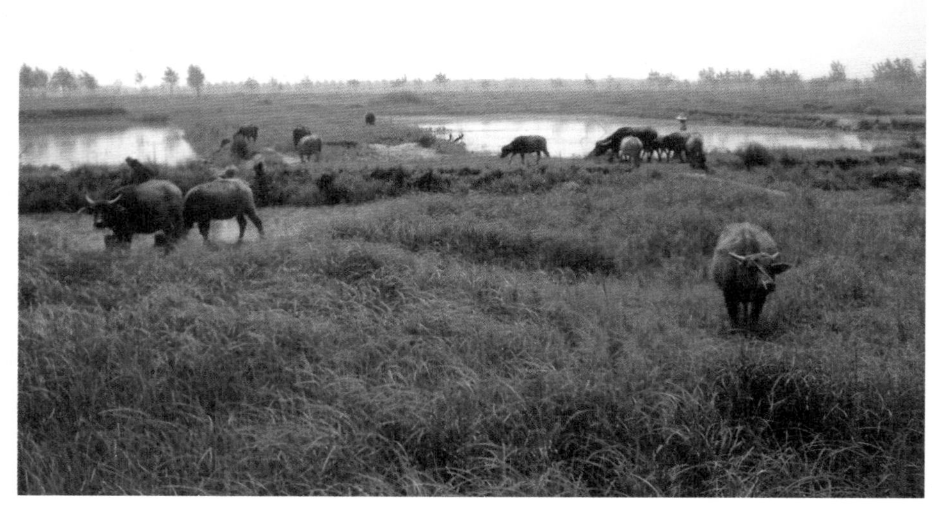

图 5.3.1　华容县集成垸平垸行洪后废垸大量牛群放牧

2. 湖南移民建镇试点洲垸调查结果分析

移民建镇试点洲垸情况调查包括官垸试点、澧口移民建镇平台、保福移民建镇平台、围堤湖试点、北拐平台、转垸建镇。

（1）官垸试点。澧县官垸乡位于长江入湖洪道松滋中支与西支之间，东西直径 33km，南北长 2.04km，四面环水，面积 67.6km²，共 26 个村，3.2 万余人。官垸为洞庭湖区蓄洪垸之一，1998 年 7 月特大洪水溃垸后实施移民建镇，50%的居民分散迁移本县其他乡镇，其余 50%居民迁居沿松滋西支防洪大堤的澧口、兴田、保福、共巴四个平台和官垸乡安全区；居民生产方式无明显改变。

（2）澧口移民建镇平台。位于官垸南端，长 3.8km，面积 20.54hm²，居住原澧口、赵家等 5 个移民村的 2573 人，平台外侧紧邻七里湖外洲易感地带。

（3）保福移民建镇平台。位于官垸乡松滋西支，长 1.5km，面积 12hm²，居住原保福、余家等 6 个移民村的 4202 人，平台外侧河面较窄，水流速度快，两岸为陡峭大堤，不适宜钉螺孳生。

（4）围堤湖试点。汉寿县围堤湖乡位于沅水下游南岸，总面积 33.53hm²。共 13 个村约 1.6 万余人，规划为单退垸。

（5）北拐平台。1998 年开始傍堤筑北拐等三个安全平台，面积约 4hm²。

平台南侧为垸内，北侧紧临垸外易感地带，建台时取外洲土形成了不规则浅滩，平台上共居住了 240 余人。

（6）转垸建镇。转垸迁往距围堤湖一堤之隔的大杨镇腹地 8500 人，距离县城 2km，距离易感地带 6km 以上，主要从事种菜、植树等旱土作业。居民原居住地距离易感地带 200～4000m 不等，现距大堤外洲 4000m 以上。约 7000 居民以投亲靠友或分散安置。

1）钉螺情况。垸外钉螺调查采用 50m×10m、垸内 20m×20m 机械抽样结合环境查螺，查获钉螺分框装袋，以压碎法鉴别钉螺死活并检查有无感染性，计算活螺和感染螺密度。澧县濠口垸内 2000 年 4 月查螺发现钉螺面积 4.54hm^2，有螺 2 处，已进行药物喷（浸）杀处理，2003 年 10 月查螺未发现钉螺；保福等松滋水系平台和汉寿围堤湖垸内未发现钉螺。调查结果显示澧县官垸濠口试点 1999 年垸外易感地带因取土筑平台后，活螺和感染螺密度明显降低，至 2003 年十月显著回升。具体情况如表 5.3.22 所示。

表 5.3.22　　不同移民建镇试点垸外易感地带钉螺分布情况

调查地点	调查日期/（年-月）	调查框数/框	钉螺密度/（只/0.11m^2）	
			活螺	感染螺
濠口	1999-04	2771	0.983	0.005
	2000-04	2024	0.002	0.000
	2001-04	2179	0.016	0.000
	2003-10	2367	1.004	0.005
松滋西支	1999-04	2530	0.002	0.000
	2000-04	3050	0.000	0.000
	2003-04	2845	0.000	0.000
围堤湖	1999-04	2010	0.512	0.002
	2000-10	2031	0.331	0.001
	2001-10	2067	0.830	0.003

2）病情调查。用 Kato-Katz 法在小学三年级至五年级学生中，将男生、女生分开列队，各随机抽取 50 名；成年居民以房屋序号排列，逢双数户抽取 16～60 岁居民作为检查对象共 200 人。围堤湖北拐平台 240 人全部为粪检对象。与移民建镇前相比，澧县濠口平台居民血吸虫感染率有较大幅度上升，但小学生粪检阳性率 6.00%低于成人。保福平台居民因外洲水域小，从事水上副业的居民较少，人、畜感染率比较低；围堤湖大杨镇居民距离外洲较远，人群感染率逐年降低，但耕牛有发生敞放外洲的习惯，感染率比较高。北拐平台

居民粪阳率显著高于大杨镇居民，急性病人1人（成人）。具体情况如表5.3.23所示。

表5.3.23　　不同移民建镇试点居民血吸虫感染率变化

调查地点	调查日期/(年-月)	检查人数/人	人阳性率/%	急性人数/人	晚血人数/人	调查牛数/头	牛阳性率/%
濠口	1998-05	593	4.89	0	0	40	7.50
	2000-05	504	9.52	0	1	56	7.14
	2003-10	237	16.03	0	1	63	9.52
保福台	1998-05	438	2.50	0	0	32	3.12
	2000-05	453	3.10	0	0	56	1.78
	2003-10	200	6.50	0	0	35	1.43
围堤湖大杨镇	1998-05	885	1.69	0	0	21	9.52
	2000-05	484	4.25	0	0	21	14.28
	2003-10	520	2.60	0	0	15	12.33
北拐平台	2000-05	210	6.67	0	0	0	—
	2003-10	215	9.30	1	1	0	—

3）居民生产、生活接触疫水调查。生产灌溉用水调查：除汉寿围堤湖垸外，濠口和保福平台生产区域均通过涵闸引外湖水灌溉庄稼，2003年澧县濠口和保福垸内引洪水体哨鼠感染率分别为23.85%和3.68%、每鼠平均虫荷数分别为6.35条和2.05条，濠口引洪水体感染性高于保福区域。

生活（娱乐）性接触疫水的调查：汉寿北拐平台仅有居民240人距大堤外洲一步之遥，生活和娱乐接触疫水频率占35.5%，大杨镇居民非洪水年间洗衣、物或人群游泳、嬉水接触疫水频率仅1.5%。澧县濠口、保福和月山管区等紧临外洲，夏季成人游泳接触疫水占12.5%、学生暑假期间游泳戏水接触疫水频率占38.5%。

4）调查结果分析。汉寿县围堤湖垸绝大部分居民放弃平台移至大杨镇居住，称为转垸建镇。该地距离原生产区仅一堤之隔，生产方便。常年水位时，居民远离疫水，受血吸虫感染的威胁小，是一种明智的选择；建北拐沿堤平台投资大，居民生产并不比大杨镇方便，而且一旦蓄洪，居民生活在疫水之间，接触疫水的频率会更高。

澧县官垸乡南北狭长，四面环水，松滋西支河为洪道型，水面较窄而流速快，两岸为陡峭大堤，几乎无钉螺孳生的外洲环境。沿堤建保福等另外3个平台，从方便居民生产和降低血吸虫病危害方面，选址较为合理；而濠口平台选

择南端七里湖外洲，可能只利于建平台工程取土方便，对居民长期居住感染血吸虫病的危害因素尚欠考虑。近年来，濠口外洲钉螺、感染螺密度逐年上升，居民感染率显著高于同垸同时建成的保福等3个平台。

汉寿北拐平台居民生活或娱乐性接触疫水频率占35.5%，高于大杨镇居民；大杨镇居民生活用水为自来水，生产用水为垸内机埠灌溉。因此，非洪水年间洗衣、物或人群游泳、戏水接触疫水频率仅1.5%。只有当围堤湖蓄洪年间，才与疫水一堤之隔。平台居民紧临外洲，夏秋季游泳戏水接触疫水频率显著高于转垸建镇的居民。

5.3.2.3 江西省平垸行洪、退田还湖洲垸的血吸虫病疫情变化

江西省2000年93个已实施平垸行洪的圩内生态环境调查表明，弃种的农田已开始向草洲演化，部分演化为草洲者计15个，占16.12%。平垸行洪后居民的生产和生活方式与之前并无显著差别。平垸行洪后的人群感染率、耕牛感染率及垸外螺情均变化不大。

江西省移民建镇方式以外迁为主，“高靠”为辅。外迁村与有螺洲滩距离平均扩大300m，“高靠”移民点与有螺洲滩距离和移居前差别不大，两者大多数原有住宅仍被保留和利用，以适应“小水种大水退”策略，人群暴露和感染在近期变化较小，在8个平退观察村未见疫情有显著升降。实地调查1个外迁渔民村（南昌严家村）的结果为：该村68户居民于1999年迁镇于堤旁，仍以渔业为主，虽然生活性暴露略有减少，但接触疫水的总体水平并未下降，2000年的人群感染率仍高达16.0%，与移民建镇前的16.7%相当。

5.3.2.4 安徽省平垸行洪、退田还湖洲垸的血吸虫病疫情变化

安徽省移民建镇试点区血吸虫感染在单退点相当严重，居民血吸虫抗体阳性率（IHA）高达20%。移民建镇试点区钉螺分布广，单退点感染螺密度较双退点高，钉螺感染率为0.29%～1.88%。移民建镇试点区野粪密度和粪检阳性率以单退较高，可达7.41%～11.80%；双退点较低，为2.70%～7.32%。移民退耕后原村庄滩地野粪污染密度及野粪感染率较移民前上升12倍之多。

5.3.3 平垸行洪、退田还湖后血吸虫病形势及防控对策

5.3.3.1 平垸行洪、退田还湖后血吸虫病形势分析

近年来，全国血吸虫病疫情出现反复，局部地区疫情明显回升，湖北、湖南、江西和安徽4省有螺面积持续上升，血防形势十分严峻。2003年有螺面积36.20亿m^2，较2002年的33.55亿m^2上升了7.90%，血吸虫病人69.27

万人，较2002年的67.68万人上升了2.35%。据不完全统计，湖区平垸行洪和退田还湖面积60多亿m^2，生态环境的改变有可能使其中90%的滩地重新成为钉螺孳生地，造成钉螺面积增加。

平垸行洪退田还湖后因居民暴露强度及移民建镇类型不同，导致居民血吸虫感染发生不同程度的变化。移民建镇的单退点，居民接触疫水频率理论上应有所下降，尤其是非生产性接触；但由于生产远离居住地，且需过江（湖），居民仍需不定期在洲滩上或洲滩附近居住生活，难于避免接触疫水。移民建镇的双退点，由于安置和管理措施的不足，造成多数农民仍返回原地从事农、渔、牧业生产。湖南省4个退田还湖移民建镇试点资料分析表明，退田还湖后人群感染率较退田还湖前高，双退点升高更为明显。张世清等（2004）报道了安徽省移民建镇试点区居民血吸虫感染在单退点相当严重，血吸虫抗体阳性率（IHA）高达20%，2个单退点居民血吸虫感染率分别为4.83%、1.23%。调查显示，湖北、湖南、安徽省平垸行洪、退田还湖后仍有80%以上的村民经常返回原疫区从事耕作、放牧、捕鱼等，频繁接触疫水，从而增加感染机会。湖南省调查表明，华容县集成垸平垸行洪后废弃垸返流人群血吸虫病感染率逐年增长，2002年已达到68%。而傍堤移民建镇后，则更为居民垸外疫水暴露提供了方便，居民感染率上升。调查湖南“高靠”移民建镇的白鹤洲村的发病情况，发现2000年居民粪检阳性率比1998年增加了15.50%。

“外迁”型或傍山移民建镇居民因远离有螺洲滩，生产、生活方式改变，降低了儿童、老年人和妇女生活、娱乐性接触疫水频率，有利于控制血吸虫病疫情，但青壮年生产性接触疫水频率有升有降，农民、渔民仍为重点防治人群。湖北嘉鱼县平垸行洪、移民建镇后，居民血吸虫病人群感染率有所下降，有的试点村下降56.70%。

在实施平垸行洪、退田还湖的过程中，湖区牛、羊等食草动物及放养家畜增多，造成洲滩野粪、尤其是牛粪污染严重，给血吸虫病的流行带来隐患，加上放牧地点内迁等因素，最终有可能导致血吸虫病易感地带的扩增和疫区范围的扩大，以及流行程度的加剧。湖南省调查结果显示，傍堤移民建镇后，大量家畜集中在镇外有螺洲滩放牧，洲滩污染加剧，平均野粪阳性率均在10%以上，家畜血吸虫感染率上升，耕牛、羊感染率分别从1999年的9.52%和0上升为2001年11.00%和5.26%；平垸区耕牛血吸虫感染率也显示上升趋势，平垸行洪前1997年为5.00%，平垸行洪后3年平均感染率达18.18%；华容县双退集成垸，洲滩草地牛、羊粪密度显著高于溃垸前，2002年耕牛、羊血吸虫感染率分别达到87.8%、100%。在安徽省，移民建镇试点区野粪密度和粪检阳性率以单退较高，可达7.41%～11.80%；双退点较低，为2.70%～

7.32%。移民退耕后原村庄滩地野粪污染密度及野粪感染率较移民前上升12倍之多。湖北省调查结果显示耕牛感染率在不同试点有升有降。

随着平垸区居民的迁出，部分耕地逐渐抛荒，洲滩逐步演变为开放式湖滩而成为钉螺良好的孳生地。最初的两年血吸虫病疫情未见明显变化，但由于水情变化，恢复成原血吸虫病疫源地是完全可能的。平垸行洪后部分废弃垸成为严重的血吸虫病易感地带，造成钉螺面积增加。湖南洞庭湖41个平退垸的调查显示，钉螺分布面积为平退前的5.13倍，且发现9个垸内有螺，较平退前增加了2个；华容县双退集成垸，1997年钉螺感染率为1.02%，感染螺密度为0.006只/0.11m^2，平垸行洪后2002年，钉螺感染率和感染螺密度分别上升为14.28%，0.024只/0.11m^2。在安徽移民建镇试点区钉螺分布广，单退点感染螺密度较双退点高，钉螺感染率为0.29%～1.88%。在江西鄱阳湖部分平垸圩区局部草洲化严重，垸外洲滩钉螺向垸内扩散，导致钉螺面积和钉螺密度增加；而湖北省调查显示，平垸行洪和移民建镇后螺情呈上下波动，钉螺面积和密度变化不大。

从湖北、湖南一些平垸行洪和退田还湖的一些试点调查结果可以看出，对于常年不上水型洲滩，由于1998年大水后没有被水淹没，洲滩的自然环境没有发生大的变化，平垸行洪后钉螺面积呈徘徊状态；而由于人畜搬迁，导致人畜接触疫水的几率减少，血吸虫病感染的几率也相应地减少。对于常年上水型洲滩，平垸行洪后洲滩常年上水，与平垸行洪前相比洲滩的自然环境发生很大的变化，适应钉螺生长的环境明显增加，在湖南省同类的洲滩调查结果显示钉螺面积和密度有明显增加的趋势，血吸虫病的感染也明显增加，对于这种洲滩应该及时采取相应的措施控制钉螺的扩散和血吸虫病的蔓延。

5.3.3.2 平垸行洪、退田还湖后血吸虫病防治策略

综上可见，随着平垸行洪、退田还湖工程形式及移民安置方式的不同，工程实施后螺情和疫情的变化情况不同，平垸行洪、退田还湖的垸内外洲滩高程不同，工程实施后螺情和疫情的变化情况也有差别，有的平垸行洪后钉螺面积呈徘徊状态，血吸虫病感染的几率有所减少，有的钉螺面积和密度明显增加，血吸虫病的感染也明显增加。因此，应针对平垸行洪、退田还湖工程可能引起钉螺和血吸虫病扩散的形势，区别不同类型，采取相应的工程措施和非工程措施控制钉螺和血吸虫病的扩散，保障人民的健康，促进社会经济发展。

（1）加强平垸行洪、退田还湖后螺情和疫情变化监测，发现钉螺扩散，疫情发展，应采取有效措施，控制钉螺扩散和疫情流行。

（2）目前单退垸的堤防一般是完整的，则应加强管理，防止人群感染血吸虫病。许多双退垸的堤防是不完整的，留有缺口，只有少数垸修建了控制闸，

这种情况无论是对防洪，还是对防止钉螺扩散均是不利的，应加以改进。宜修建控制闸，当发生大洪水需要分洪时，开闸分洪，这样才能起到防洪的作用，一般年份又不致引起钉螺的扩散。

无论是单退还是双退，都应摧毁垸内房屋，清理砖瓦，减少适宜钉螺和血吸虫孳生繁殖环境的区域，能够种植树木的地方都植上树，使返流居民没有种植春收作物的地理条件。

（3）平垸行洪和退田还湖后，要从源头落实政策，解决移民的具体困难，新建安全的居民区，加强宣传；尽快遣散废垸返流人群；对人群和家畜及时进行血吸虫病化（治）疗，消除传染源。

（4）对于常年不上水型洲滩，由于滩地过水受多年水文条件控制，即洲滩在大水年时才会被水淹没，平垸行洪后（1999 年后）由于再没有发生大水，所以洲滩环境没有大的变化，多数民垸的生态环境没有发生明显变化。当地居民以退耕不退居形式仍然回原居住地从事生产。平垸行洪后的钉螺面积呈徘徊状态。对于这些区域应该采取以下措施控制钉螺和血吸虫病的扩散。

1）结合农业和林业措施，加强对滩地植被改造，在滩地上种植树木、蔬菜、瓜果等作物，抑制钉螺的生长，从而控制钉螺扩散。

2）洲滩的耕牛散放是这些地区的主要传染源，应加强血防宣传力度，搞好洲滩的耕牛管理工作，积极采取洲滩禁牧、家畜圈养、以机代牛等措施控制血吸虫病蔓延。

3）在平垸行洪、移民建镇地区继续推行人畜同步查治、健康教育和易感地带药物灭螺等综合措施。

（5）对于常年上水型洲滩，洲滩水淹情况受到年内水位变化的影响。由于年内水位变化，容易形成半干半湿的洲滩环境，有利于钉螺的繁殖和生存。平垸行洪或退田还湖后，随着这种半干半湿的洲滩环境的增加，钉螺扩散面积将有可能增加。为此需采取水利、卫生、林业、农业等多方面措施，控制钉螺扩散和血吸虫病流行。

1）垸内滩地尽可能种植有抑螺作用的树木及蔬菜、瓜果等作物，抑制钉螺的生长，从而抑制钉螺扩散。

2）对于垸外洲滩，可以在大堤外侧一定距离处开挖一定宽度和深度的隔离沟（隔离沟每年宜保持连续淹水 8 个月以上，且水深不小于 1m），将挖出来的土堆放在大堤外侧形成平台。隔离沟可防止人畜进入堤外有螺洲滩和易感地带，达到隔离的目的；在退水期间隔离沟可迅速滤干洲滩积水，改变洲滩的潮湿环境，降低地下水位，减少钉螺孳生；淹水时间长，可防止钉螺在隔离沟内孳生和存活。同时，大堤外侧的平台也可减少钉螺孳生的几率，减少人畜接触

易感地带的几率。

3）对于目前存在的移民返流问题，要从源头落实政策，解决移民的具体困难，消除移民的不满情绪和期望重新建垸等过高或不切实际的要求。尽快遣散废垸返流人群，同时对人群和家畜及时进行血吸虫病化（治）疗，消除传染源。

4）加强对堤外洲滩钉螺扩散规律的监测研究，并研究相关水利措施的控螺和灭螺效果，推进隔离沟等水利工程的推广和应用。

第6章

水利血防原理与措施

6.1 阻螺和灭螺的原理

阻螺是通过水利措施和防螺设施，避免钉螺从上游向下游扩散。钉螺是血吸虫的中间宿主，由于它主动扩散的能力很小，因此它的传播和扩散主要是被动的随水流扩散，扩散的主要方式有水面漂浮输送和水流推移输送两种，前者包括两种情况，一是钉螺黏附在枯枝残叶等水面漂浮物，随水流扩散；二是钉螺依靠其腹足和口腔分泌的黏液，并借助水体的表面张力，倒挂悬浮于水面，随水漂流扩散。当有螺河道（渠道）的涵闸（泵站）向下游供水时，钉螺即以上述两种方式随水流进入下游用水地区（唐国柱，1987）。在有螺河道（渠道）引水涵闸（泵站）修建控制性的防螺工程，可有效地防止钉螺向下游无螺区扩散，控制血吸虫病的流行。目前常用的涵闸血防技术包括沉螺池和中层取水防螺两种措施。

灭螺则是改变或消灭钉螺赖以孳生的环境，以达到减少钉螺面积的目的。钉螺的生存和扩散与生态环境要素密切相关，如纬度、温度、高程、水位、表层土壤含水率、地下水位、植被等。因此，改变上述的某个或多个生境要素，就会改变钉螺赖以生长的环境，使其不适合钉螺生存和繁殖，导致钉螺消亡，减少钉螺面积，如控制河（湖）水位变化（封堵湖汊）、改造地表环境（堤坡硬化、填塘灭螺等）、降低地下水位（防螺隔离沟）等工程措施。

6.2 阻螺工程措施

6.2.1 沉螺池

6.2.1.1 沉螺池设计原理

沉螺池是20世纪80年代末长江科学院等单位基于对钉螺的沉降、起动等运动特性研究的基础上提出来的，是用以沉积和拦截水流中钉螺的建筑物，一般修建在涵闸（泵站）的下游（张威等，1993）。根据钉螺在水流中因自身重量自水面向下沉降的特性，在涵闸（泵站）下游修建过水面积较大的沉螺池，使沉螺池内流速较小，利于钉螺在沉螺池中沉落，便于集中杀灭钉螺，从而有效地避免或减少钉螺向下游扩散。沉螺池的原理和沉沙池的原理类似，主要是使沉螺池内流速减小，利于钉螺在沉螺池中沉落，但在设计时又有所区别，主要区别为，钉螺是一种活的生物体，它可以吸附在漂浮物上随水流向下游漂移，因此在沉螺池内应设置拦螺墙，拦截水上的漂浮物，避免钉螺随漂浮物向下游扩散；根据钉螺起动试验研究成果，钉螺最小起动流速为0.2m/s，因此沉螺池内设计断面的平均流速应不大于0.2m/s。

沉螺池通常由连接段和工作段组成，布置如图6.2.1所示。

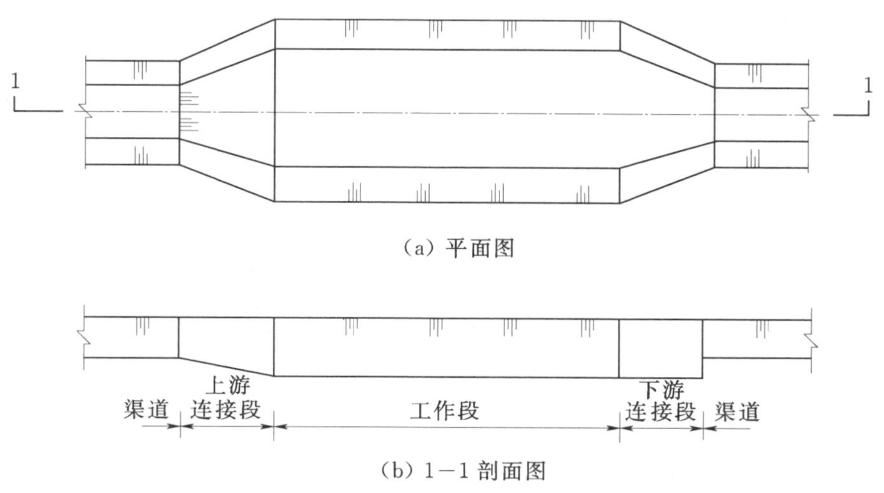

图6.2.1 沉螺池布置示意图

沉螺池主要设计参数包括：沉螺池工作段的长度、宽度和横断面面积等。根据涵闸（泵站）的引水流量和钉螺的生物、水力学特性，各设计参数的计算公式为：

工作段长度，按式（6.2.1）计算：

$$L=kHV/\omega \tag{6.2.1}$$

式中：L 为沉螺池工作段沿水流方向的长度，m；H 为沉螺池设计水深，m；V 为沉螺池的设计断面平均流速，m/s，由钉螺起动流速公式计算确定，为安全起见一般取其最小起动流速 0.2m/s；ω 为钉螺的静水沉降速度，m/s，由钉螺沉降速度公式计算确定，为安全起见一般取其最小值 0.01m/s；k 为安全系数，可采用 1.1～1.5。

工作段过水断面的宽度，采用式（6.2.2）～式（6.2.4）计算：

$$b=(A-mH^2)/H \tag{6.2.2}$$

$$B=b+mH \tag{6.2.3}$$

$$m=\cot\alpha \tag{6.2.4}$$

式中：A 为沉螺池横断面面积，m^2；B 为沉螺池的水面宽度，m；b 为沉螺池的底宽，m；m 为沉螺池横断面的边坡系数；α 为边坡坡角，(°)。

工作段过水断面的面积，采用式（6.2.5）计算：

$$A=Q/v \tag{6.2.5}$$

式中：Q 为涵闸（泵站）设计流量，m^3/s。

在沉螺池的设计中，钉螺沉降速度 ω 和断面平均流速 v 是两个重要的参数。钉螺沉降速度根据长江科学院的研究成果，采用 0.01m/s；沉螺池设计断面平均流速需满足两个条件，能使钉螺在水中自由沉落和池内水流不致使钉螺产生推移运动。故沉螺池设计断面平均流速是指钉螺在沉螺池内的起动流速，即钉螺在沉螺池底部保持静止不动的垂线平均流速，其值与沉螺池水深和钉螺的外形、大小及其在池底吸附状态等因素有关，根据长江科学院研究结果，以平均流速不大于 0.2m/s 为宜。

设计沉螺池工作段的宽度与深度的比值，目的是使沉螺池内的流速沿池宽分布较均匀，提高沉螺效果，若沉螺池工作段的宽度与深度的比值过大，池内局部水流集中、流速较大，沉螺效果势必降低。研究成果及实际运行的结果表明，其值不宜大于 4.5。

设计沉螺池工作段底部高程，主要是考虑上游来流在池内充分扩散，流速减小，促使钉螺在沉螺池内沉降，同时，可以防止沉集在沉螺池底部的钉螺产生滑动或滚动进入下游渠道，且便于集中灭杀。因此，应低于上游、下游渠道的底部高程，目前实际设计高差不小于 0.5m。

设置沉螺池工作段与上游涵闸（泵站）消能设施或渠道的连接段，目的是使上游渠道的水流能均匀扩散进入沉螺池，不至于在连接段产生跌水或较大的水流紊动，保证沉螺效果，设计为以斜坡形式连接为宜；沉螺池工作段的末端

以垂直面或陡坡与下游渠道连接，目的是防止沉积在沉螺池底部的钉螺产生滑动或滚动进入下游渠道。

沉螺池内设置拦螺网和拦螺墙的目的是拦截水体表层的钉螺和漂浮物，提高防螺、灭螺效果。钉螺通常潜伏在草丛底部或爬在芦苇的根、杆上，有一些则黏附在洲滩表面的枯枝残叶上，一旦江湖水位上涨，洲滩上面的枯枝残叶就变成水面漂浮物，黏附在这些漂浮物上的钉螺，也随之漂流扩散。沉螺池大多修建在引水涵闸（泵站）下游渠道上，在引水过程中，水流中难免会有漂浮物，如树枝、树叶和干草叶等。这些漂浮物正是钉螺吸附其上并随水流运动的载体。因此，在沉螺池上游连接段的上端设置拦污栅和拦螺墙，其作用一是可以阻止漂浮物进入沉螺池，避免阻塞沉螺池，使沉螺池能正常发挥引水功能，二是可以利用黏附在漂浮物上的钉螺遇到碰撞后会与漂浮物分离的特点，有利于钉螺在水中沉降。

沉螺池边墙顶面高程不低于渠顶，并设护栏，目的是为保证人畜安全，并可防止沉螺池周边泥沙流入池内。

6.2.1.2 沉螺池的应用

沉螺池提出后，在许多疫区取水工程中得到了应用，并取得了较好的效果，图 6.2.2～图 6.2.4 分别是湖北、湖南等地沉螺池实物照片。

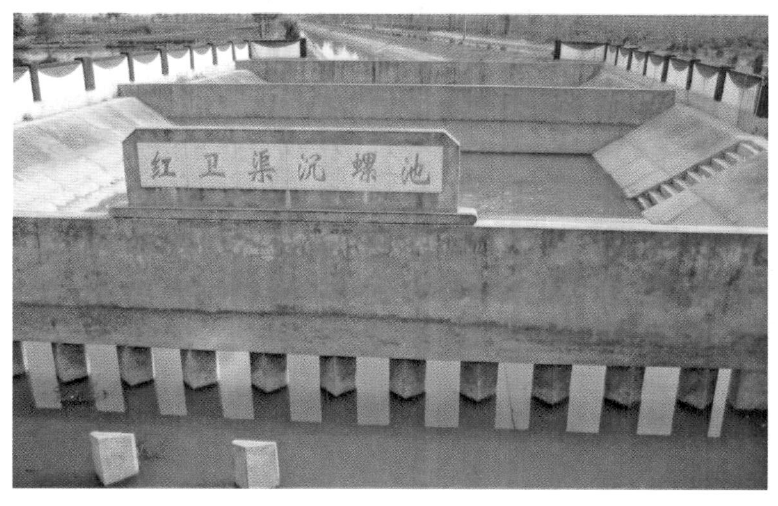

图 6.2.2　湖北省荆州市红卫渠沉螺池

6.2.2 中层取水防螺建筑物

6.2.2.1 中层取水设计原理

中层取水防螺是长江科学院和湖北省血防所等根据钉螺在水中分布和运动

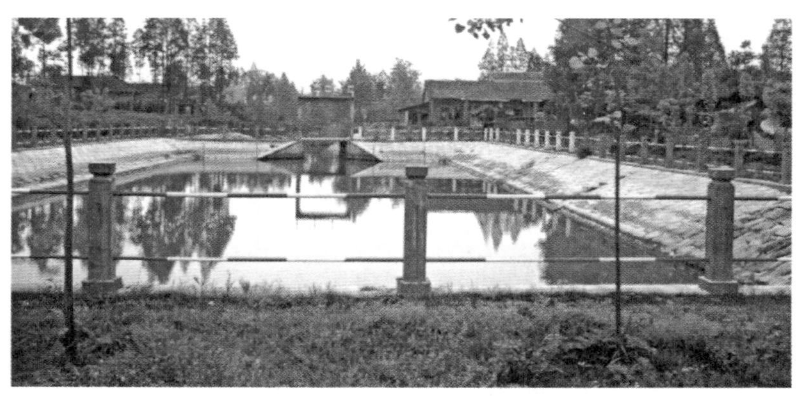

图 6.2.3　湖南沅江沉螺池

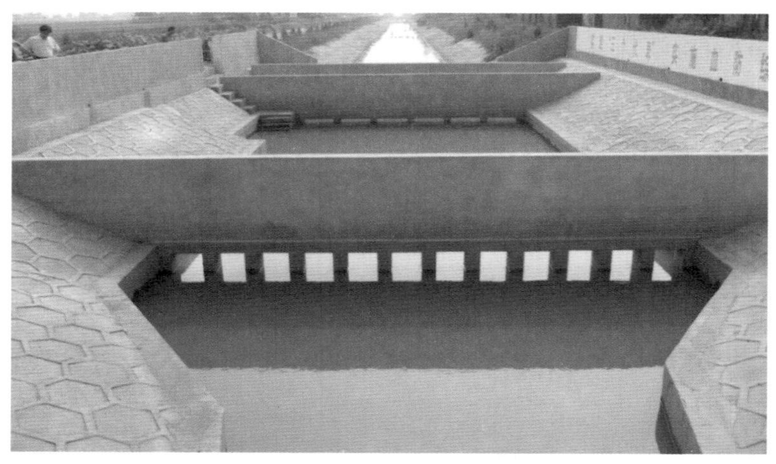

图 6.2.4　湖北公安花基台九横渠沉螺池

规律，于 20 世纪 90 年代初提出的。钉螺是以陆栖为主的两栖类动物，用鳃呼吸，因此它不能长期生活在干燥的地面，但它也不能长期生活在水底，故水底的钉螺具有沿岸壁或芦秆向上爬行的习性。由于钉螺存在这种生理上的要求，故它的生活区域大都分布在江、河、湖水边线上下 1m 范围以内，河流主流区一般不会有钉螺存在。针对钉螺在水中的这种分布特点，取水口的顶部高程应低于钉螺在水中的分布高程，为安全起见，活动取水口的顶部高程应保持在水面之下不小于 1.20m，这样从中层无螺水体引水即可防止将表层和底层有螺的水体引水渠内。

水深较大是布置中层取水防螺建筑物的必要条件。水深太小，取水建筑物难以布置，取水口离水面的距离太小，会引入有螺水体，离河床太近则会引入钉螺和大量泥沙。河道岸线较稳定，有利于修建引水涵管，可保证建筑物的安全和正常运行。引水涵管的进水口距主河槽深水区较近，且外滩宽度较窄，便

于清淤和减少工程投资。中层取水防螺建筑物采取固定式或活动式进水口，进水涵管有圆形、矩形或拱形断面，涵管与涵闸的连接采用密封或调压井的型式。

中层取水防螺涵管的固定式进水口典型布置如图 6.2.5 所示。涵管的进水口是采用固定式还是活动式，需根据水源区水位变幅、钉螺分布高程、涵闸（泵站）底板高程等因素综合分析选定。通常水源区水位变幅不大，且始终能够保证进水口淹没于水下的河道，宜采用固定式进水口。固定式进水口的投资较小，也有利于维护。当水位变幅较大时，设置固定式进水口难以适应各种水位下都能安全取水，因此，宜采用活动式进水口。

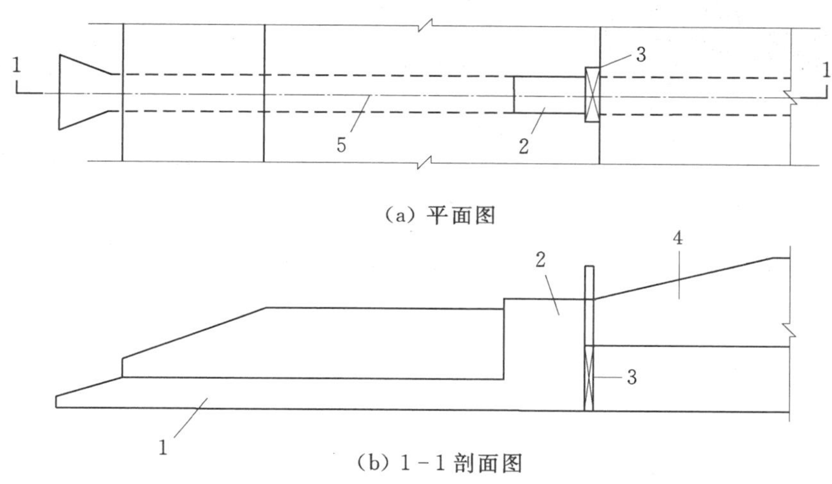

图 6.2.5　固定式中层取水防螺涵管布置示意图

1—取水涵管；2—调压井；3—闸门；4—土堤；5—涵管中心线

固定式进水口的顶板高程一般低于所在地最低有螺高程线 1.50m 以下。这是各地实际采用的数据，目的是保证引水时避开水体表层的钉螺、螺卵和血吸虫尾蚴。

固定式涵管进水口宜采用喇叭形，并可设置除涡设施。随着河道水位的变化，固定式涵管进水口处的水深也不同，当水深较小或引水流量较大时，通常在进水口附近有立轴漩涡产生，立轴漩涡能将水体表层的钉螺和吸附有钉螺的漂浮物卷入进水口内。将固定式涵管进水口设计成喇叭形，或进水口向下，不利于立轴漩涡的产生。当进水口附近经常性有立轴漩涡存在时，应在进水口附近设置除涡设施，如设置防涡梁（板）、防涡栅和防涡桩等。

活动式取水口顶部高程，应随水位而变，保持在水面之下不小于 1.20m。钉螺在河岸边主要分布在水面至以下 1m 范围内，为使吸附于漂浮物上的钉螺不被引入取水口，要求活动式取水口顶部能随水位变动而变化，并保持在水面之下不小于 1.20m。

6.2.2.2　中层取水防螺建筑物的应用

中层取水防螺建筑物提出后，在许多疫区取水工程中得到了应用，均取得了较好的效果和经验，中层取水工程的照片如图 6.2.6 所示。

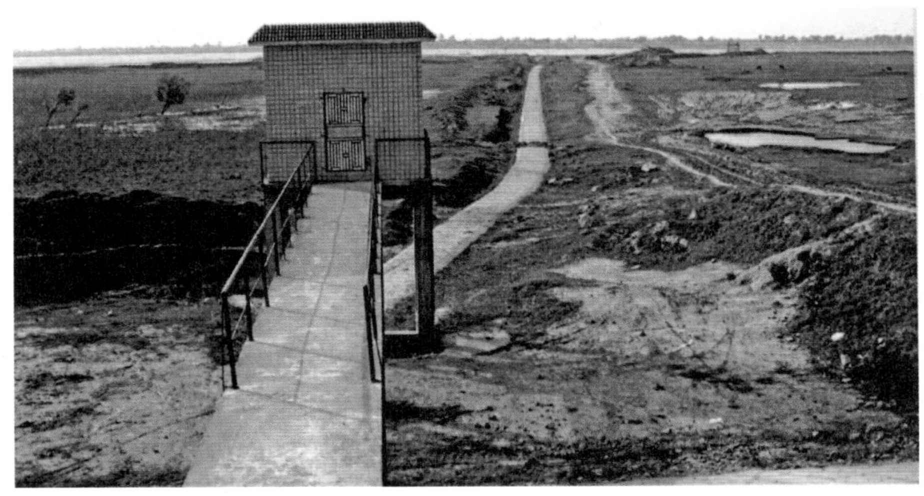

(a) 固定式进水口

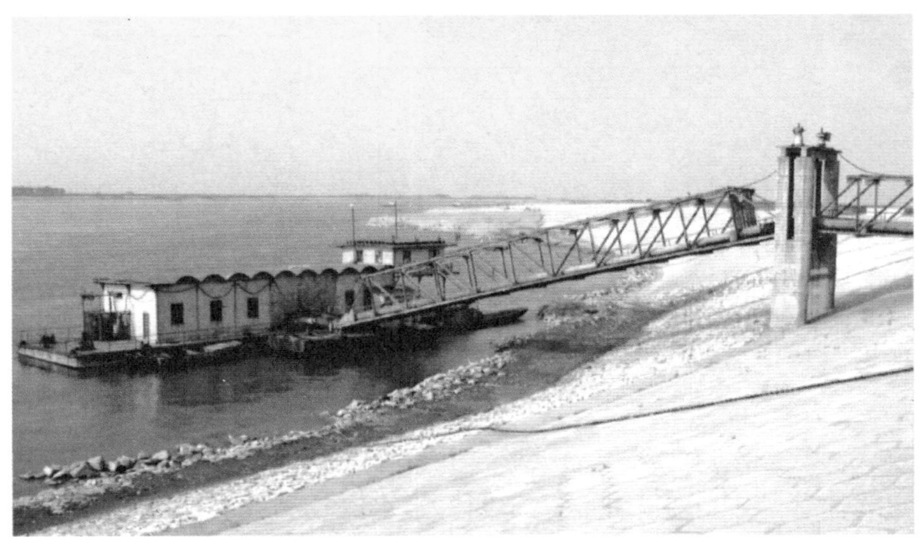

(b) 活动式进水口

图 6.2.6　中层取水防螺建筑物

6.3　灭螺工程措施

灭螺工程措施主要包括硬化护坡、抬洲降滩、填塘灭螺、防螺平台（带）、

防螺隔离沟以及填湖汊等工程措施（SL 318—2011《水利血防技术规范》）。本节对各种灭螺措施的灭螺原理、适用条件、工程设计参数及其技术标准等进行分析。

6.3.1 硬化护坡工程措施

硬化护坡工程措施一般适用于滩窄、无滩堤防工程和灌溉渠道工程，可彻底改变钉螺孳生环境，是较好的水利血防工程措施之一，也是水利工程结合控制钉螺采用最多的工程措施。根据湖北省世界银行贷款环境改造工程、江苏省便民河综合治理工程及洞庭湖二期治理水利工程等灭螺效果分析，江堤坡面硬化可使钉螺密度及人畜感染血吸虫的几率明显下降，牲畜活动及野粪密度下降显著。

6.3.1.1 硬化护坡工程措施的灭螺原理

钉螺最适宜在表层土壤含水率为20%左右的环境中生存，硬化护坡主要是通过改变适宜钉螺生存区域的表层含水率，减小钉螺可生存空间，达到消除钉螺的目的。硬化护坡工程实施后硬化护坡区域的表层含水率在大多数时间为0，根据钉螺对表层土壤含水率适应性研究成果可知，当含水率为0时钉螺的死亡率为100%。对江河湖渠岸（边）坡采用护坡全硬化或局部硬化，可以彻底改变钉螺孳生环境，防止钉螺孳生（图6.3.1）。

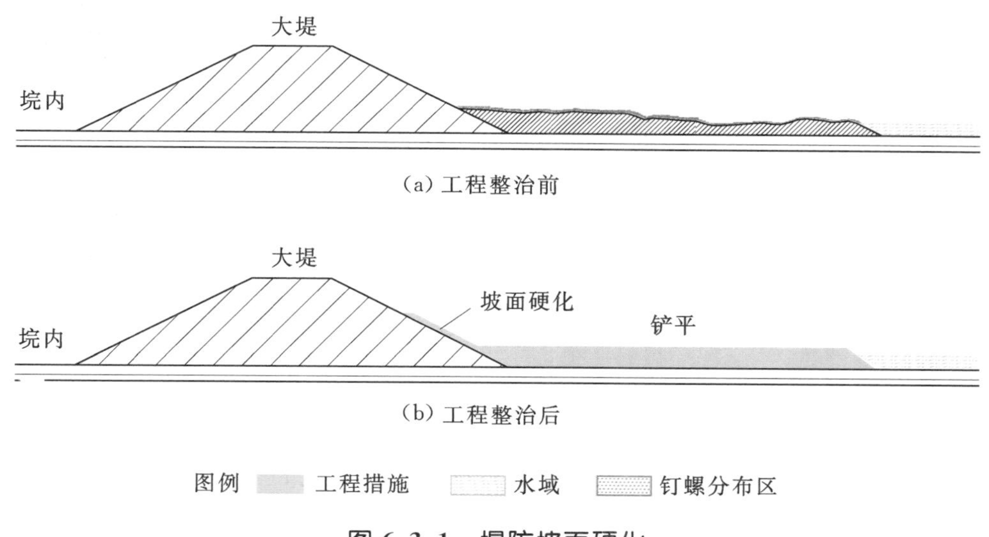

图6.3.1 堤防坡面硬化

6.3.1.2 硬化护坡工程措施的设计参数与标准

根据水位变化、防洪及灌溉要求、资金多少，硬化护坡工程措施一般有全硬化坡面和局部硬化坡面两种类型（彭汛，2011）。

全硬化坡面是指在工程资金充足的条件下，坡面硬化从坡脚至坡顶。由于沟渠灌溉防渗要求，以及相对河道岸坡硬化投资相对较少，一般采用全硬化坡面。图 6.3.2 为 2006 年改造完工的江西省玉山县七一灌区全硬化工程，图 6.3.3 为 2006 年改造完工的云南大理河道治理岸坡全硬化工程。

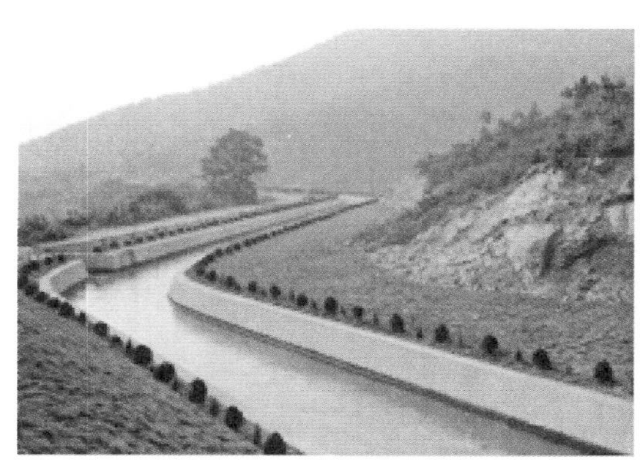

图 6.3.2　江西玉山县七一灌区渠道现浇混凝土护坡全硬化（2006 年建）

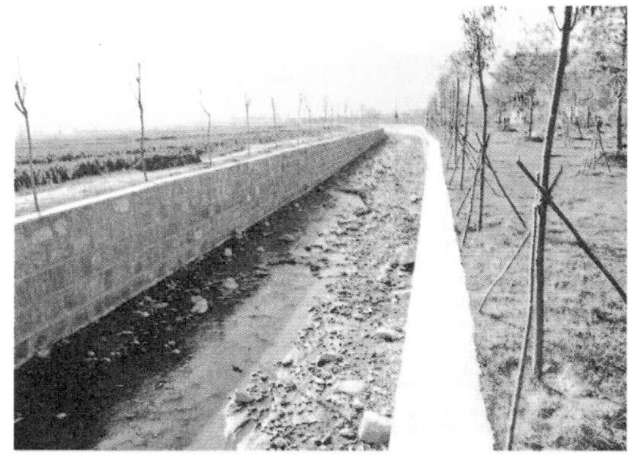

图 6.3.3　云南大理河道治理浆砌块石坡面全硬化（2008 年建）

局部硬化坡面是指在工程资金有限的情况下，在满足水利工程要求的前提下，为节约投资，可以根据钉螺孳生环境存在最高有螺高程线这一原理，进行局部硬化坡面，如江河、湖泊的岸坡可采用此硬化方法。对堤外无洲滩的堤段，坡面硬化高程一般从该枯水位至最高有螺高程线以上 1.00m（前提是满足堤防防汛要求）；对于堤外有洲滩的堤段，坡面硬化高程一般从堤脚至最高有螺高程线以上 1.00m；对于沟渠边坡硬化，设计水位以上超高不大的渠道，硬化应上至渠顶，对于超高较大的渠道，则可硬化至设计水位以上 0.50m，以减少投资；渠坡下端硬化范围，对于最低运行水位以下水深不大或有时是干枯的渠道应硬化至渠底，水深大的渠道可硬化至最低运行水位以下 1.00m 处。对于有防冲、防渗要求或非常年过水的渠道，渠底应硬化。图 6.3.4 为 2006 年湖南株洲白石港水利血防工程局部硬化护坡工程、图 6.3.5 为 2008 年湖南省岳阳市华容河整治水利血防工程（君山段）局部硬化护坡工程。

坡面硬化常采用现浇混凝土、混凝土预制块、浆砌石等型式，也可采用经论证推广应用的新材料、新工艺，根据当地具体情况、工程投资等条件选择。无论采用何种型式，坡面应保持平整无缝，以避免缝中杂草丛生，重新形成钉螺孳生环境。调查表明，坡面硬化材料采用现浇混凝土硬化，不易长草，防螺效果较好；而坡面硬化材料采用预制混凝土板块、浆砌石，由于砂浆沟缝施工质量难以达到完全填实的要求，导致坡面运行两年后就易生长杂草，适宜钉螺孳生和存活（高风华等，2012）。

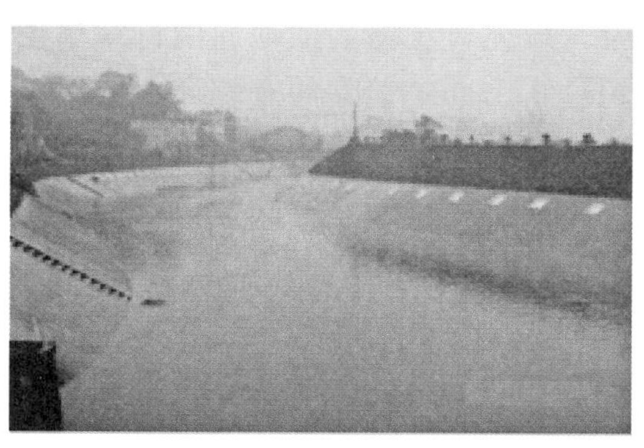

图 6.3.4 湖南株洲白石港水利血防工程河道整治现浇混凝土护坡半硬化（2006 年建）

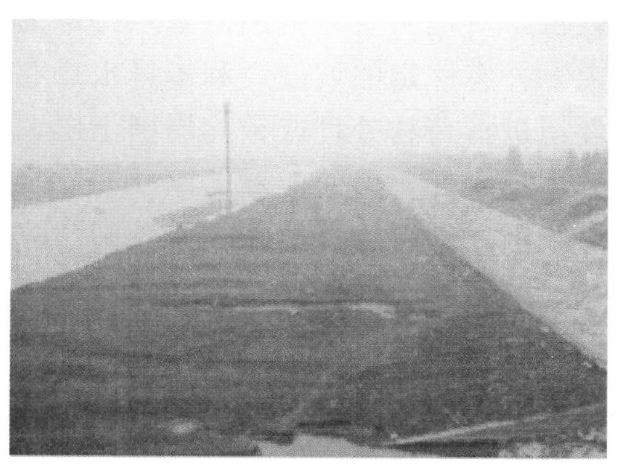

图 6.3.5 岳阳华容水利血防工程（君山段）河道整治混凝土预制块护坡半硬化（2008 年建）

6.3.2 填塘灭螺工程措施

6.3.2.1 填塘灭螺工程措施的灭螺原理

有水池塘的周边杂草丛生，表层土壤含水率符合钉螺生存要求，对孳生钉螺的坑塘、洼地等进行填平处理，改造后雨水不易聚集，土壤含水率降低，钉螺难以生存，从而达到减少钉螺孳生区域的目的。

6.3.2.2 填塘灭螺工程措施的设计参数与标准

填塘灭螺是堤防血防工程中最常见、最普遍且简单易行的灭螺方法，成本

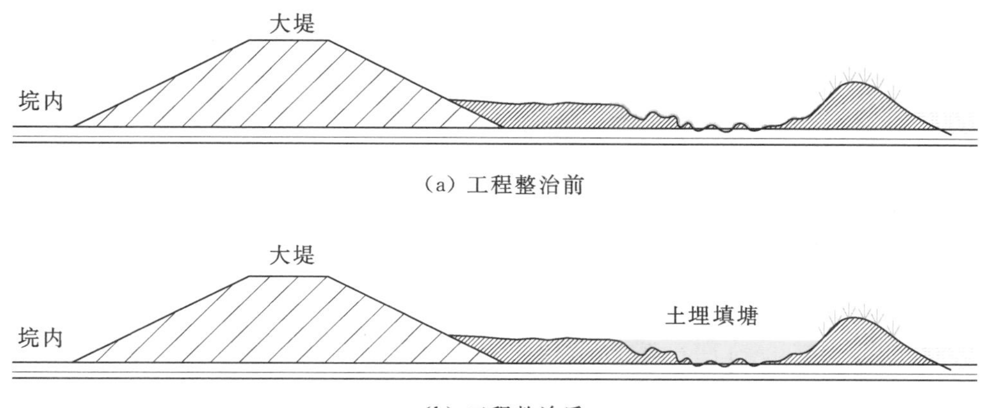

图 6.3.6 填塘灭螺示意图

较低，对堤防管理范围内孳生钉螺的坑塘，尽可能填平至附近地面高程线或以上，并有一定的坡度，利于排水。在填塘时，应先对坑塘、洼地周围钉螺孳生环境进行药物处理或铲除周围土层，深度超过 0.15m，铲除的有螺弃土应堆放于坑塘底部，上面应覆盖厚 0.3m 以上的无螺土，以达到灭螺的目的，必要时应喷洒灭螺药物（图 6.3.6）。

6.3.3　封堵湖汊灭螺工程措施

6.3.3.1　封堵湖汊工程措施的灭螺原理

湖汊血吸虫病主要分布在湖岸每年汛期湖水能够淹及的丘陵地带，居民住在汊边的坡岸上，洪水期居住区成为半岛，甚至淹没部分房屋、粪缸和田地，枯水期湖汊地面显露出潮湿洼地。从枯水期湖汊地面显露出潮湿洼地带往上直到上年洪水位淹没的高程，均有钉螺孳生。由于人畜粪便污染机会多，且水流缓慢，钉螺感染率和感染螺密度高，居民生产生活与湖水接触很密切，感染率高，疫情严重（图 6.3.7）。

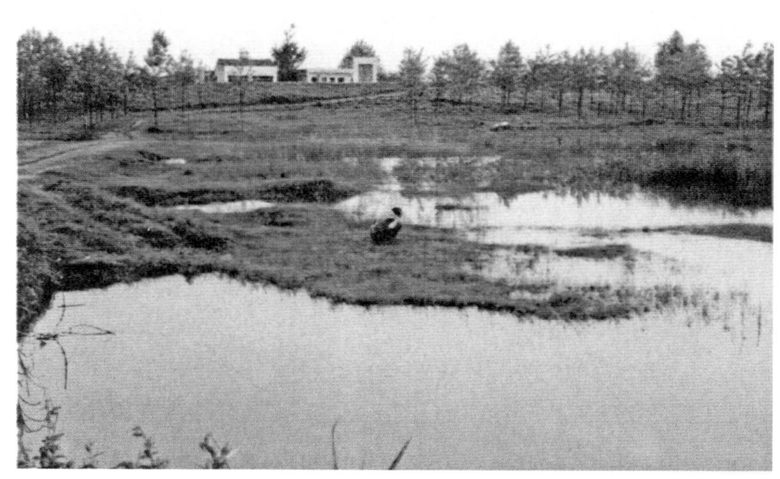

图 6.3.7　钉螺孳生地——湖汊

封堵湖汊灭螺工程是指在湖汊口处修筑堤坝，建立闸门，控制湖汊内的水位使其稳定在一定的高程，水位线以上进行开垦种植，水位线以下进行水产养殖（其实质也是一种水淹灭螺方法）。湖汊被围堵后，湖汊内水位稳定在一定高程范围内，水位涨落幅度变小，从而改变了钉螺长期适应了的、有一定季节性的水位变化的环境。水位线以上适宜于种植的环境进行开垦，其余环境则采取药杀等方法灭螺。水位线以下，长期水淹。这些都改变了钉螺孳生、繁殖的基本环境条件，钉螺逐渐减少，最终被消灭。

6.3.3.2 封堵湖汊工程措施的设计参数与标准

在水位可以人工控制水系或水域，例如，汇流口处建闸的支流或进、出口均建闸的汊道，可考虑控制冬、春、秋季节的水位，改变河道洲滩的钉螺生存环境，降低钉螺在春季的产卵、孵化率，增加钉螺在秋季和冬季的死亡率，从而达到减少钉螺孳生和扩散的目的。

封堵支汊主要是用土或其他材料封堵支汊进口或出口，扩大主汊过流量，稳定支汊水位，达到防螺、灭螺目的。封堵支汊灭螺主要有两种形式，一种为在河道支汊内建筑单一坝体，引含沙水流淤废河道，抬高支汊床面高程，随后可进行垦殖，改变钉螺孳生环境。20 世纪 90 年代初，在长江中游团风县汊道段，由于左汊淤积，洲滩淤并，芦苇杂草丛生，为钉螺孳生提供了繁殖的场所，严重威胁当地人民的生命安全，于 20 世纪末在左汊下部实施了高程 23.00m 低坝堵汊工程，极大缓解了当地疫情。另一种形式为在河道支汊两端修筑高坝（或建闸）蓄水，通过水位调度对有螺汊道进行水淹灭螺，同时阻止外河钉螺扩散。如 2000—2002 年洞庭湖二期治理水利结合灭螺工程中，在长 43km 的沱江进出口乌嘴和茅草街堵口建闸，实施堵支并流工程，每年关闸蓄水时间持续 8 个月以上。观察结果表明，关闸蓄水前后钉螺死亡率分别为 6.3%、21.5%，水淹灭螺起到一定作用，但不十分明显，主要原因为沱江春、冬季供给水源较少且输水灌溉，淹没水位达不到当地有螺高程。

6.3.4 抬洲降滩工程措施

6.3.4.1 抬洲降滩工程措施的灭螺原理

江湖洲滩地区由于表层土壤湿润、植被茂盛、水位具有季节性变化的特点，这些自然因素有利于钉螺孳生繁殖，我国现有钉螺面积主要分布在这些地区。对于这类地区的有螺环境，钉螺可孳生的滩地有一定的高程范围，即钉螺孳生环境具有最高有螺高程和最低有螺高程这一特性，采取填土覆盖的方法将有螺洲滩抬高至当地最高有螺高程线以上，或是通过取土、疏浚等工程措施，将有螺洲滩降低至当地最低有螺高程线以下，达到破坏钉螺孳生环境，消灭钉螺的目的。

6.3.4.2 抬洲降滩工程措施的设计参数与标准

“抬洲”是指在靠近外堤坡处填筑一道防螺平台，防螺平台的顶高程应高于相应河段的最高有螺高程线，并视开挖土方量多少来确定顶宽度，台顶至河底以一定坡度过渡，坡面设置现浇混凝土护坡，以防钉螺在此孳生繁殖；顶部宽度不应小于 1m，当平台较宽时，平台的顶面应规则平整，避免形成新的坑凼，以防止形成新的钉螺孳生环境。确定防螺平台的顶部高程和宽度时，应考虑其对行洪的影响程度。在不影响行洪的情况下，尽可能抬高防螺平台的顶部高程，增加宽度，保持常年绝大部分时间干燥，以彻底改变钉螺孳生的环境（图 6.3.8）。

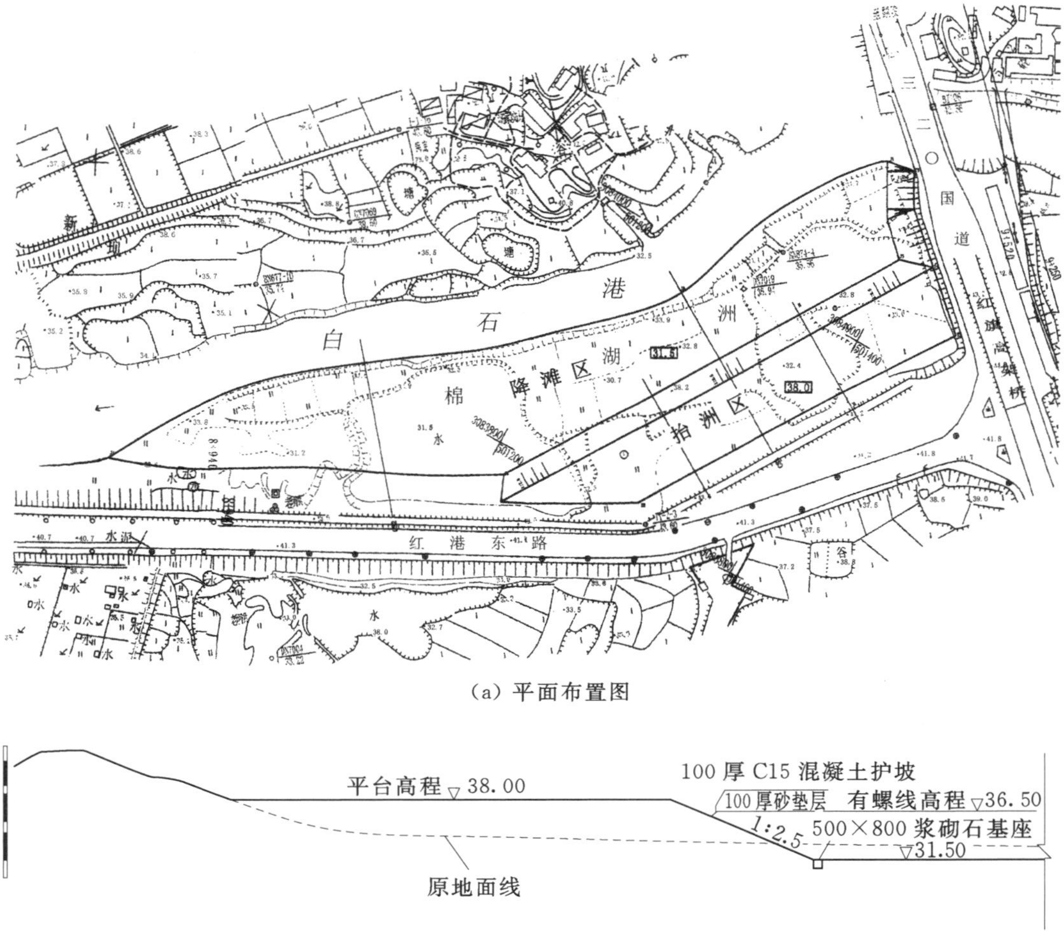

(a) 平面布置图

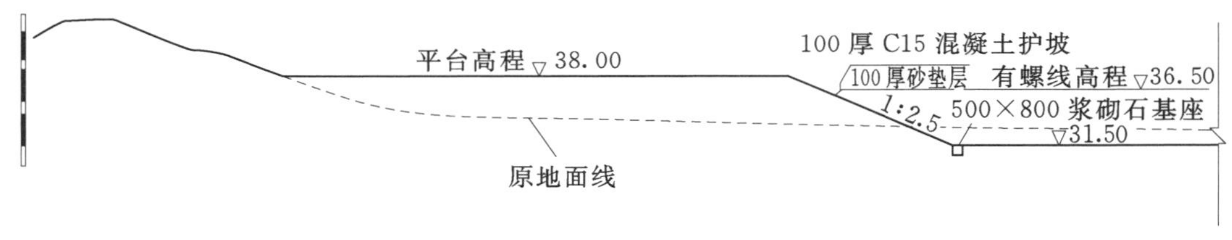

(b) 断面图

图 6.3.8　湖南省株洲市白石港流域抬洲降滩工程布置图

“降滩”是指在“抬洲”区以外的其他河滩地进行开挖，确保该部分河滩地开挖后低于相应河段最低有螺高程线，其目的同样是防止钉螺在此孳生繁殖。“降滩”开挖的土方应尽量全部用于“抬洲”或“填塘固基”，设计和施工过程中都要确保二者相互平衡，即通过调整外平台宽度的方法来保证不要额外征地取土或弃土的现象。通过实施抬洲降滩、填塘固基等工程，既可消灭外滩地和堤内渊塘等环境的钉螺，又可以提高堤防的抗滑和抗渗稳定性，使得水利工程建设和血吸虫防治达到有机结合。

由于抬洲降滩工程措施往往投资较大，尤其是降滩措施对大堤堤脚的稳定性也会造成一定影响，因而在实际工程中较少采用。但现场观察结果表明，在各种水利血防工程措施中，降滩筑鱼池蓄水工程措施防灭螺效果最好，其性价比最高。图 6.3.9 为降滩筑鱼池蓄水工程措施的实景图和示意图。

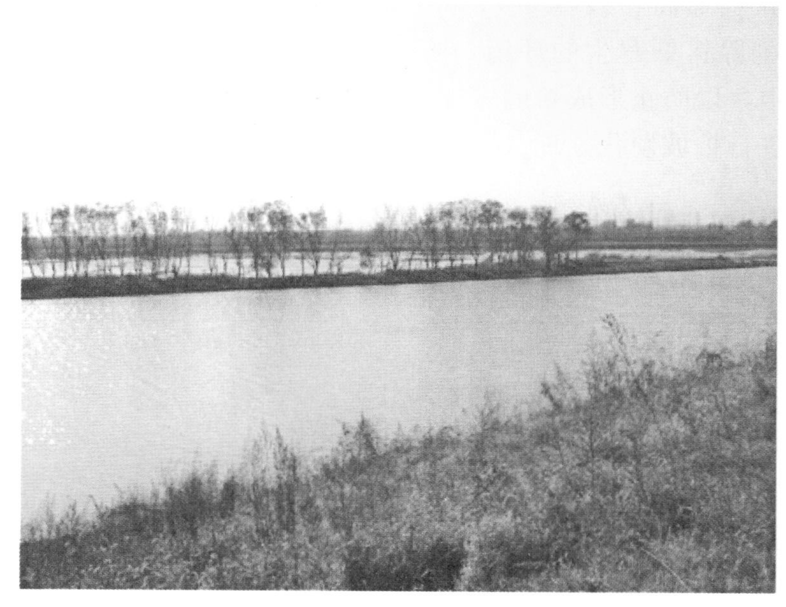

（a）实景图

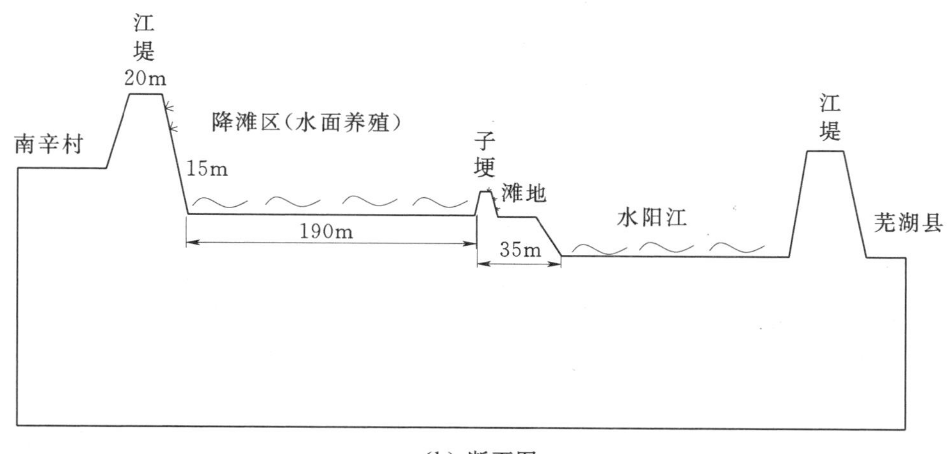

（b）断面图

图 6.3.9 安徽省芜湖市南辛村降滩筑鱼池蓄水防灭螺工程

6.3.5 防螺平台（带）工程措施

由于取土，在堤防两侧往往形成地势低洼、大小不一的坑凼，成为血吸虫病高危易感地带。而在新建、改建或加固堤防工程时，常因防渗和堤防稳定的需要，在堤防两侧修建护堤平台，因此可以结合护堤平台的修建，形成防螺平台（带），以防止钉螺孳生或减小钉螺孳生的几率和人畜接触疫区的几率。

确定防螺平台（带）的顶部高程和宽度时，应考虑其对河道行洪的影响程度。在不影响河道行洪的情况下，尽可能抬高防螺平台（带）的顶面高程，应高于当地最高有螺高程线 0.50m 以上，增加顶面宽度，顶部宽度不应小于 1m，以彻底消除钉螺孳生的环境。防螺平台（带）的顶面应规则平整，避免形成新的坑凼，以防止形成新的钉螺孳生环境。为了防止钉螺孳生，在平台临水侧坡面应进行护坡硬化处理（图 6.3.10、图 6.3.11）。

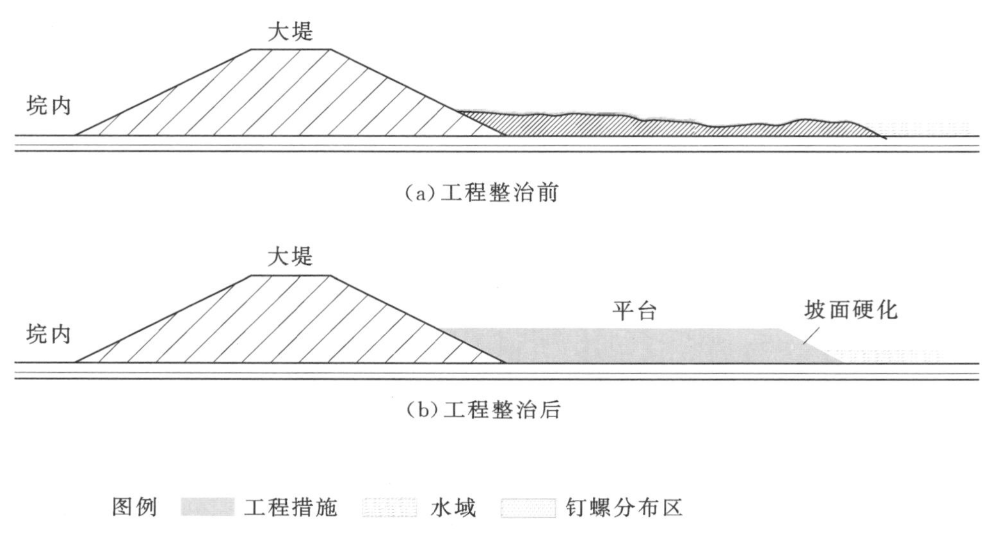

图 6.3.10　护堤防螺平台示意图

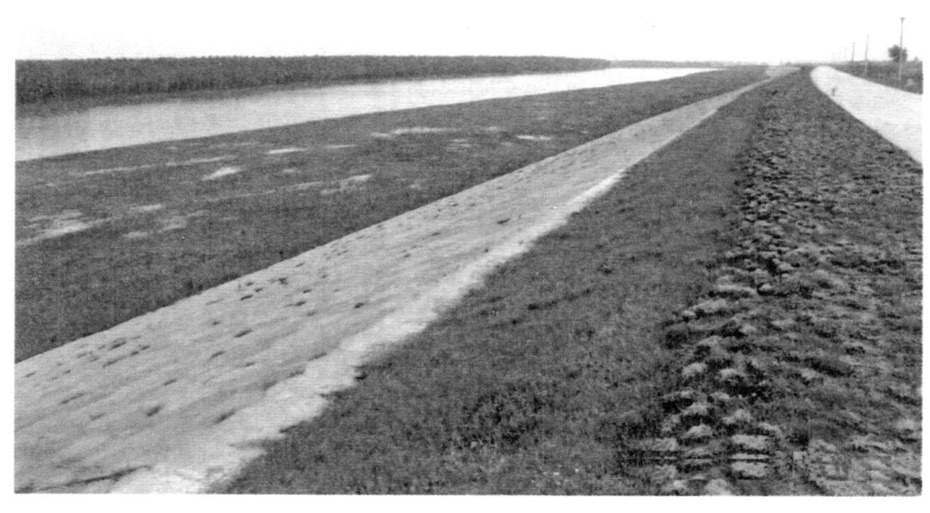

图 6.3.11　护堤平台（右边为护堤平台，左边为降洲后的过洪道）

6.3.6 防螺隔离沟工程措施

对于较宽的河（湖）滩地，若实施抬洲降滩，其土方工程量必然很大，而仅对堤坡进行硬化防护，不能有效防止滩地上孳生的钉螺对人类的危害。为此，可在堤脚外一定距离处开挖防螺隔离沟。

修建隔离沟的主要目的：一是滤干洲滩（护堤平台）积水，防止钉螺孳生；二是防止人畜进入堤外有螺洲滩，降低人畜的血吸虫病感染率；三是防止钉螺扩散至人畜经常活动的近堤区域，避免人畜感染血吸虫病。防螺隔离沟适

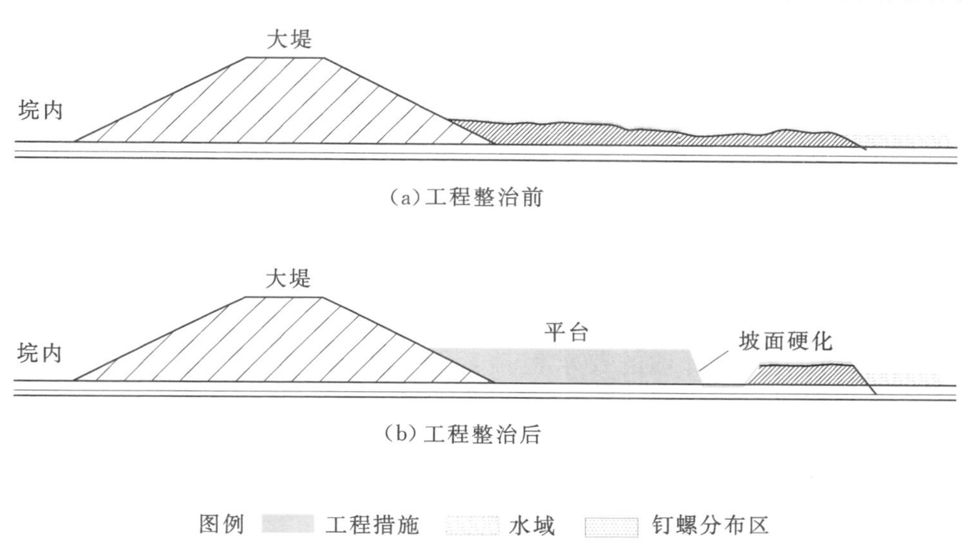

图 6.3.12 防螺隔离沟示意图

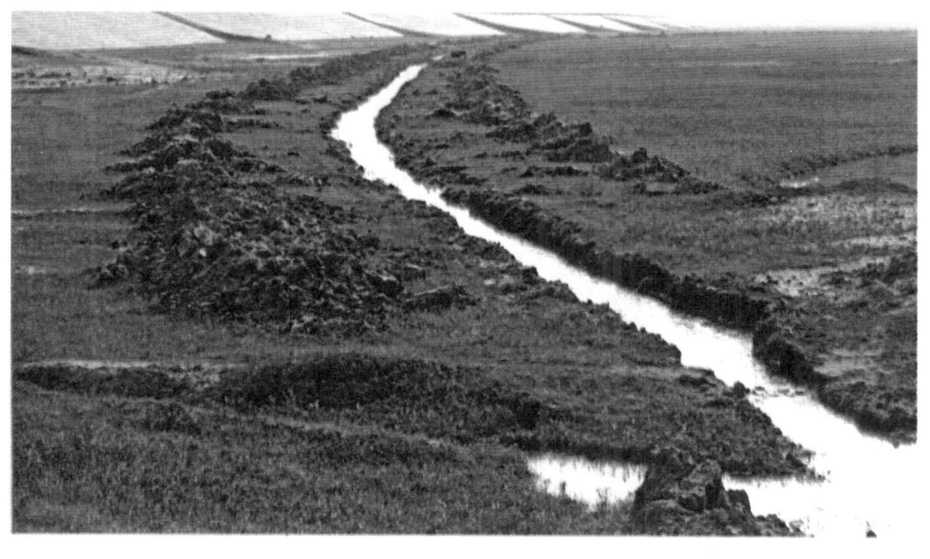

图 6.3.13 湖南省岳阳市君山区在有螺洲滩修建的隔离沟

用于外滩较宽的堤防工程。若在河道两岸滩地水流流速较大、含沙量较大、水位变幅大的滩地上修建防螺隔离沟，极易产生淤积，因此防螺隔离沟在湖区较为适用。同时，设计时必须考虑修建隔离沟对河势、防洪带来的不利影响。

防螺隔离沟修建时要求规则平顺，上端、下端与河湖连通，保证每年连续淹水时间达 8 个月以上，水深不小于 1m，目的是防止钉螺在隔离沟内孳生和存活。防螺隔离沟的宽度可结合当地具体的条件论证确定，宜控制在 3～10m 之间。如果修建防螺隔离沟的工程量较大时，也可采取护栏等措施，防止牛等动物进入有螺洲滩（图 6.3.12、图 6.3.13）。

6.4　非工程措施

水利血防非工程措施主要包括水利血防工程的施工管理和运行管理（SL 318—2011）。

6.4.1　水利血防工程的施工管理

水利血防工程施工管理的要求包括，对参建人员的血防宣传教育、血防知识培训，参建人员的预防措施，工作与生活环境改造，工程验收、资料归档等方面的要求（卢金友，2005）。

（1）水利血防工程施工，应根据工程所在区域的钉螺分布状况和血吸虫病流行情况，制定有关规定，采取相应的预防措施，避免参建人员被感染。

做好水利血防工程的施工管理非常重要。以往许多疫区的水利血防工程及涉水工程施工过程中，有的参建单位由于对血防工作的重要性认识不足，为了节约成本支出，没有将血防工作纳入工程施工管理中，造成参建人员大量感染血吸虫病，严重危害参建人员的生命和健康。另据统计，我国血吸虫病流行 7 个省份疫区水利行业职工近 22 万人，由于预防意识不强，致使易感染人数达 90%，感染率达 2%，属高发易感染人群。因此，血吸虫病流行区的水利工程、水利血防工程及其他涉水工程的实施过程中，应加强各个环节的管理。根据全国钉螺孳生环境，可分为水网型、湖沼型及山丘型 3 种类型，主要分布在长江上游山丘区、中下游干流沿江地区以及洞庭湖和鄱阳湖地区。其中云南、四川两省血吸虫病疫区主要分布在金沙江、澜沧江、红河、岷江、沱江流域的山区和局部沿江区域；湖北省疫区主要分布在长江干流宜昌至武穴段、江汉平原以及汉水、富水等通江河流；湖南省疫区主要分布在洞庭湖湖区；江西省疫区主要分布在鄱阳湖和长江两岸；安徽、江苏两省主要分布在长江两岸和通江河道、通江内湖地区。由于血吸虫病疫区地理特征和水文气象各异，钉螺孳生

环境及扩散方式千差万别。因此，水利血防工程施工时，应根据工程所在区域的钉螺分布状况和血吸虫病流行情况，结合工程实际，安排血防专项经费，明确责任人，制定有关参建人员血防知识普及教育、施工过程和日常生活中的预防等相关规定，并积极采取相应的预防措施，避免参建人员被感染。

（2）对参建人员应进行血防宣传教育，普及血防知识。施工监理人员应具备相关的血防专业知识。

血防健康教育是防止感染血吸虫病的重要措施之一。通过有计划、有目标、有组织、有评价的教育活动，提高参建人员的卫生知识水平，促使自觉采取有利于健康的行为，改变不良的卫生习惯，增强自我保健意识，降低人群血吸虫病感染率，提高健康水平。

血防知识教育工作应将进入施工场地之前集中培训学习与施工过程中不间断巩固相结合，针对性要强，对参建的领导，重点宣传血防工作的重要性、必要性，将血防工作纳入工程施工管理目标；对一般参建职工则重点介绍血吸虫病及其预防的基本常识。血防宣传教育应以“声、屏、幕、画、报”等喜闻乐见的形式进行多维反复宣传（图 6.4.1～图 6.4.4），使之既具有宣传性和实用性，又具有知识性和趣味性，真正让血防知识深入人心。“声”是利用广播电台播放有关血防的知识、歌曲；“屏”是利用 VCD 录放机在休息时间播放血防基本知识和预防方法专题片及有关血防电视剧等；“幕”是利用露天电影或幻灯片播放有关血防电影或图片；“画”和“报”是利用黑板报、小册子、标语等形式在生活区和工作区展览、张贴或发放。

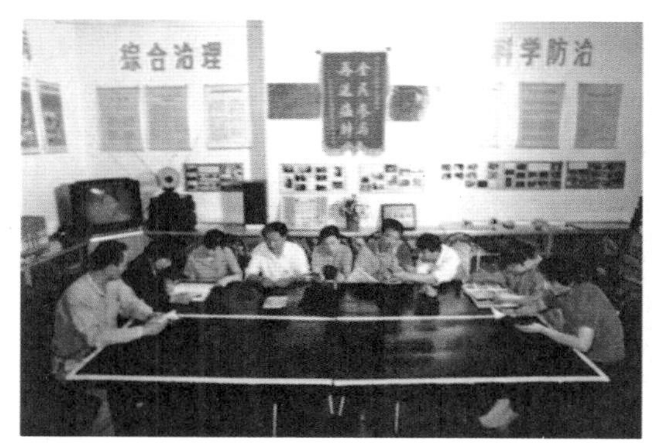

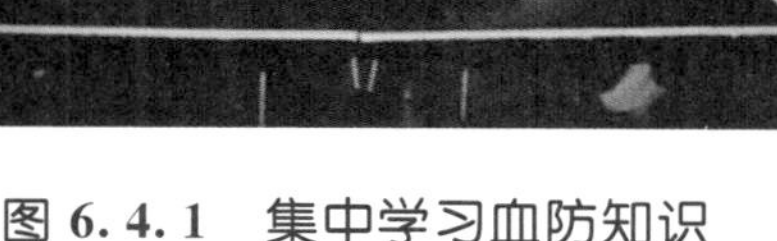

图 6.4.1　集中学习血防知识

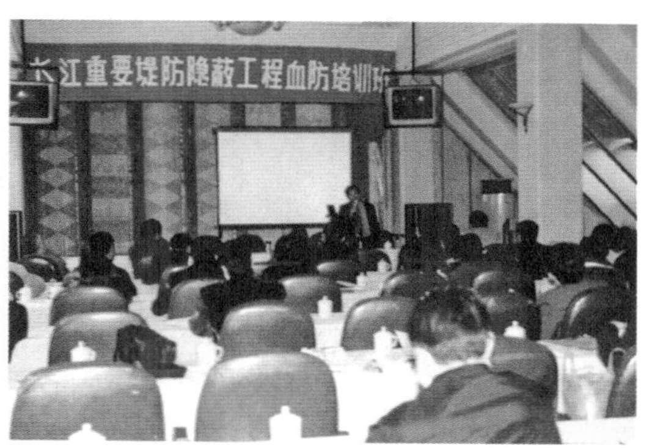

图 6.4.2　血防培训班

对所有拟进入施工区的人员进行血吸虫病检疫，建立疫情档案。施工结束后要进行体检，长期在疫区工作的要定期检查，发现感染血吸虫病的，应及时治疗。

施工监理人员承担工程施工现场的监督、管理工作，为更好履行监理职

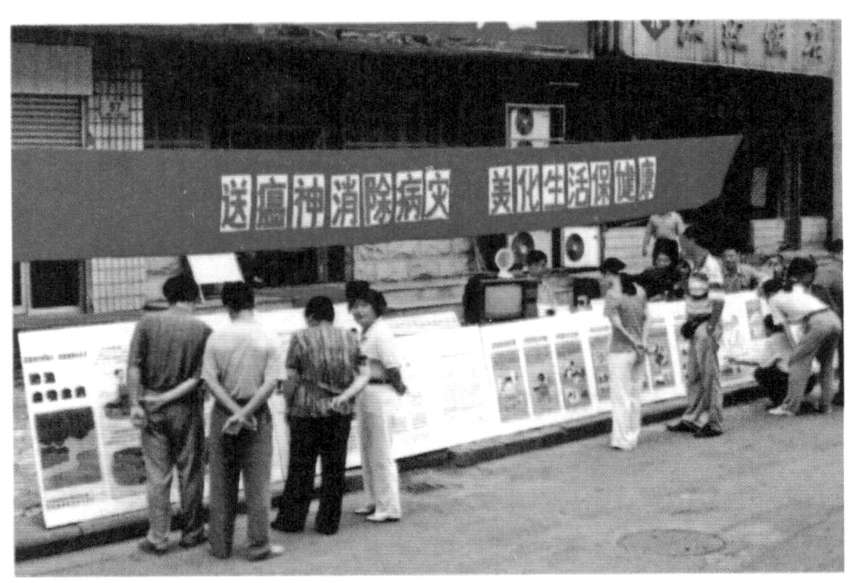

送瘟神消除病灾　美化生活保健康

图 6.4.3　血防教育展览

谨防血吸虫病
禁止接触生水
同马C6标86+250-89+250段防渗工程
施工方法：搅拌成桩　施工长度：3000M
施工深度：2-8M　施工面积：20700M²
本段负责人员　管理员：李文涛
技术员：郭双顺
石角

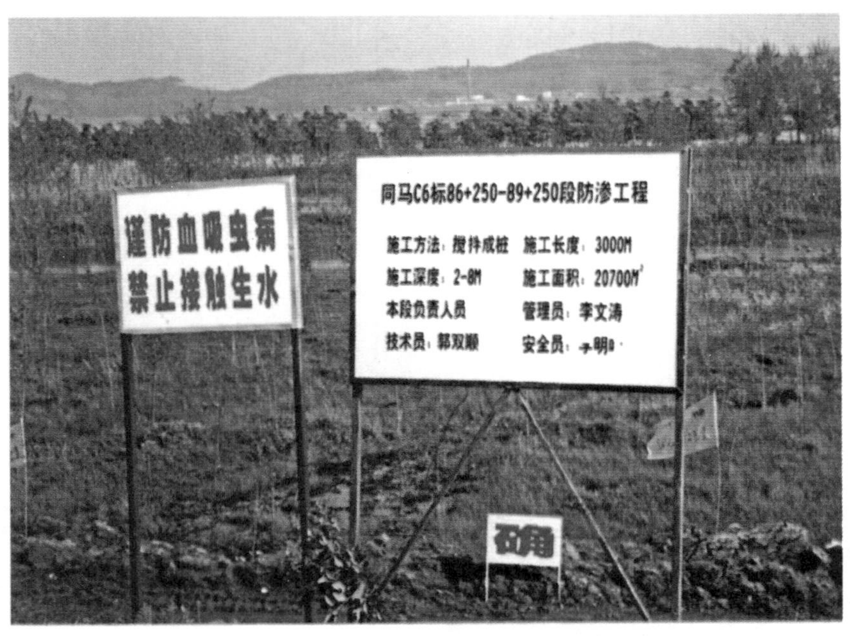

图 6.4.4　血防警示牌

能，施工监理人员亦应具备相关的血防专业知识，不仅监管施工环境是否满足血防的需要，同时对工程施工质量进行全面把关，以便使水利血防工程施工达到防螺、灭螺的要求。

（3）对参建人员应采取服用预防药品、使用防护器具等预防措施。

在血吸虫病流行区从事血防水利工程的人员属血吸虫病的易感人群，因

此，在流行区作业时，应尽量避免或减少接触疫水，如必须接触疫水时，应采取穿戴防护用具、涂抹防护药物、口服已被卫生部门确认推广应用的预防药物等预防措施（图 6.4.5、图 6.4.6）。穿戴缠布绑腿、穿长筒胶靴、下水裤等防护用具，可阻止血吸虫尾蚴侵入人体，使用以 1%的氯硝柳胺浸泡的血防衣裤、手套、袜子、绑腿等，防护效果更好。涂抹防护药物皮避敌、防蚴霜、苯二甲酸二丁酯乳剂和油膏等，其防治效果多数只能维持 4h 左右，如下水应增加涂药次数。口服预防药物目前广泛使用吡喹酮、青蒿琥酯或蒿甲醚治疗血吸虫病，吡喹酮具有杀虫效果好、毒性低、疗程短、口服方便、非常安全、价格便宜等优点，对急性、慢性和晚期血吸虫病，以及伴有夹杂症的血吸虫病病人都能进行病原治疗；青蒿琥酯或蒿甲醚可杀死进入体内的血吸虫童虫，预防效果好。选择口服药物应严格按照医生的要求，按时、按量服药，不能漏服或少服，以保证治疗效果。若因特殊原因不能按时、按量服药，要在最后一次接触疫水 25d 后使用对成虫杀灭作用强的吡喹酮进行预防性治疗。

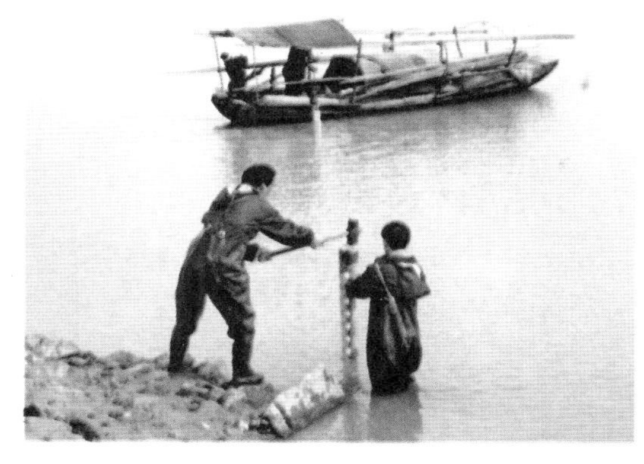

图 6.4.5　下水作业时穿戴下水裤

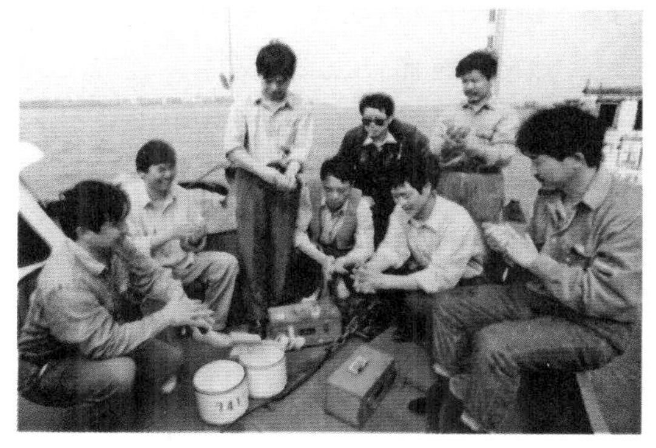

图 6.4.6　下水作业时涂抹防护霜

（4）在疫区施工，应采取措施，改善工作和生活环境，同时设立醒目的血防警示标志。

为尽可能减少参建人员感染血吸虫病几率，应对疫区施工环境和生活环境进行改造。施工环境改造主要包括平整施工场地的积水塘和涉水的低洼地、人员活动区域有螺土的灭螺处理、修建临时道路、药物灭杀水中的尾蚴等。其中平整场地、灭螺处理措施技术要求可参照前面有关章节说明；药物灭尾蚴通常方法是将漂白精片捣碎加入水中搅匀，15min 即可杀死尾蚴，或者在疫水中加入适量生石灰搅匀，30min 后便能达到灭蚴的效果。

生活环境改造主要为临时住宿选择地势较高位置并铲除周围杂草、对有螺的生活区域的表层有螺土进行灭螺处理；将厕所迁移到远离水源的地方，并尽可能做到搭配加盖，防止雨水冲刷而外溢。使用三格式无害化粪池，并用药物灭杀粪便中的血吸虫卵，避免人畜粪便污染水源；修建安全用水设施，在远离厕所和储粪池的地方开挖水井或打手压水井，使疫水通过地下砂层自然过滤流入水井中，成为无尾蚴的清洁水，保证饮用水安全卫生；对于无法使用井水和自来水的施工场地，可采用河心深处汲水的方法取水，确需饮用沟、渠、河塘水的，则应将水烧热至60℃以上，以杀死水中的尾蚴，或药物灭杀，或静置48h以后使用。

在有血吸虫病的施工、生活区域，应设立醒目的血防警示牌，以防意外。工程完工后，对施工区产生的废弃物应进行清理转运，对施工中产生的坑凹、积水凹地、沟塘等进行消毒、填埋，做好施工迹地恢复。

（5）疫区的水利工程验收，应有血防部门参加。

水利血防工程的功能是在兴水利的同时，亦可以灭螺、阻螺，具有双重作用。水利工程竣工验收时，不仅验收其水利效益发挥的功能，同时也要验收其灭螺、阻螺功能。血防部门是专门从事血吸虫病监测、预防、治疗专业机构，因此，除水利等部门相关技术、管理人员参加外，还应邀请血防部门参加。

（6）水利血防工程设计、施工、监理和验收资料应与水利工程档案资料一并归档。

水利血防工程是水利工程重要组成部分，应严格按照行业技术和质量管理标准，对水利血防工程设计、施工、监理和验收等全过程实施管理，其资料与水利工程档案资料一并归档。

6.4.2　水利血防工程的运行管理

水利血防工程运行过程中各项管理的要求，包括工程运行管理制度，对管理人员的血防宣传教育、血防知识培训、预防措施、工作和生活环境改造，工程维护及效果监测等方面的要求（卢金友，2005）。

1. 水利血防工程管理单位，应制定相应的办法、规章制度及运行调度方案，采取预防措施，避免人员被感染

血吸虫病疫区的水利工程及其血防工程完成后，应加强工程运行管理。工程管理单位应制定工程的运行、维护、监测等方面的管理办法和管理人员职责、纪律、注意事项等方面的规章制度；制定工程运行调度方案，既要充分发挥水利工程的效益，又要发挥水利血防工程防螺、灭螺的功能；采取宣传教育、服用药品、改善生活和工作环境等预防措施，避免人员感染血吸虫病。目前在我国血吸虫病流行的各省根据本省疫情特点均制定了血吸虫病防治管理方面的条例或规定，水利血防工程管理单位应以“条例或规定”为基础，结合工

程运行特点，制定相应管理办法及规章制度。

如长江的支流富水，在入汇口前已修建了富池闸（图 6.4.7）。富水下游地区为血吸虫病疫区，湖北省拟结合防洪、灌溉工程建设采取水利血防措施进行灭螺、防螺治理，其中除工程措施外，非汛期拟利用富池闸控制水位水淹灭螺。

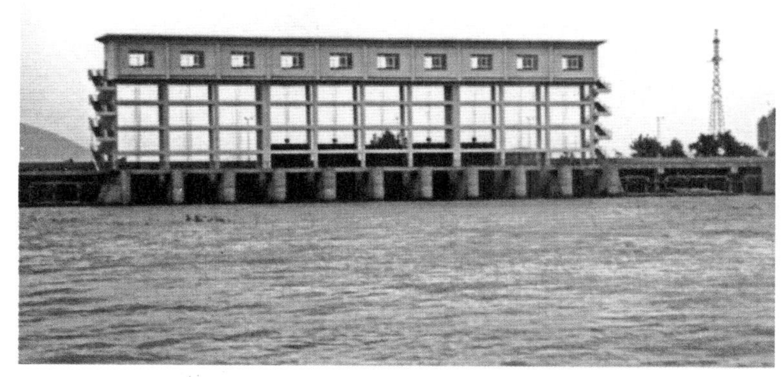

图 6.4.7　富池闸控制水位水淹灭螺

2. 工程管理单位应对管理人员进行血防宣传教育，普及血防知识

血防宣传健康教育是控制血吸虫病的重要措施之一，其目的是提高参建人员的卫生知识水平，改变不良的卫生习惯，增强自我保健意识，提高健康水平。由于管理人员长期在疫区生活和从事水利工作，属永久性易感人群，血防健康教育显得尤为重要、艰巨。有的水利单位和职工预防意识不强，血防知识缺乏，对血吸虫病防治工作的长期性、艰巨性和反复性认识不足，血防取得成绩的时候，放松警惕，血防工作不能持续开展，造成疫情不断反复。因此，为了充分保护工程管理人员健康和生命安全，防患于未然，工程管理单位应定期和不定期举办血防班集中培训工程管理人员的血防知识；利用广播、黑板报、录像、报纸等多种形式，对管理人员坚持连续不断的血防宣传教育，普及血防知识，提高职工自我防护能力和防护意识。培训和宣传主要内容包括血防工作的重要性、必要性、血吸虫病感染及其预防的基本知识等。

3. 运行管理人员应采取服用药品、使用防护器具等预防措施

在血吸虫病流行区从事水利工程管理的人员涉水频繁，不仅是血吸虫病的易感人群，而且是急性血吸虫病的高发人群。据有关资料统计，疫区水利职工感染急性吸虫病人数占该系统整个血吸虫病人数的 10.6%，远高于其他职业患病群体。因此，在流行区作业时，应尽量避免或减少接触疫水，必须接触疫

水时，如抗洪抢险、水下作业等，应口服及涂擦已被卫生部门确认推广应用的预防药物，或采取穿戴防护用具，如缠布绑腿、穿长统胶鞋、下水裤或专门用于血防的衣裤、手套、袜子等（图 6.4.8），以阻止血吸虫尾蚴侵入人体。

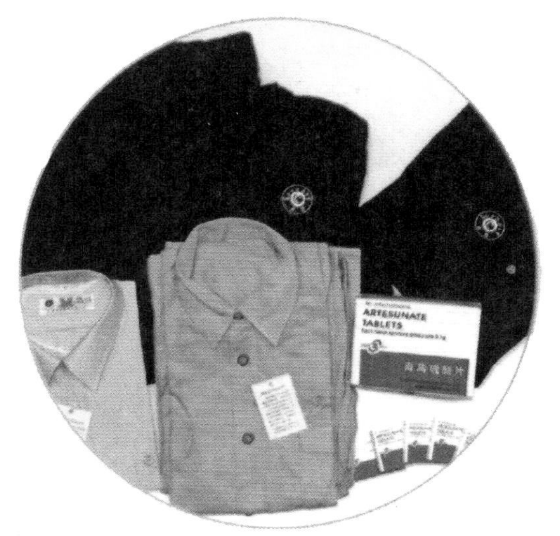

图 6.4.8　预防用品和药物

4. 在工程管理区，应采取措施，改善工作和生活环境，设立醒目的血防警示标志

工程管理区应采取的改善工作和生活环境措施包括地面硬化、绿化和环境改造等措施消灭工作和生活区内的钉螺；在管理人员工作和居住地与有螺地带之间设置栅栏、围墙等设施，建立隔离安全区（带）；解决好饮水和如厕问题；维修改造生产设施，创造有利条件，避免接触疫水和涉及易感有螺地带；改革生产工具和改进操作方法，尽量减少水下作业；修建泵房、排水沟和挡水墙，阻断汛期淹水和疫水向管理区倒灌；设立警示标志，以避免接触疫水感染血吸虫病等。

5. 工程管理单位应做好血防工程设施的维护工作，确保工程正常运行

新建、改建或扩建水利血防工程运行一段时间后，由于种种原因将会出现不同程度破损，如涵闸地基不均匀沉陷引起地板断裂、钢结构老化，坡面崩塌等，以及工程运行后沉落淤泥杂物等均会影响工程效益发挥。工程管理单位应及时维护、维修和更新工程设施，包括沟渠、暗管、沉螺池、硬化坡面落淤物清理并及时进行灭螺处理，以及机电设施和建筑设施维修和更新等，确保工程良性运行，充分发挥水利血防功能。

6. 水利血防工程投入运行后，工程管理单位应收集工程所在区域的螺情和疫情资料，分析水利血防措施与工程的防螺、灭螺效果

虽然以往各地结合堤防建设、河湖整治、涵闸改造、渠系建设、引水和小流域治理等水利工程建设，兴建了一批水利血防工程，取得了较好的效果，但对各种血防措施的防螺、灭螺效果资料的观测、分析工作仍不全面和不系统，严重影响了水利血防技术水平的提高。因此，水利血防工程投入运行后，严格按照卫生部门发布的“全国血吸虫病监测方案”，全面收集工程所在区域的螺情（钉螺面积、易感地带面积、钉螺密度、感染性钉螺密度等）、疫情（粪检阳性率、感染血吸虫病人数等）及水文、气象、地理、人群生活生产活动规律

等资料，加强与当地血防部门沟通，分析水利血防措施与工程的防螺、灭螺效果，为今后水利血防工程设计、施工及运行管理提供原型观测资料和依据。如在本章堤防血防工程设计案例中，通过工程前后螺情、疫情监测资料分析对比，得出填塘灭螺、坡面硬化是堤防血防工程中较好灭螺措施的结论，对今后的血防工作很有帮助。

7. 疫区水利工程的年运行管理费应包括血防工程与措施，血防工程与措施的运行管理费用应严格管理，不得挪作他用

水利工程年运行管理费包括工资、福利、材料及燃料动力费、工程维护费、其他直接费和管理费等。水利血防工程与其他水利工程相比，增加防螺、灭螺功能，在其运行过程中增添血防措施，加大了其维护、管理工作量，如血防宣传教育、经常清理淤泥杂草、水位控制调度、螺情和病情监测分析等。因此，本条规定疫区水利工程的年运行管理费包括血防工程与措施，旨在强调在水利血防工程运行过程中血防措施重要性，血防措施在年运行管理费中应占适当的比例。为保证水利血防工程的正常运行，充分发挥其经济和社会效益，血防经费要实行专款专用，建立健全财会制度，加强财务监督与审计，确保运行管理费合理有效地使用，不得挪作他用。

第7章

水利血防新技术

7.1　传统防螺技术改进[1]

7.1.1　沉螺池防螺技术改进

虽然沉螺池在实际应用中取得了很好的效果，然而在实践过程中仍然存在着一些问题，其中最突出的是拦螺网容易堵塞，且不易清理，直接影响沉螺池作用的发挥。为避免此缺陷，近几年设计的大多数沉螺池采用拦螺墙代替拦螺网，实际运行表明，拦螺墙的布置和设计也仍有一些问题需要深入研究，如优化拦螺墙的道数、布置位置及结构等。

沉螺池优化研究的主要目的是分析沉螺池中拦螺墙的设置对沉螺池水流结构以及沉螺效果的影响，并根据试验结果提出沉螺池的优化设计方案（卢金友等，2009）。研究内容包括：通过水槽试验研究拦螺墙的道数、拦螺墙开启的高度对水流结构的影响，并应用灭活的钉螺和纸片、木屑等漂浮物研究拦螺墙对钉螺的拦截作用，分析拦螺墙的阻螺效果；通过沉螺池模型试验，采用模型沙模拟钉螺在沉螺池中的运动现象，观察拦螺墙不同设计方案的阻螺效果，根据试验结果，优化沉螺池设计。

---

[1] 长江水利委员会长江科学院，水利工程对血吸虫病扩散的影响及工程防治新技术研究报告，2007。

7.1.1.1 试验设计与条件

1. 水槽试验

试验水槽宽 1.5m，一侧为透明玻璃，便于观测，另一侧为砖砌墙，砖砌墙每隔 1m 留缝，便于放置阻板。阻板由角钢和硬塑料板制成，角钢焊接成框架，将硬塑料板安装在框架上用来模拟拦螺墙，将其固定在水槽的缝隙中，并且能根据试验要求调整上下高度来控制过水面积（图 7.1.1）。水槽的水位由尾门来控制，在拦螺墙上下游设有水位计可观测水位；水流流速用电子直读式测速仪测量。图中 h 代表拦螺墙开度，通过调整它的大小可以控制水流通过拦螺墙时的过水面积。拦螺墙试验布置示意图如图 7.1.1 所示。水槽试验实拍照片如图 7.1.2 所示。试验分单拦螺墙和双拦螺墙布置，具体试验方案和条件如表 7.1.1 所示。

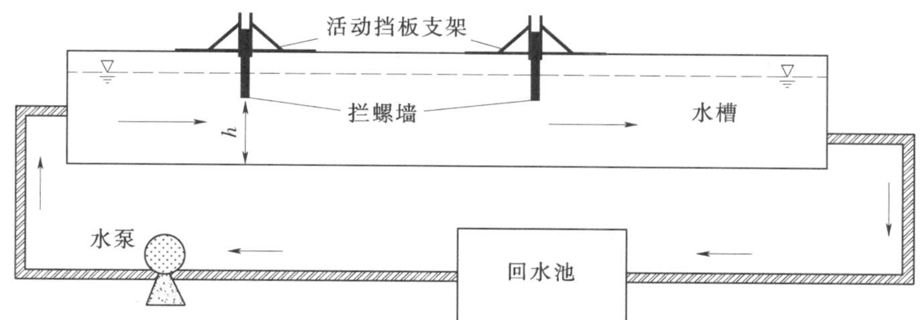

图 7.1.1　拦螺墙水槽试验示意图

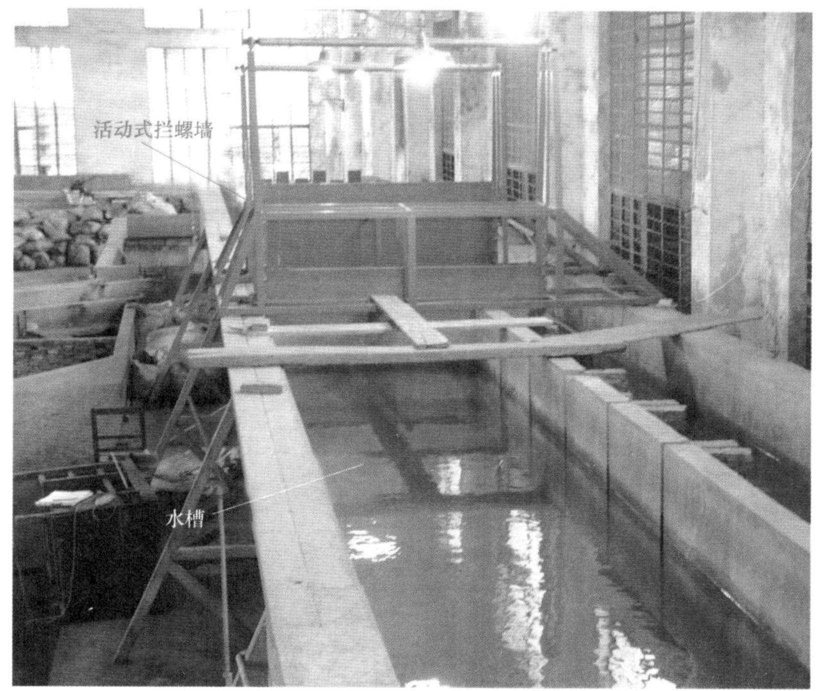

图 7.1.2　试验水槽实拍照片

表 7.1.1　　水槽试验组次表

编号	拦螺墙个数/个	流量/($m^3 \cdot s^{-1}$)	平均流速/($m \cdot s^{-1}$)	水深/cm	拦螺墙高度/cm	相对开度/%
C1	1	0.135	0.15	60	20	33.3
C2	1	0.135	0.15	60	30	50
C3	1	0.135	0.15	60	40	66.7
C4	1	0.180	0.20	60	20	33.3
C5	1	0.180	0.20	60	30	50
C6	1	0.180	0.20	60	40	66.7
C7	1	0.225	0.25	60	20	33.3
C8	1	0.225	0.25	60	30	50
C9	1	0.225	0.25	60	40	66.7
C10	2	0.180	0.20	60	20	33.3
C11	2	0.180	0.20	60	30	50
C12	2	0.180	0.20	60	40	66.7

2. *沉螺池模型试验*

为了检验实际沉螺池的效果以及提出优化沉螺池结构布置，根据一定的比尺缩小，设计沉螺池模型进行试验研究。试验通过模型沙模拟钉螺运动，应用纸片和木屑模拟漂浮物的运动。

模型为几何正态模型，根据试验场地和实际尺寸，水平和垂直比尺为 $\alpha_L = \alpha_H = 5$；模型要求满足水流连续律和重力相似，即水流连续律相似：

流量比尺：
$$\alpha_Q = \alpha_L \alpha_H \alpha_V \tag{7.1.1}$$

流速比尺：
$$\alpha_V = \alpha_H^{\frac{1}{2}} \tag{7.1.2}$$

根据重力相似准则，可得 $\alpha_V = \alpha_L^{0.5} = 2.24$。

根据河工模型试验规程，悬移质运动需要满足沉降相似准则 $\alpha_\omega = \alpha_V \dfrac{\alpha_H}{\alpha_L}$，可得 $\alpha_\omega = \alpha_V = 2.24$。实际各参数如表 7.1.2 所示。

表 7.1.2　　模型设计参数表

类型	水面宽/m	水深/m	流速/($m \cdot s^{-1}$)	流量/($m^3 \cdot s^{-1}$)
原型	10	2.5	0.20	5.00
模型	2	0.5	0.09	0.09

另外，根据张威等（1994）的研究，小、中、大钉螺的沉速实测值为2.29cm/s、10.11cm/s、13.93cm/s，由模型比尺可计算出所选模拟钉螺的模型沙的沉速为1.02cm/s、4.51cm/s、6.22cm/s。应用张瑞瑾公式［式(7.1.3)］和所选模型沙的沉速，可以算出所选模型沙的粒径 d 分别为0.27mm、0.84mm、1.27mm。

$$\omega=\sqrt{\left(13.95\frac{\upsilon}{d}\right)^2+1.09\frac{\gamma_s-\gamma}{\gamma}gd}-13.95\frac{\upsilon}{d} \tag{7.1.3}$$

式中：ω 为泥沙沉速；υ 为水的运动黏度；d 为泥沙粒径；γ_s 为泥沙容重；γ 为水的容重；g 为重力加速度。

模型设计俯视图和正视图如图7.1.3所示。

7.1.1.2 水槽试验结果分析

1. 拦螺墙试验

(1) 水流结构。

1) 单拦螺墙试验结果分析。单拦螺墙试验设置9个测点，测点以拦螺墙为界，在上下游两侧对称分布。测点间距依次为0.50m、0.50m、0.25m、0.25m、0.25m、0.25m、0.50m、0.50m。测点布置俯视图如图7.1.4所示。

沉螺池内位于拦螺墙上游的水流流速分布均匀，流态平稳，水流通过拦螺墙时，过水面积突然减小，受到明显的束流作用，水流迅速集中，流态开始变得紊乱；水流通过拦螺墙后，过水面积突然增大，但流速仍然集中在拦螺墙下面的开口附近，约在水深50%以下，这使得水流产生明显的紊动，流态紊乱，并且在拦螺墙下游一段距离（试验观测为1.3～1.9m范围内）出现大量漩涡而产生回流，在该段形成漩涡区，漩涡区的水流流速分布不均匀，流态紊乱；经过漩涡区后水流中将不再有漩涡和回流，但是流速分布仍不均匀，需经过一段距离调整后才恢复成拦螺墙上游的流态，流速分布示意图如图7.1.5所示。

图7.1.6是根据一次代表性的试验数据所描绘的流场，其流速分布与上述基本吻合。该次试验组次编号为C11，流量为0.180m^3/s、拦螺墙相对开度为50%，各测点从水面开始至水槽底部每隔0.1m记录一个流速，由图可见在拦螺墙下游存在回流，该处即为漩涡区。

试验发现，漩涡区很不利于钉螺沉落，漩涡区的长度直接影响到沉螺池的拦螺效果。在九组试验数据中，漩涡区长度分布在1.0～2.0m之间，与拦螺墙相对开度和水流流速相关。图7.1.7和图7.1.8分析了拦螺墙相对开度和沉螺池平均流速对漩涡区长度的影响，从图中趋势线可以看出，同一流速下，开度越小则漩涡区越长；同一开度下，流速越大则漩涡区越长。

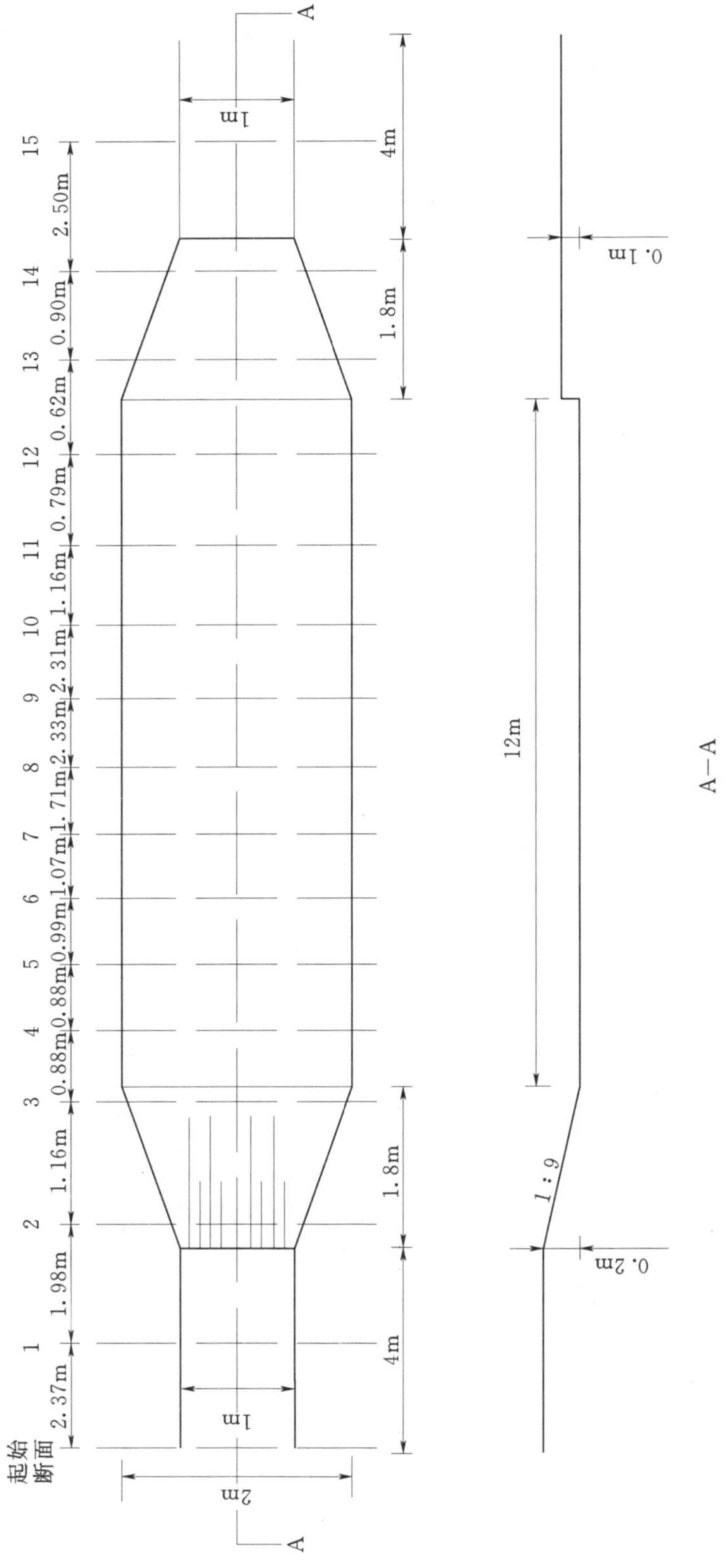

A—A

图 7.1.3　沉螺池模型尺寸及测量断面示意图

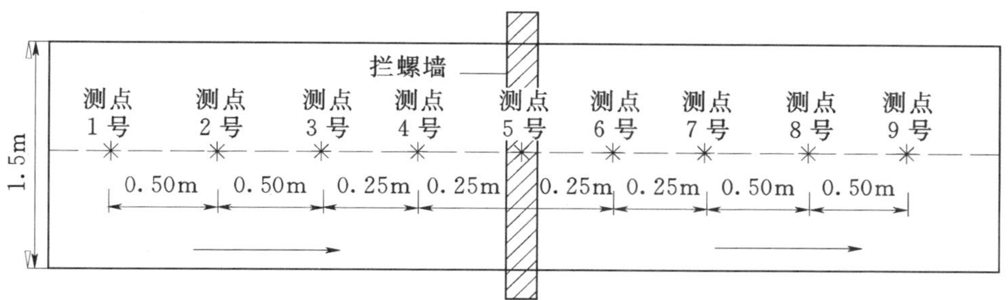

图 7.1.4 测点布置俯视图

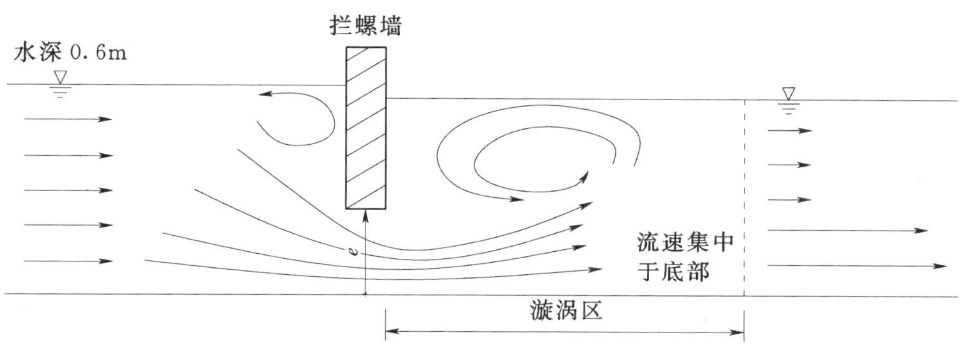

图 7.1.5 流速分布示意图

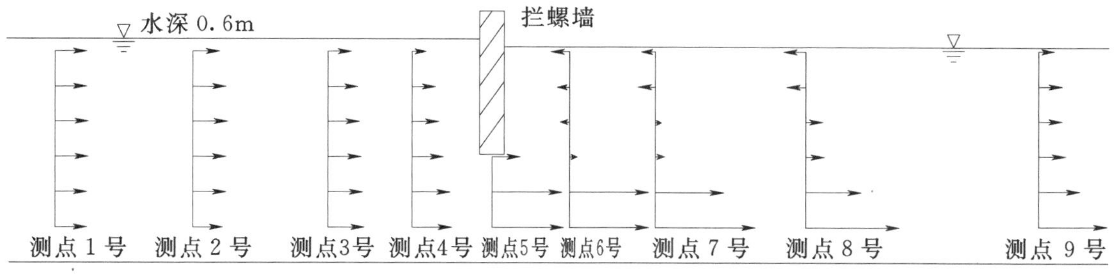

图 7.1.6 设置一道拦螺墙的流场图（C11 组试验结果）

2）两道拦螺墙试验结果分析。结果表明，与沉螺池中设置一道拦螺墙的流态类似，水流在通过拦螺墙后流速都会集中在沉螺池底部，并产生大量漩涡，形成漩涡区，钉螺会继续随水流运动而难以沉落。测点位置如图 7.1.9 所示。图 7.1.10 是根据试验描绘的流场，试验中流量为 0.135m^3/s、两道拦螺墙间隔 3m，相对开度均为 33%。表中各测点从水面开始至水槽底部每隔 0.1m 记录一个流速。由图 7.1.10 可见在两道拦螺墙下游处都存在回流，即会形成两段漩涡区，这样增大了漩涡区的长度，更不利于钉螺沉落。

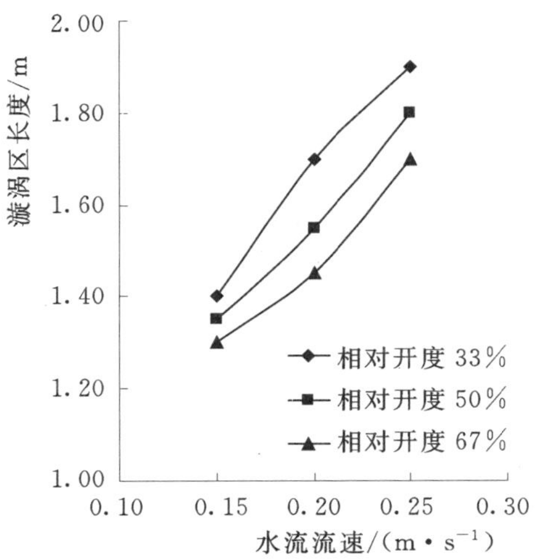

图 7.1.7　流速与漩涡区长度关系

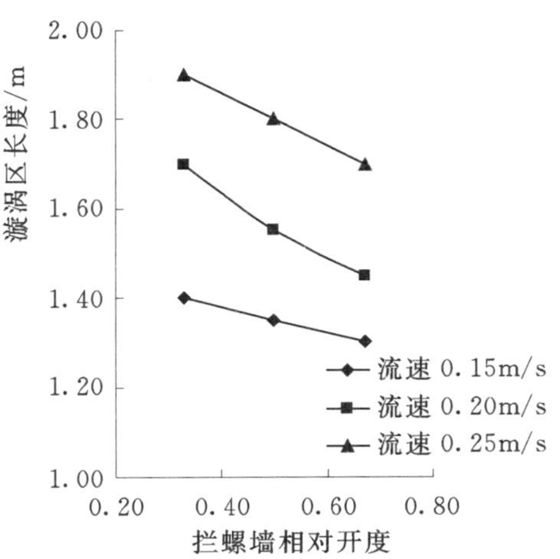

图 7.1.8　相对开度与漩涡区长度关系

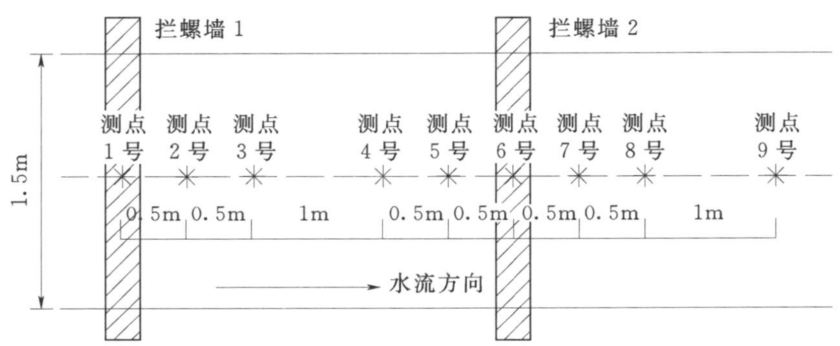

图 7.1.9　测点布置俯视图

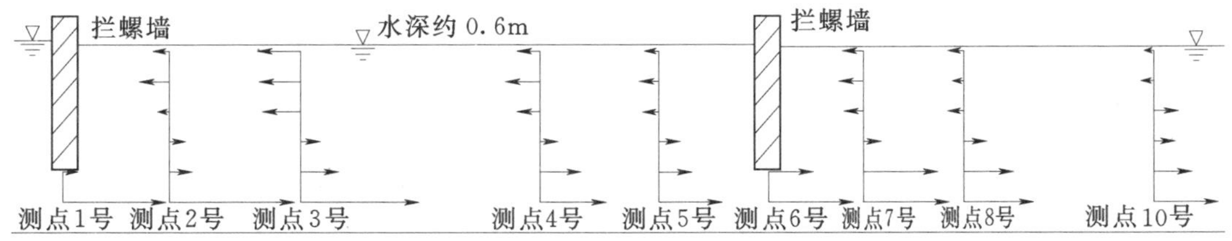

图 7.1.10　设置两道拦螺墙的流场图

（2）拦螺墙的效果分析。

1）单拦螺墙的效果分析。应用锯末、碎木片、纸片模拟漂浮物，以及用钉螺沉速相当的模型沙和灭活的钉螺来研究拦螺墙的效果。模型沙粒径大小根据张瑞瑾的颗粒沉降公式［式（7.1.3）］计算所得。即知道钉螺的沉降速度，可根据沉降公式反求颗粒的直径。

通过试验观测结果表明，当沉螺池中加入拦螺墙后，拦螺墙前的水流稳定，拦螺墙可以很好的拦阻水面的漂浮物（图 7.1.11）。通过模型沙和灭活的钉螺试验发现，当把模型沙放入水体后，模型沙通过水流的作用穿过拦螺墙后迅速沉入水底，并在水流的作用下在水底滚动，一直到流速小于模型沙或钉螺的起动流速的区域后停止运动。试验表明设置拦螺墙可以将吸附在漂浮物上面的钉螺拦阻在沉螺池内；但由于拦螺墙设置导致过流面积减小，水流流速陡增，并在拦螺墙下游形成漩涡，不利于钉螺的沉落，因此在拦螺墙设计时要综合考虑其有利作用和不利的影响。

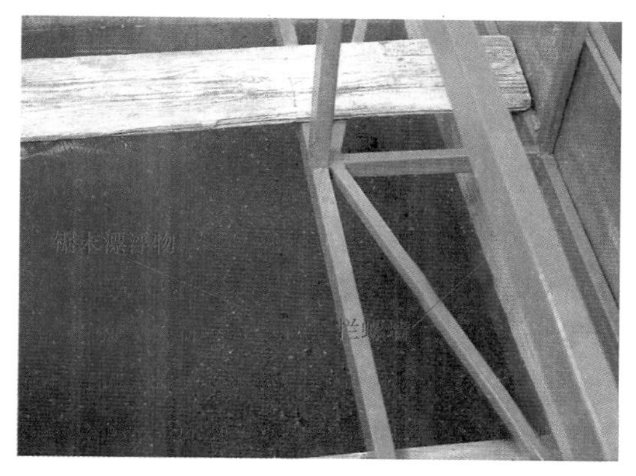

图 7.1.11　拦螺墙拦截水面漂浮物

2）双拦螺墙的效果分析。双拦螺墙的试验方法与单拦螺墙的试验方法一样。试验结果表明，在经过第一道拦螺墙后大多数模型沙沉降到沉螺池的底部，形成推移质运动方式，当经过第二道拦螺墙时，由于拦螺墙的阻流作用，使得流速加大，紊动增强，加大了底部推移质的运动速度，并且一些较细的模型沙又悬浮起来。这说明，第二道拦螺墙的设置并不利于钉螺的沉降，况且由于第一道拦螺墙的拦漂作用，大部分漂浮物已经被第一道拦螺墙拦截，第二道拦螺墙的拦漂作用并不明显，因此，试验结果说明两道拦螺墙并不比一道拦螺墙效果好，甚至效果可能更差。

2. 拦螺坎和集螺沟试验

根据水槽试验研究结果表明，拦螺墙具有很好的拦截漂浮物的作用，但是增加拦螺墙后，水流集中在水槽底部，导致钉螺沉降到水槽底部后并不停止运动，而是通过滚动的形式向前移动，为了拦截底部钉螺，阻止其运动，因此，试图通过设置拦螺坎和集螺沟来拦截底部钉螺的运动，并通过水槽试验研究两种措施的拦螺效果和使用范围。

（1）拦螺坎试验。在拦螺墙下游一定距离处增加一道拦螺坎，拦螺坎高 20cm，横向长度与水槽宽度相等，为 1.5m，其余试验装置不变。试验过程中变化拦螺墙和拦螺坎的距离进行不同组次的试验，分析拦螺坎水流结构的影响和拦截底部运动钉螺的效果，拦螺坎布置示意图如图 7.1.12 所示。

试验在流量 $0.135m^3/s$ 下进行，控制拦螺墙上游水深为 0.60m，调整拦螺坎与拦螺墙间距分别为 3m、4m、5m、6m，开度为 50%，进行了 4 组试验。各试验组次的编号如表 7.1.3 所示。每次试验都观测了各个测量断面在水槽轴

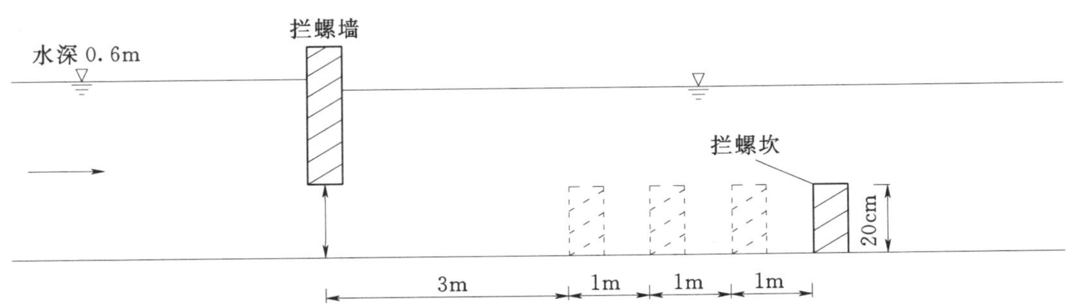

图 7.1.12 设置拦螺坎试验的方案示意图

线上的垂线流速分布情况。

表 7.1.3 拦螺坎试验组次及条件

流量 /($m^3 \cdot s^{-1}$)	水深 /cm	拦螺墙开度 /%	拦螺墙和拦螺坎间距 /m			
0.135	60	33	3	4	5	6
组次			k-1	k-2	k-3	k-4

试验结果表明，水流在通过拦螺墙后流速基本集中在沉螺池底部，并在拦螺墙后形成一段漩涡区。当遇到拦螺坎时，拦螺坎对底部水流具有一定的挑流作用，即通过拦螺坎后底部较大的流速向水深中部和水面转移，在拦螺坎前后各形成一个局部的漩涡区，具体的流速结构情况如图 7.1.13、图 7.1.14 所示。不同组次试验的水流结构情况大致相同，只是当拦螺墙和拦螺坎的距离增加时，拦螺坎的挑流作用变小，拦螺坎前后的漩涡区变小。

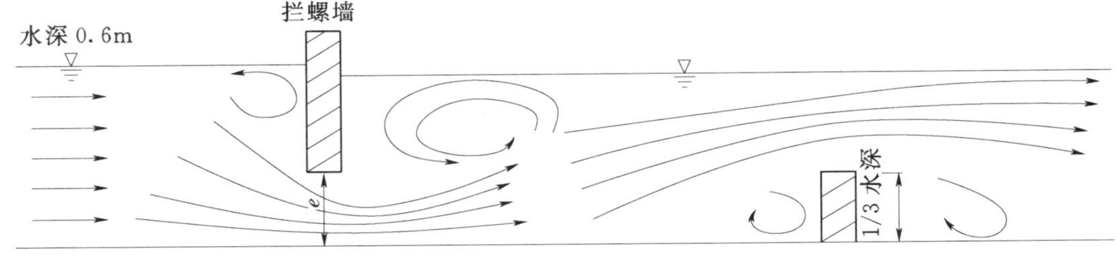

图 7.1.13 设置拦螺坎试验的流速分布示意图

图 7.1.13 是根据 k-1 组试验数据和观测结果描绘的流场示意图，图 7.1.14 为实测剖面流场图。

试验中投入模型沙模拟钉螺运动，观测表明模型沙在经过拦螺墙后即沉入水底，但是在底部较大水流作用下，以滚动的形式向下游运动，经过拦螺坎时大部分被拦螺坎拦截，在拦螺坎上游停下来，但是如果拦螺坎前的漩涡强度较大时会有一些较小的模型沙翻越拦螺坎向下游运动，因此拦螺坎前的漩涡越小

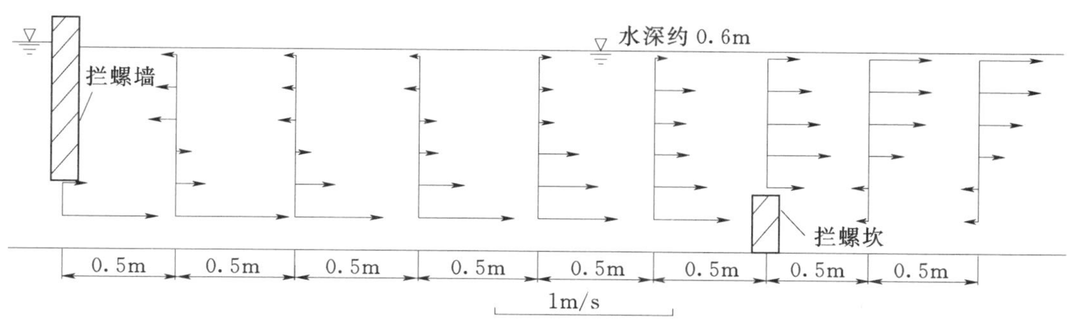

图 7.1.14 设置拦螺坎试验的流场图

拦螺坎的拦截效果越好。即拦螺坎与拦螺墙的距离越大、拦螺墙相对开度越大、拦螺坎拦阻水流底部钉螺的效果越好。试验表明当拦螺坎与拦螺墙相距大于 4m、拦螺坎附近实测流速小于 0.25m/s 时，拦螺坎的拦截效率可以达到 100%。

（2）集螺沟试验。在拦螺墙下游一定距离处增加一道集螺沟，集螺沟深 20cm，宽 20cm，横向宽度与水槽宽度相等，为 1.5m，其余试验装置不变。试验过程中变化拦螺墙和集螺沟的距离进行不同组次的试验，分析集螺沟对水流结构的影响和拦截底部运动钉螺的效果，集螺沟布置示意图如图 7.1.15 所示。

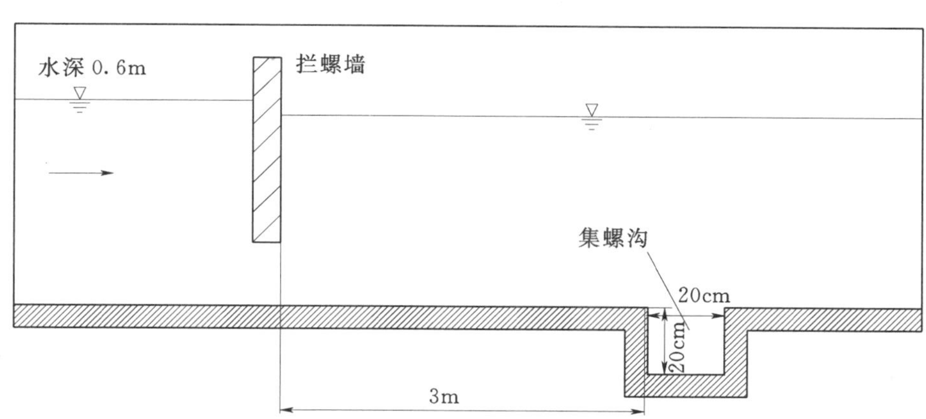

图 7.1.15 设置集螺沟试验的方案示意图

试验在流量 0.135m^3/s 下进行，控制拦螺墙上游水深为 0.6m，集螺沟与拦螺墙间距分别为 3m、4m、5m、6m，拦螺墙开度为 50%，进行了 4 组试验。各试验组次的编号如表 7.1.4 所示。每次试验都观测了各个测量断面在水槽轴线上的垂线流速分布情况。

图 7.1.16 是根据 j-1 试验数据描绘的剖面流场。从试验结果可以看出，集螺沟对流场的干扰要远小于拦螺坎的干扰，这是由于增加集螺沟并没有改变水槽的过水面积，因此阻流作用不明显。只是增加了集螺沟后由于底部地形的

变化导致水流产生局部的扰动。试验中投入模型沙观测发现，经过拦螺墙后模型沙即沉入水底，在水流作用下模型沙仍然在底部运动，当经过集螺沟时模型沙即沉入集螺沟内，集螺沟对模型沙有很好的收集作用。

表 7.1.4　　集螺沟试验组次及条件

流量 /(m³·s⁻¹)	水深 /cm	拦螺墙开度 /%	拦螺墙和拦螺坎间距 /m			
0.135	60	50	3	4	5	6
组次			j-1	j-2	j-3	j-4

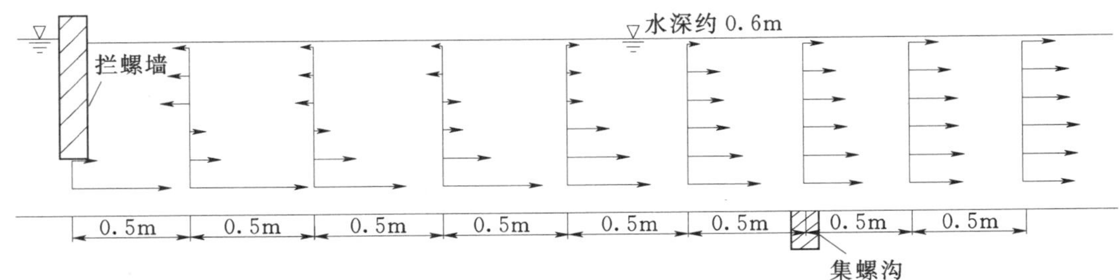

图 7.1.16　设置集螺沟试验的流速分布图

通过不同组次的试验观测结果表明，集螺沟一般具有收集底部运动钉螺的作用，阻止钉螺在底部运动，但是当拦螺墙和集螺沟距离较近时，在集螺沟附近还会产生一定的水流扰动，这种水流扰动会影响钉螺的沉降。因此，拦螺墙和集螺沟的距离不能太近，本次试验结果表明当集螺沟附近水流流速小于 0.3m/s 时，集螺沟的效果很好。

7.1.1.3　沉螺池模型试验结果分析

1. 拦螺墙试验结果分析

沉螺池的模型试验包括 3 个方案，分别是没有拦螺墙方案、单拦螺墙方案，双拦螺墙方案。每个方案的试验条件如表 7.1.5 所示，主要测试沉螺池平面水流流速分布和垂线流速分布。

表 7.1.5　　试 验 方 案 参 数 表

试验组次	流量 /(m³·s⁻¹)	平均流速 /(m·s⁻¹)	拦螺墙个数	拦螺墙位置
m-1	0.09	0.09	0	
m-2	0.09	0.09	1	7 号断面［图 7.1.18 (a)］
m-3	0.09	0.09	2	一个在 7 号断面，一个在 9 号和 10 号断面之间［图 7.1.19 (a)］

(1) 沉螺池水流结构试验结果分析。图 7.1.17 为没有拦螺墙方案的流速分布结果，图 7.1.17 (a) 为剖面图，图 7.1.17 (b) 为平面图。从图中可以看出，水流流速分布并不均匀，同样的试验重复了三次，三次的结果都不均匀，而且每次流速的偏向也不一样，有一次偏左两次偏右。这是由于水流在局部扩大时受到一些随机因素的影响，主流容易发生偏离，这对于沉螺是不利的。增加一道拦螺墙后的结果如图 7.1.18 所示，从图中可以看出，水流经过拦螺墙后流速分布相对均匀，这说明拦螺墙在一定程度上可以促使流速在平面分布均匀。与水槽试验结果类似，增加拦螺墙后，底部流速增大，在拦螺墙后的一定距离主流偏底部，并垂直方向形成漩涡。增加两道拦螺墙的试验结果如图 7.1.19 所示，其水流结构与水槽试验的双拦螺墙类似。

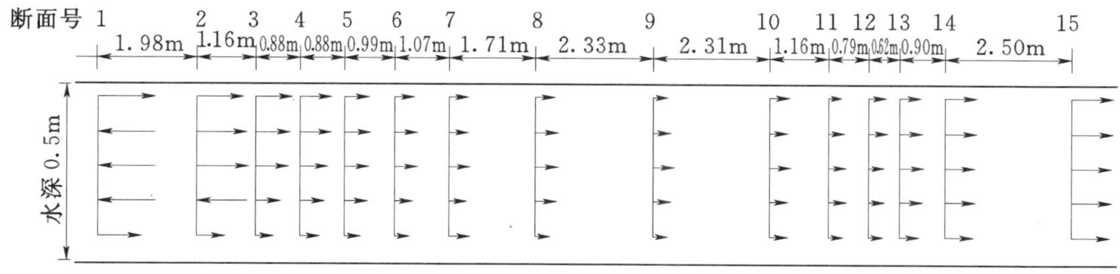

(a) 模型试验剖面流场图(m-1号)

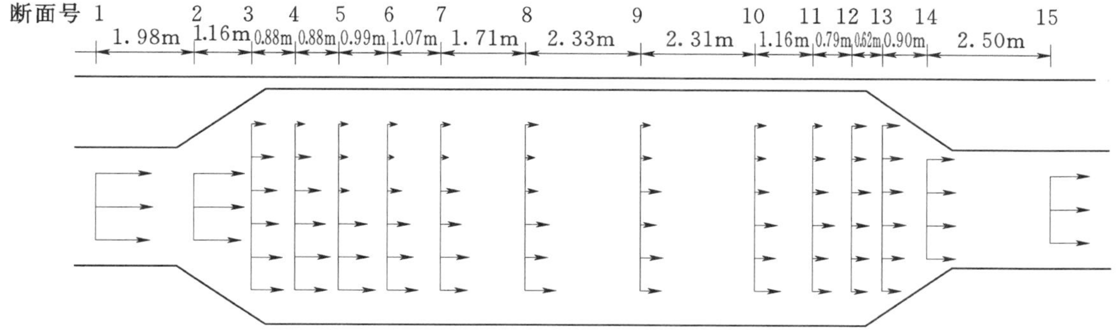

(b) 模型试验平面流场图(m-1号)

图 7.1.17 模型试验流场图 (m-1号)

(2) 拦螺墙效果试验分析。同样应用锯末、碎木片、纸片模拟漂浮物，用钉螺沉速相当的模型沙来研究拦螺墙的效果。观测的结果与水槽试验的结果类似，当沉螺池中加入拦螺墙后，拦螺墙前的水流稳定，拦螺墙可以很好的拦阻水面的漂浮物，即拦螺墙可以很好阻止钉螺通过表面漂浮物扩散和输移。当把模型沙放入水体后，模型沙通过水流的作用穿过拦螺墙后迅速沉入水底，并在

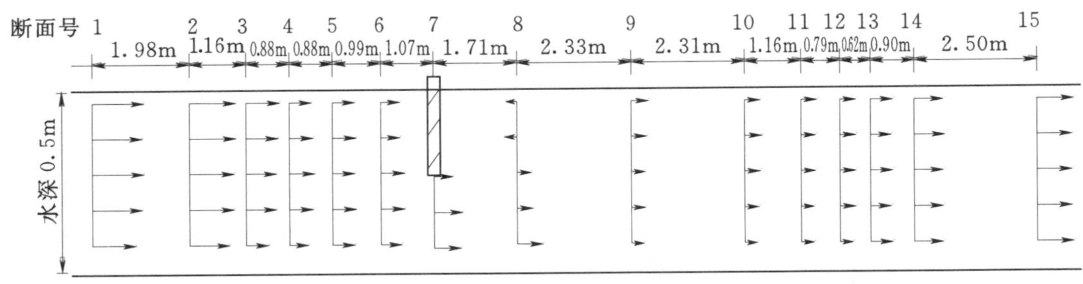

(a) 模型试验剖面流场图(m-2号)

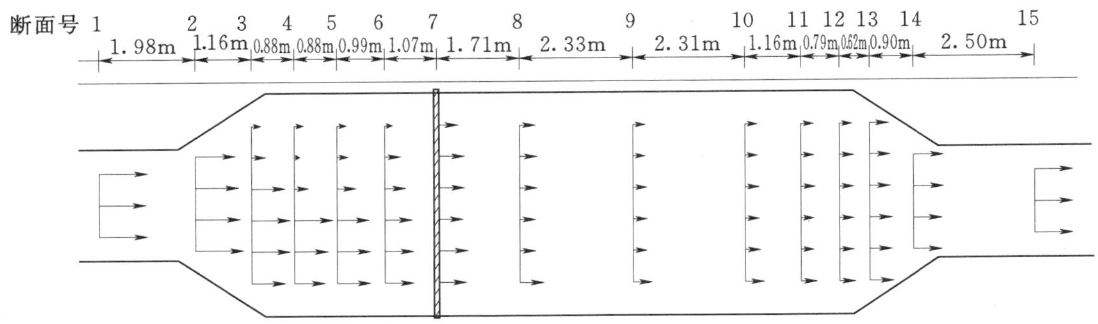

(b) 模型试验平面流场图(m-2号)

图 7.1.18 模型试验流场图(m-2号)

水流的作用下在水底滚动，一直到流速小于模型沙或钉螺的起动流速的区域停止运动。

2. 集螺沟设计及作用分析

根据沉螺池模型试验的结果可知，钉螺在经过拦螺墙后即沉入水底，但是在水流作用下，并不马上停止运动，而是还在底部滚动，以推移状态运动。为了阻止钉螺在底部的运动，在模型试验中设计集螺沟收集底部运动的钉螺。集螺沟的位置位于模型的12号断面［图 7.1.17 (b)］处，具体的设计与水槽试验类似。模型中集螺沟的深为10cm，宽为20cm，根据模型的比尺，实际中集螺沟的尺寸应为深50cm，宽1m。应用模型沙模拟钉螺，通过试验观测集螺沟的效果。试验表明，底部运动的模型沙在经过集螺沟时，沉入集螺沟内，并很难悬浮再运动，这说明集螺沟具有很好的阻止底部运动钉螺扩散。因此在实际设计中可以采用这种方式，提高沉螺池的效率。

7.1.2 中层取水防螺建筑物优化改进

魏国远等（2009）利用概化模型试验研究了取水口处漩涡产生的特征，并提出了简单可行的消除漩涡的措施。试验的取水口管直径为40cm，流量范围

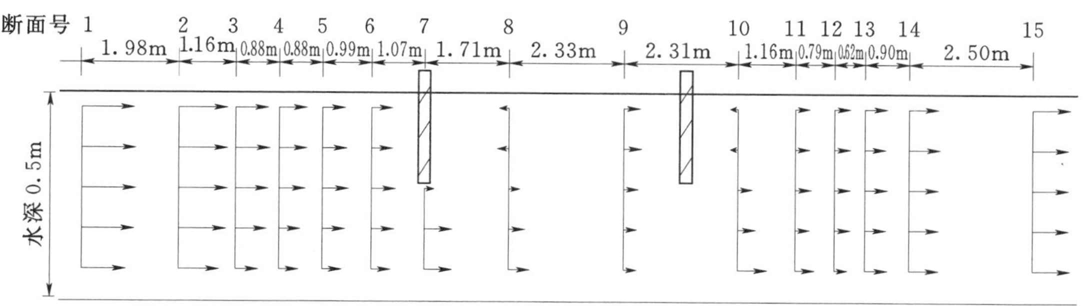

(a) 模型试验剖面流场图(m-3号)

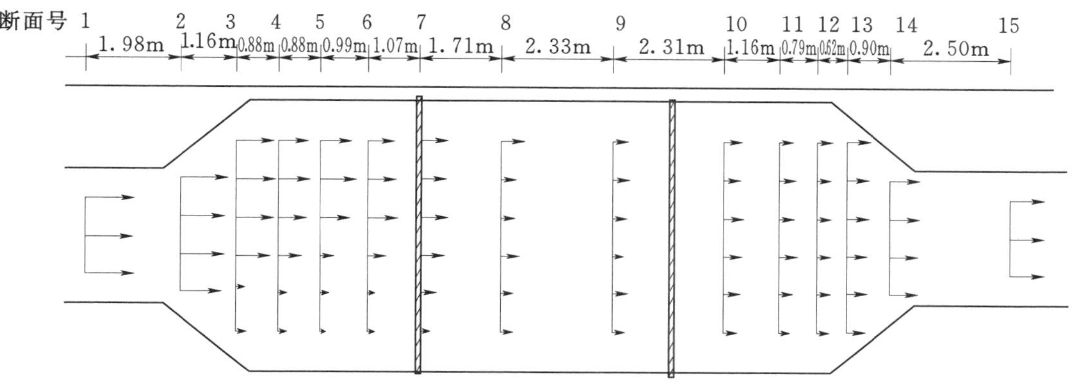

(b) 模型试验平面流场图(m-3号)

图 7.1.19 模型试验流场图(m-3号)

为 0.01～0.08m³/s。对应原型主流区流量为 20m³/s，水深范围 1.25～1.40m，取水口距底部 0.8m，取水口管道上壁距水面的距离为 0.05～0.20m。模型结构如图 7.1.20 所示。

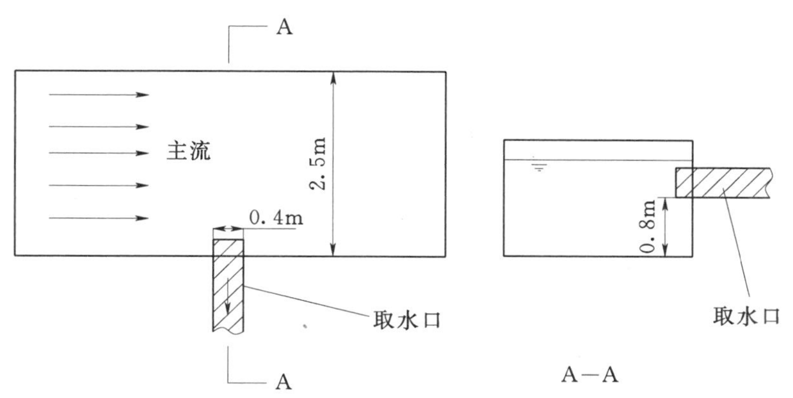

图 7.1.20 中层取水模型示意图

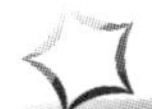

7.1.2.1 取水口漩涡产生的影响因素分析

1. 取水口漩涡的分类

当来流受边界条件的影响，发生纵向或横向的突然收缩，水流的流向和能量都发生变化，如图7.1.21所示，上游某质点行进至取水口时，由于断面收缩，流速增大，动能增加；而上方质点，由于受胸墙的影响，行进流速趋于零，动能减小，势能增加，形成一壅水区，壅水区的水体受到正向、反向、横向流速的作用发生旋转，并且在重力的作用下形成漏斗形漩涡（图7.1.21）。根据漩涡发生的强度，可将漩涡分为以下几类：

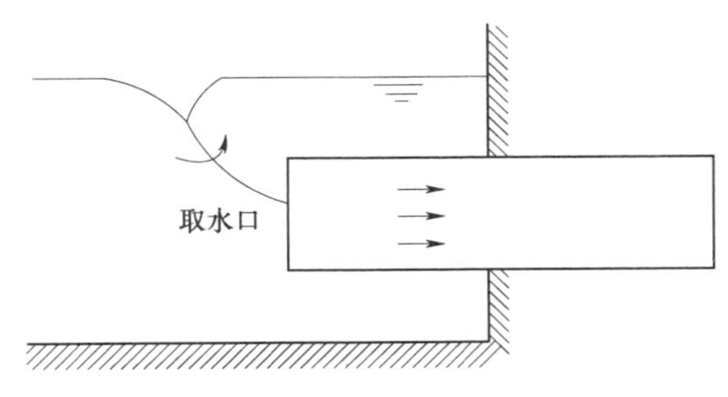

图7.1.21 取水口漩涡示意图

(1) 不吸气漩涡（凹陷漩涡）。这种漩涡的强度较小，仅在水面形成一个小的凹陷，不会吸气，水面有轻微的旋转，往往持续一段时间后会消失，通常没有多大的破坏作用。

(2) 间歇吸气漩涡。在某些流量和水位条件下，会形成时而吸气时而不吸气的漩涡运动现象。水面下陷较深，形成漩涡会一直延伸到进水口处，尾部有成串的气泡形成，形如联珠，这种漩涡间歇地吸入大量的气泡，几乎没有噪声，也没有剧烈的振动，但表面紊动比较剧烈。

(3) 间歇贯通吸气漩涡。当间歇吸气漩涡的尾部气泡增多，连成气柱时，就形成间歇贯通吸气的漩涡，这种漩涡贯通吸气时产生强烈的噪声和振动，而且贯通吸气时会导致进水口过流能力的减小，水面升高。

(4) 持续吸气漩涡。试验表明，这种漩涡自始至终吸入空气，发生强烈的噪声，诱发建筑物振动，涡核中心和半径没有明显的变化，漩涡的尾部在持续一段时间后会有一定的衰减，但同时又会有新的稳定的吸气漩涡产生。由于吸入大量的空气，导致过流能力大大减小。

2. 漩涡产生的影响因素

在影响漩涡产生的因素中，进水口的淹没深度是影响漩涡吸气和漩涡活动的主要因素之一。当淹没深度较小，进水口流速较大的时候，就可能产生漩涡，比较严重的还会产生吸气漩涡。在来流条件、边界条件、运行工况一定的情况下，存在一个发生漩涡的最低水位，即小于这个水深，就会有一定强度的漩涡产生，称为进水口的临界淹没深度，记作 S_{cr}。由于进水口和边界条件的复杂多样化，在探讨临界淹没深度时有一定的难度，Quick（1962）认为在一个直的渠道中的进水口，形成吸气漩涡的必要条件是弗劳德数（和进水口的临

界淹没深度有关）大于 1。提出了相对临界淹没深度和弗劳德数的关系如下式：

$$S_{cr}/d=KFr^{Y} \tag{7.1.4}$$

式中：d 为进水口管径；K、Y 为常数；Fr 为弗劳德数。

我国学者邓淑媛（1986）对 16 个工程模型试验的测点及一些工程原型观测资料进行初步的整理分析，得出了 S_{cr}/d 与 Fr 的关系：

对于闸孔前不设压力管段：

$$S_{cr}/d=1.75Fr^{1.3} \tag{7.1.5}$$

闸孔前设压力管段：

$$S_{cr}/d=1.38Fr^{1.3} \tag{7.1.6}$$

对于不同的情况，还有其他一些公式，在实际工程设计中，由于进水口的形式和体型多样化，以及进水口设置地的地形也有很大的差别，临界水深需要进行模型试验研究来确定。

在工程实践中，以下情况容易形成漩涡：

（1）孔口胸墙后倾更容易形成漩涡。这是因为，胸墙后倾的布置形式，使得来流更容易集中在孔口之后，水流的流向变得更加复杂，而且孔口上部的水体形成倒转流层，导致水流旋转，水面出现漩涡。在条件允许的情况下，胸墙前倾能挤压漩涡，减小漩涡强度。对于天然河道取水口则尽量选取坡度较陡的位置做为取水口，来减小漩涡产生的几率。

（2）流向和孔口夹角过大时，来流不顺，孔口一侧的水位壅高，受到离心力的影响，水体发生旋转，诱导水面出现漩涡，比如底部孔口的进水口，比水平进水口更容易发生漩涡。

（3）进水口的边界条件包括进水口本身的轮廓、尺寸、结构型式、布置方式、来流条件和方向、附近地形等因素，都会影响漩涡的发生。当进水口体型不合理，布置不对称，就会在进水口前产生环流，诱导漩涡的发生。水工建筑物进水口一般采用喇叭口的形式，使得水流进入进水口更加平顺，不容易发生漩涡。

由于进水口的布置与运行条件往往受到其他更为重要的因素制约，在很多情况下优化进水口的布置并不能消除漩涡，使得在一些实际的取水过程中漩涡经常发生。此时主要的手段是在进水口设置专门的消涡建筑物来消除漩涡。在实际的中层取水应用过程中一般采用消涡柱，即在取水口插一根柱子来消除漩涡。但是由于对于这种消涡设施没有系统的研究，其具体效果尚不明确，推广使用受到限制。以下通过试验研究取水口的消涡设施。

7.1.2.2　漩涡产生试验现象观测和分析

试验观测结果如图7.1.22和图7.1.23所示，经过多次试验结果，发现漩涡产生的区域一般处于进水口上方30°范围内，这与前人的研究结果一致。漩涡发生区域的确定有利于消涡设施的布置。

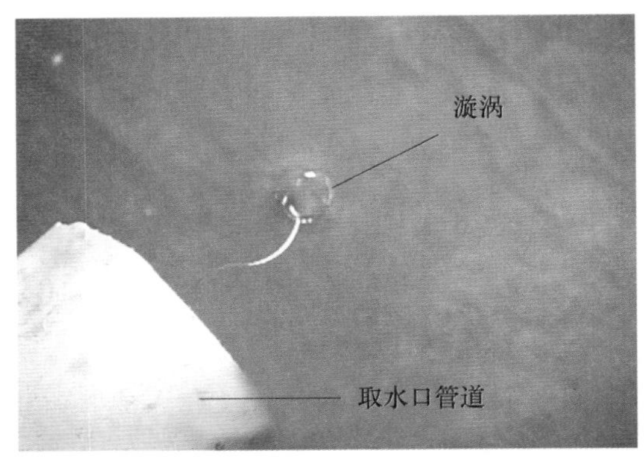

图7.1.22　取水口漩涡图（一）

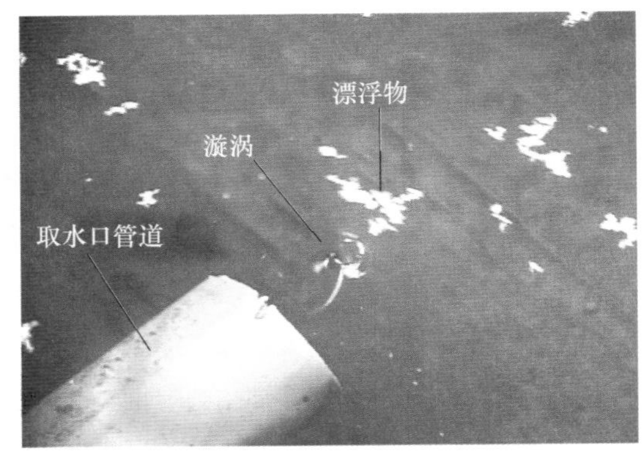

图7.1.23　取水口漩涡图（二）

试验观测了同一流量下随着水位的降低，水面从没有漩涡到不吸气漩涡，然后出现间歇吸气漩涡，再后来发展到间歇贯通吸气漩涡和持续吸气漩涡的整个漩涡发展过程；整个过程试验水位从1.4m降到1.28m。试验过程中在水面投入漂浮物，发现当漩涡发展为间歇吸气漩涡后表面漂浮物很容易被漩涡吸入，并通过取水口。

7.1.2.3　不同消涡建筑物的效果试验

1. 消涡柱（消涡墩）

消涡柱（消涡墩）即在取水口处立一个柱子或水泥墩，达到消除取水口表面漩涡的目的。由于其简单易行，在实际中层取水口中应用较多。试验采用直径为4cm的圆柱，当取水口有间歇吸气漩涡产生时（水位约为1.3m），将其立在取水口周围，观察其消涡效果。试验观测结果表明，只有圆柱立在靠近取水口较近的位置时，圆柱起到消涡作用，而且当水位降低、漩涡强度较大时，其消涡的效果不理想，即使有消涡柱的存在还会出现间歇性吸气漩涡。试验结果如图7.1.24所示。

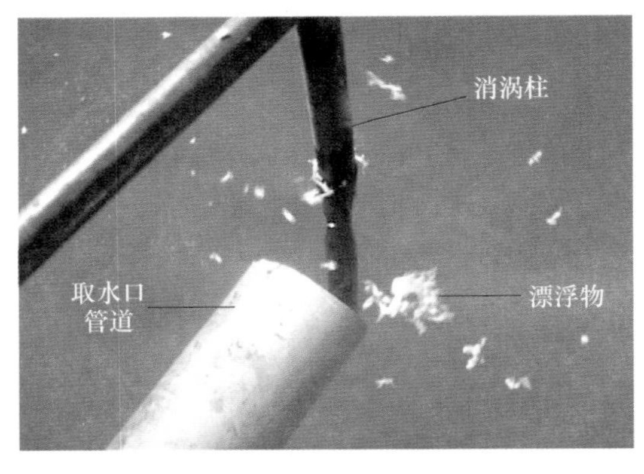

图7.1.24　消涡柱试验图

2. 消涡梁

在取水口上方设置一横梁达到消除取水口漩涡的目的。消涡梁有两种布置型式，一种是梁与取水口管道垂直（布置方案 1 号），如图 7.1.25 所示，一种是和取水口管道平行（布置方案 2 号），如图 7.1.26 所示。试验同样采用 4cm 的圆柱，以梁的形式放在取水口的上方。试验结果表明，消涡梁具有较好的消涡效果，当梁在取水口上方漩涡容易发生的区域时，一般漩涡不会出现。因此，在实际应用中可采用这种方式。

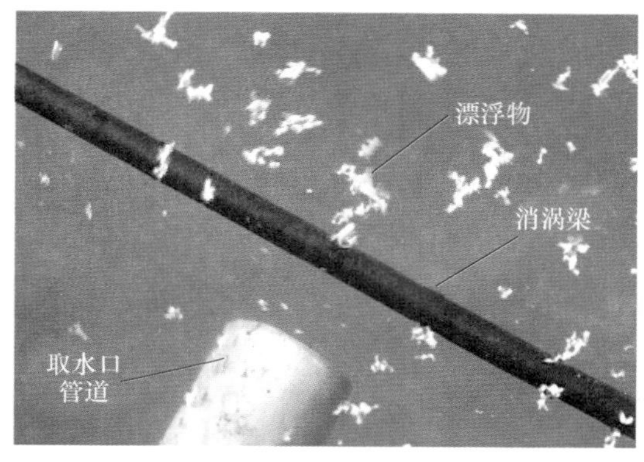

图 7.1.25　消涡梁（布置方案 1 号）试验图

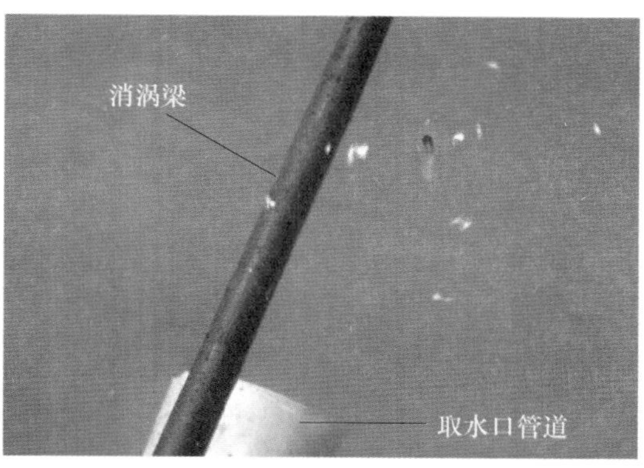

图 7.1.26　消涡梁（布置方案 2 号）试验图

7.1.2.4　中层取水口消涡建筑物的设计

根据漩涡产生的理论分析和试验观测，以及简易消涡装置的试验结果，以下设计出了两种简单易行且具有较好的消涡效果的建筑物型式，具体结构如图 7.1.27 所示。图 7.1.27（a）为单梁消涡结构，在取水口流速较小，漩涡产生的能量较小时采用；图 7.1.27（b）为 V 形梁消涡结构，该结构比较复杂，在水流流速较大，漩涡产生时的能量较大时使用。对于固定取水口，消涡梁可以设置成固定的，其高度一般为低水位时位于水面和取水口之间的高度为宜；对于活动式取水口，消涡梁可以与取水口焊接在一起，即随着取水口的位置变化，其高度位于水面和取水口之间的高度为宜。

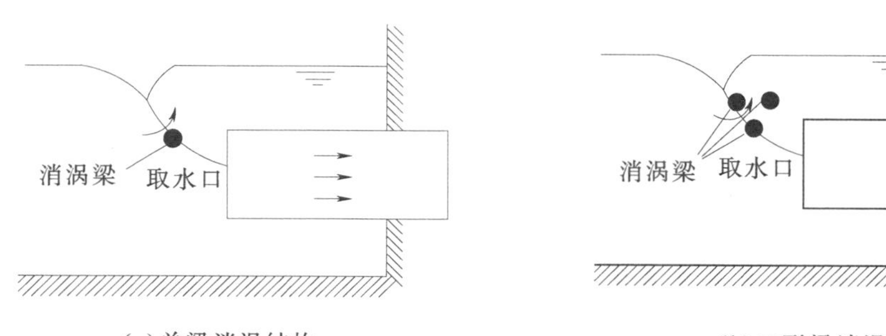

图 7.1.27　消涡梁设计示意图

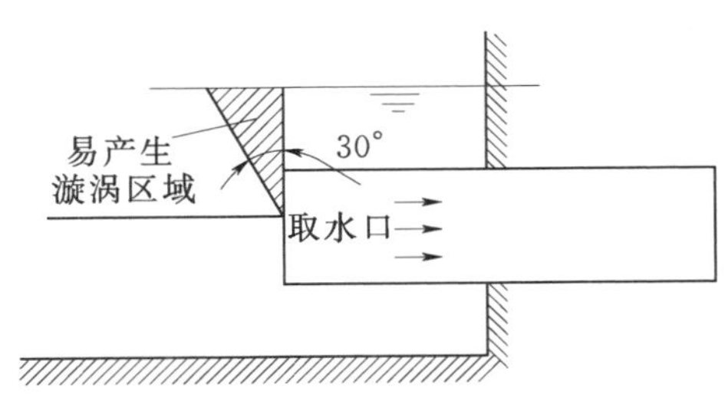

图7.1.28 产生漩涡区域示意图

以上结果给出了消涡梁的两种比较好的设计型式，但是由于具体中层取水口的流量和取水口的管径以及水位千差万别，因此消涡梁的具体尺寸需要具体的实体模型试验研究才能得出结果。在实际设计消涡梁时应遵循以下原则，即消涡梁的位置应该在漩涡最容易产生的区域，这个区域位于取水口上方30°区域内（图7.1.28）。

7.2 旋流排螺技术

旋流排螺是借鉴旋流排沙的原理，利用钉螺和水的容重的差别通过产生螺旋流使水和钉螺分离。旋流排沙装置已在新疆等地的灌溉、引水等工程中得到了大量应用，其沉沙、排沙设施占用场地面积小而且排沙效率高，结构也较为简单。

虽然钉螺与泥沙运动规律有一定的相似性，然而钉螺运动有其特有的规律，如何借鉴已有的旋流排沙技术和原理，使其适用于控制钉螺扩散，还需要进一步深入研究。本节介绍通过模型试验研究旋流排螺的流场特性及其阻螺效果。

7.2.1 试验装置与测试方法

7.2.1.1 试验装置及测试仪器

试验装置为旋流排螺模型。旋流排螺模型尺寸为：漏斗室直径2m；漏斗径向底坡1/4.75；进水管宽0.3m，高0.3m；悬板宽0.3m，长度为180°半圆周；在漏斗室高一半的部位留有1/4圆的缺口作溢流口；漏斗底孔直径为0.1m，旋流排螺模型构造见图7.2.1。模型进水管道与圆柱相切，底孔连接窄水槽通过三角堰测量流量，连接底孔的管道设有阀门，可以通过调节阀门控制底孔出流流量；上部溢流口连接宽水槽，通过三角堰测量其流量，试验装置平面布置见图7.2.2。含螺水流从进水口进入模型后，钉螺会沿螺旋轨迹向底孔运动，再经底孔排入窄水槽，上部清水则从溢流口溢出到宽水槽中；窄水槽内收集钉螺进行灭螺处理，如果钉螺溢出到宽水槽会造成下游钉螺扩散。进口流量采用量水堰控制；利用Sonteck公司生产的Micro ADV三维流速仪（工作频率16MHz）观测流场。

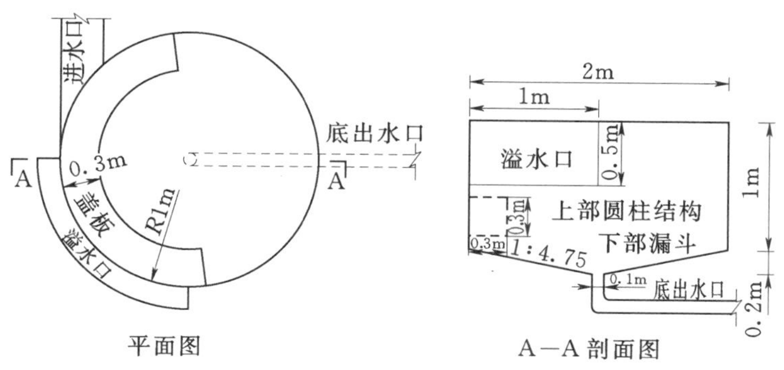

图 7.2.1 旋流排螺模型结构图

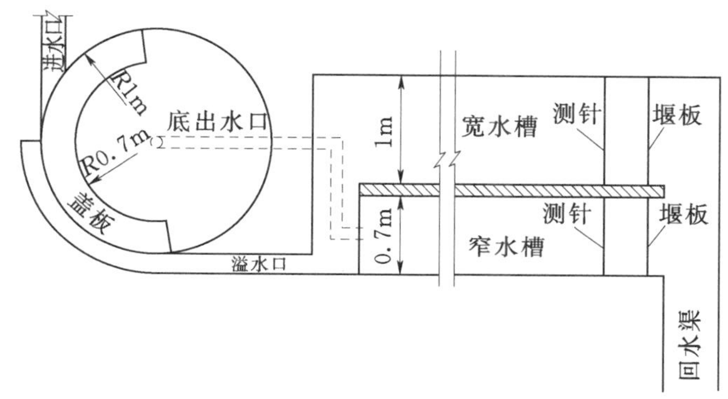

图 7.2.2 试验装置平面布置图

7.2.1.2 测线布置及测试方法

试验流量为 25L/s、30L/s 和 35L/s。共布置 11 个测流垂线，具体位置如图 7.2.3 所示，每个测线轴向上布置一定数量的测点，通过 ADV 测试各流量下切向、径向、轴向的流速及紊动强度。在进水口处用导管投放一定数量、大小不等的钉螺（尺寸为 8.0mm×3.0mm～10mm×5.0mm 和 5.0mm×3.0mm～6.0mm×3.0mm），测流试验后，排干宽水槽和窄水槽中的水，收集不同水槽内的钉螺。

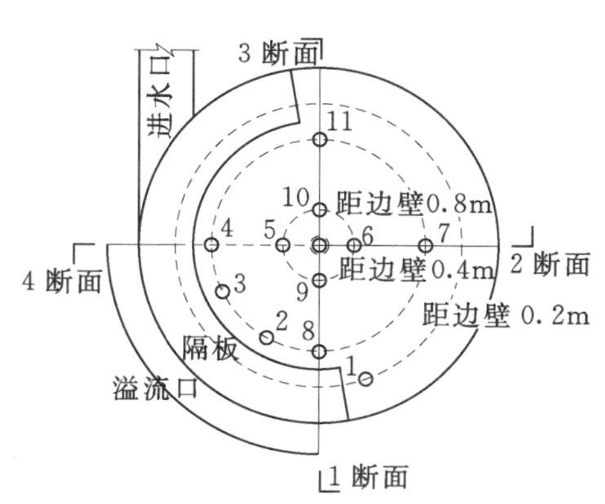

图 7.2.3 测线布置图

7.2.1.3 数据分析及处理

通过 winADV 软件将 ADV 相关系数小于 70% 的流速数据过滤，计算各测点的三维时均流速；紊动强度是由脉动流速的均方根值来表征，即样品的标准偏差，如轴向的紊动强度为 $RMS\ [Vz']$ =

$\sqrt{(Vz')^2}$。排螺效率为 $\eta=\frac{S_1}{S}\times100\%$，其中 S_1 为在窄水槽中回收的钉螺数目，S 为在旋流排螺模型中投放的钉螺总数。

7.2.2　试验结果分析

7.2.2.1　切向时均流速分布

以往关于漏斗螺旋流的切向流速分布规律，一直存在着两种不同的观点。一种观点认为螺旋流由外区的强迫涡与内区的自由涡耦合而成（Cecen K 等，1975），另一种观点认为，螺旋流运动为 Rankine 组合涡，即为核心区的强迫涡与外区的自由涡的耦合（Anwar，1969）。在自由涡区切向速度 $v_\theta=C/r$，即流速随半径的增大而减小；在强迫涡区切向速度 $v_\theta=\omega r$，流速随半径的增大而增大。笔者认为螺旋流场的水流结构是与模型的边界条件即模型半径、底孔半径、进口与出口的型式位置、底坡等因素相关的。

通过试验数据可以看出，切向时均流速随着流量的增加而增大，整体上呈现的是越靠近边壁区域，流速越大。1 号测线位于水流经隔板的出口处，其切向流速在不同流量下均是最大的。各流量下切向流速的轴向分布主要为表层流速最大，中下层流速较小，近似于明渠水流中的流速分布。如图 7.2.4 所示，流量为 25L/s 和 30L/s 时，1 号、2 号、3 号、6 号、10 号测线的切向流速沿

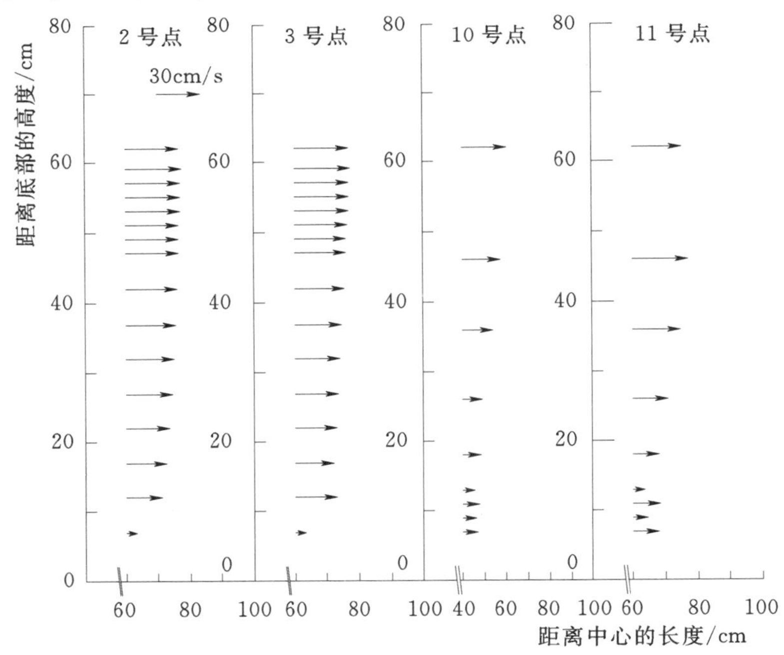

图 7.2.4　溢流口、3 断面切向时均流速的轴向分布（$Q=30\mathrm{L/s}$）

轴向从下往上逐渐增大，表层流速最大；4 号、5 号、9 号、11 号测线在中下层流速最小，往底层流速稍增大，往表层流速最大。如图 7.2.5 所示，流量为 35L/s 时，1 号、2 号、9 号、10 号测线切向流速表层最大，往下逐渐减小；3 号、5 号、6 号、11 号测线表层流速最大，中下层流速最小，往底层流速稍增大。8 号测线最大流速分布在中层，向表层或底层流速均减小。

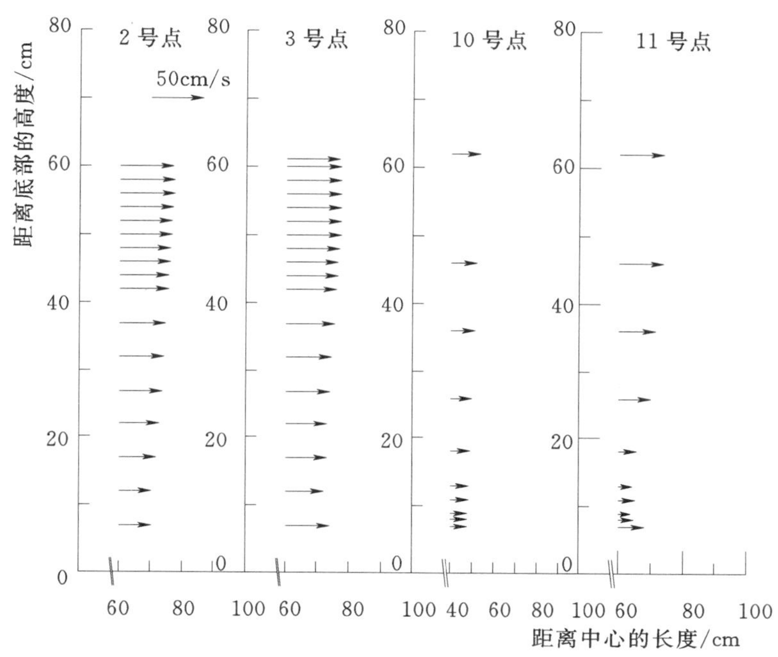

图 7.2.5 溢流口、3 断面切向时均流速的轴向分布（Q=35L/s）

整体时均流速是水流切向、径向和轴向三个方向流速的合成速度，在本次试验中，切向流速的尺度比径向和轴向流速大得多，整体时均流速分布主要受切向流速分布的影响，因此未对整体时均流速进行分析。

7.2.2.2 径向时均流速分布

径向时均流速是表征水流向模型中心的速度，方向以指向中心为正，是影响钉螺能否输移到模型中心的重要因素。关于径向流速分布规律的研究资料较少，周著等（1996）认为，靠近底面的径向流速较大，而沿轴向逐渐减小；靠近中心区域的径向流速较大，而沿径向逐渐减小。

试验结果表明，径向流速分布比较复杂，不同垂线受到边界条件如隔板、底孔、溢流口的影响，流速分布有较大差异。通过试验数据可以看出，径向时均流速随着流量的增加而增大，同一断面上位于内缘的 5 号、6 号、9 号、10 号测线径向流速分别比外缘 4 号、7 号、8 号、11 号测线的径向流速大。流量为 25L/s 和流量 30L/s 时的径向流速分布基本相同，在 1 号、5 号、6 号、7

号、8号、9号测线上，径向流速正向占绝大多数，而10号、11号测线，流速基本为负值；由图7.2.6可见靠近溢流口处的2号、3号测线，受到溢流口出流的影响，2号测线表层径向流速为负值，3号测线径向流速全部为负值。流量为35L/s时，1号、2号、6号、7号、9号测线上（图7.2.7），Y轴的流速全为正向，而3号、10号、11号测线，Y轴流速绝大部分为负值；2号测线位于溢流口处流速为正，对于抑制钉螺溢出有利。靠近底部的点的径向流速较大，这表明漏斗底部有较强的底流，有利于底部钉螺向底孔输送。

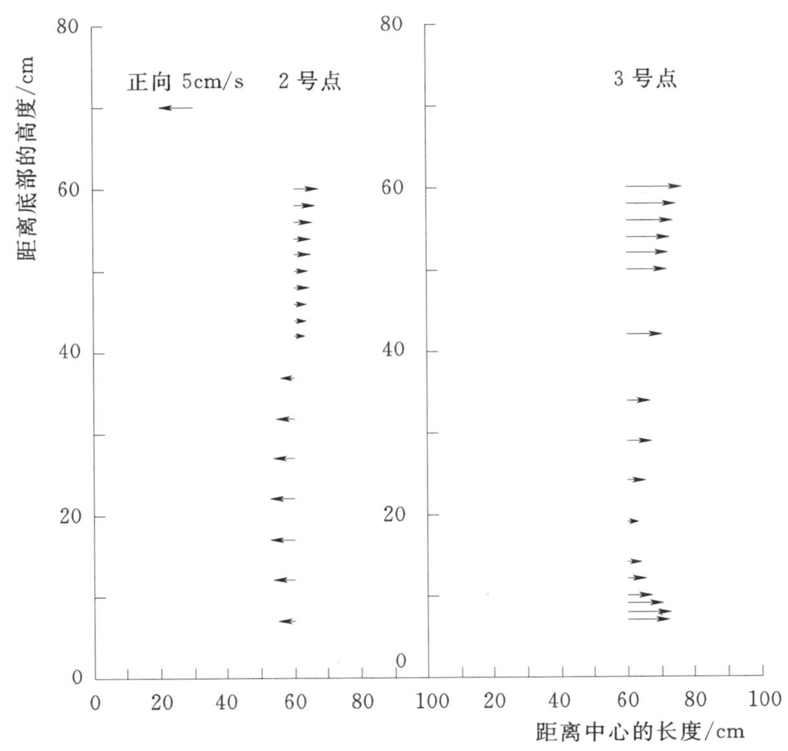

图7.2.6 溢流口径向时均流速的轴向分布（Q=25L/s）

7.2.2.3 轴向时均流速分布

轴向（垂直方向）的流速是影响钉螺下沉的重要因素，本次试验中以向上为正向。从观测的结果来看，轴向流速要比切向流速小一个数量级，大多区域轴向流速的大小只有几厘米每秒。

整体上轴向流速随着流量的增加而增大，进口流量的变化对于流场轴向流速分布的改变比较明显。随着流量的增加，5号、7号测线的轴向流速由正值变成全为负值，6号测线轴向流速由负值变成全为正值，其余测线流速分布均有不同程度的变化。由图7.2.8可以看出由于隔板对水流的挤压，邻近隔板的区域如1号、2号、3号、4号、8号测线都出现较大的正向轴向流速，上部分

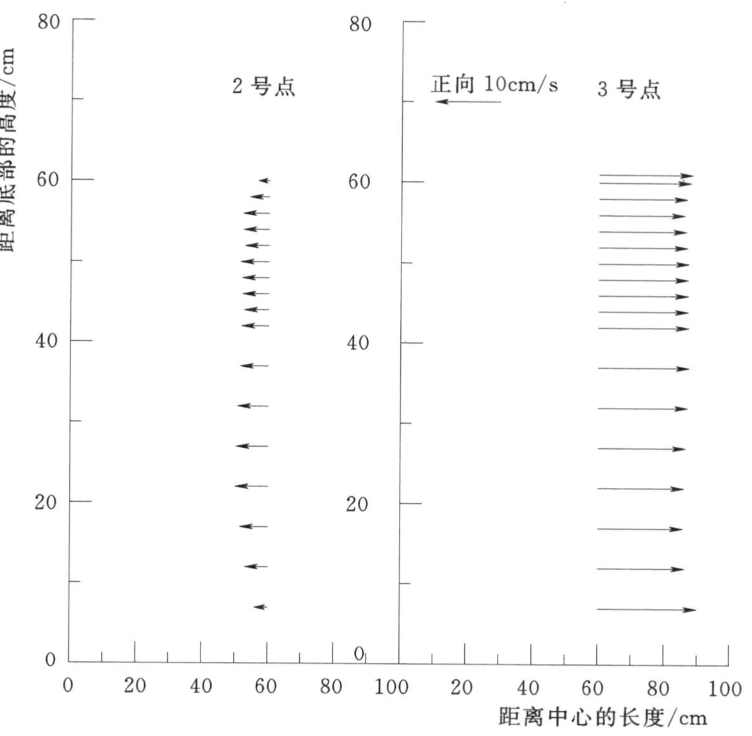

图 7.2.7 溢流口径向时均流速的轴向分布（$Q=35L/s$）

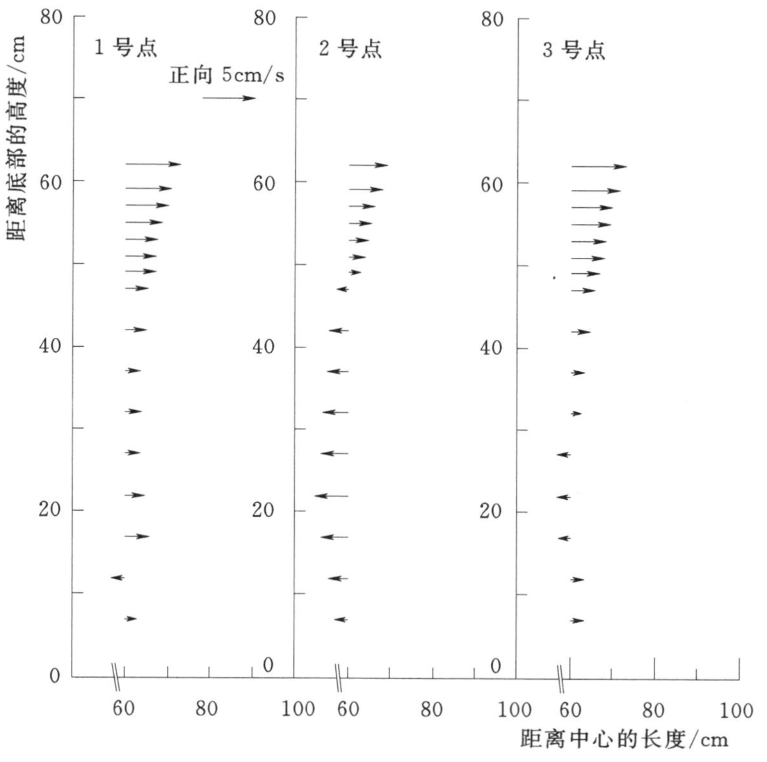

图 7.2.8 1号、2号、3号点轴向时均流速的轴向分布图（$Q=30L/s$）

轴向速度为正，下部分轴向速度为负。2号、3号测线位于溢流口附近，表层的轴向流速最大；在隔板出口处有水涌起，此处（1号测线）的向上流速是所有测线中最大的。远离隔板的10号、11号测线，在各流量下向下的轴向流速占绝大多数。向上的轴向流速对钉螺的沉降是极为不利的，有可能使钉螺从溢流口溢出。

7.2.2.4 轴向紊动强度

关于紊动强度对钉螺的沉速影响的研究较少。水流紊动的作用将减低泥沙颗粒的沉速，Murray（1970）的试验表明，颗粒沉速减小的程度随其紊动强度的增大而增大。以下以轴向紊动强度为例分析紊动强度的分布规律。

整体上轴向紊动强度随着流量的增加而增大，靠近外缘的紊动强度比内缘的紊动强度略大。在各流量下，紊动强度最大的出现在1号测线，最小出现在9号测线。如图7.2.9所示，在25L/s和30L/s流量下，不同测线的轴向紊动强度在轴向的分布比较稳定，基本上都是中层或上层紊动强度较大，而往底层其轴向紊动强度减小。在中层，水体受到进口射流影响，上层受隔板、溢流口的影响，水流比较不稳定；模型底层边界条件稳定，紊动强度较小，这有利于钉螺的沉降。如图7.2.10所示，随流量的增加，在35L/s流量下，不同垂线上的紊动强度的分布变化差异变大，2号、8号紊动强度分布呈现S形，1号、4号、7号测线仍然是中上层紊动强度最大，而其余测线轴向紊动强度最大的位置变为下层或近底层。

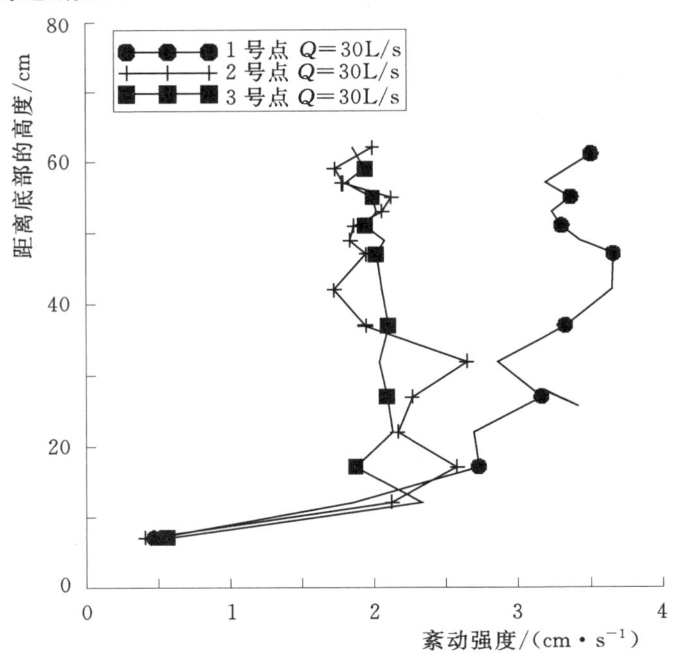

图7.2.9 1号、2号、3号测点轴向紊动强度的轴向分布图（$Q=30L/s$）

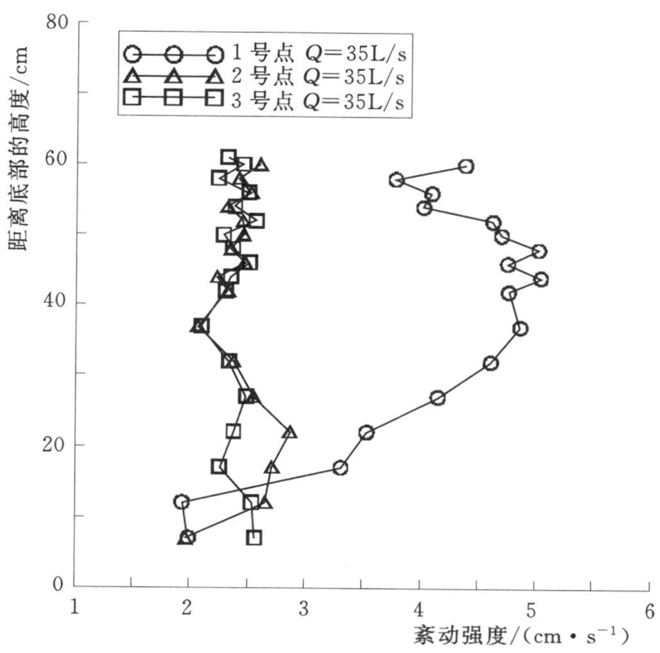

图 7.2.10　1 号、2 号、3 号测点轴向紊动强度的轴向分布图（Q=35L/s）

7.2.2.5　排螺效率

由表 7.2.1 看出，在三个流量下，钉螺的排螺率都达到 100%。有效地排除钉螺，需要钉螺能够沉降，同时能被输运到中心底孔处排出。Keshavarzi 等（2006）的研究表明，在入口射流的影响下会产生两个螺旋二次流，一个形成于进口射流之下靠近底部，这是形成向底孔流动的重要原因；另一个形成于射流上部，形成于上部的螺旋流使得钉螺不能沉降，且将其带出溢流口。在射流入口之上、溢流口位置之下布置一个隔板，能够减弱上部螺旋流，延缓它的形成，并增强底部螺旋流。隔板的布置减弱了将钉螺带出溢流口的二次流，增加了钉螺运动到溢流口的距离，延长了钉螺的运动时间，有利于钉螺的沉降；隔板会加大水流径向流速，促使钉螺更快地向底孔输移的作用，并具有减弱进入漏斗水流紊动强度，稳定水流的作用（邱秀云等，1999）。

表 7.2.1　　旋流排螺模型的排螺效果

序号	进口流量 /(L・s^{-1})	投入钉螺数目	窄水槽回收	宽水槽回收	窄水槽流量 /(L・s^{-1})	分流比 /%	回收率 /%
1	25	40	40	0	1.25	5	100
2	30	20	20	0	1.50	5	100
3	35	10	10	0	1.75	5	100

综上可见，旋流排螺装置小，排螺率高且耗水率小。旋流排螺模型中的水流结构与模型的边界条件如隔板位置、进口与出口条件、底坡等因素相关。切向流速的轴向分布主要为表层流速最大，中下层流速较小，越靠近边壁，切向流速越大。内缘测线上的径向流速比外缘测线上的径向流速大，靠近溢流口的部位受溢流口出流影响，表层径向流速基本为负值；漏斗底部有较强的底流，靠近底部径向流速较大。由于隔板对水流的挤压，邻近隔板的区域出现较大的向上轴向流速。在中上层，水体受到进口射流以及隔板、溢流口的影响，水流比较不稳定，轴向紊动强度的分布为中上层大、底层小。

从排螺效果来看，三个流量下钉螺的排除效率都为100%，这表明了旋流排螺技术是一种有效的排螺工程措施。流量的增大会使的水流结构发生改变，流速变大，钉螺从进口到中间底出水口的时间变短，同时轴向流速的增加使得钉螺不易下沉，钉螺被带出溢流口的几率增加。根据试验数据，在本试验装置中，当最大流速小于1.5m/s时，钉螺不会从表面随水流溢出，钉螺的排螺效率为100%。当流量继续增大，能否继续有效排除钉螺，还待进一步研究。

7.3　大流量引水防螺技术

引江济汉工程从长江荆江河段引水至汉江兴隆以下河段，渠首进水闸布置在长江左岸沙市龙洲垸江堤，该处河道属于血吸虫病疫区，常有钉螺孳生。钉螺扩散风险分析表明，一旦钉螺通过取水口，则存在扩散到整个取水工程的风险，因此，在有必要在引江济汉工程取水口设置沉螺池，实现大流量条件下阻断钉螺传播途径，防止血吸虫病扩散[❶]。

引江济汉工程引水规模的大小与丹江口下泄水量、东荆河灌区的需水量、汉江兴隆以下河段灌溉、航运需求及河道内的生态用水有关。根据工程设计，引江济汉工程2010年设计水平年的设计引水流量为350m^3/s，最大引水流量为500m^3/s；2030年水平年增加机组后设计流量为430m^3/s。

工程取水口位于长江中游上荆江沮漳河口以下3.34km处。取水口所处河段为一顺直过渡段，介于南向的涴市河弯和北向的沙市河弯之间，取水口河段上弯道河势较为稳定，取水口以下及下弯道河段近年来河势不稳定。由于引水流量较大，需对引水河段长江的河势及引水渠进水闸消能、引水渠泥沙和血防问题进行模型试验研究，为工程设计提供依据。

试验范围以能反映龙洲垸进水闸工程的布置和上下游影响范围为前提，为

---

❶　长江水利委员会长江科学院，南水北调引江济汉工程取水口河段局部模型试验研究报告，2007。

此确定引水渠模型试验段为上起取水口进口下至节制闸（桩号为 2+795），长约 3.1km。模型总长 39.0m，最大宽度 5.7m，最大高度为 2.0m，包括渠首龙洲垸进水闸前引水渠、引水闸、闸后消力池、沉沙池、沉螺池、泵站节制闸及其上下游渠道等（图 7.3.1）。模型试验分为清水模型和浑水模型试验两部分，清水试验主要研究不同流量与水位组合情况下，引水渠的流速流态（含沉螺池流速）与消力池的消能情况，为进水闸、消力池等水工建筑物布置提供依据。浑水模型试验主要研究在三峡水库运用情况下，该取水口的引水渠、沉沙池和沉螺池工程效果。

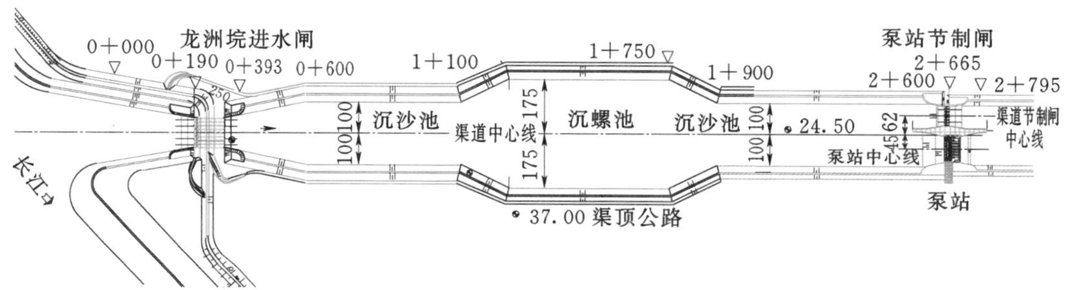

图 7.3.1 龙口Ⅰ线进口段引水渠平面总布置图

7.3.1 引江济汉工程取水口模型水流结构试验

7.3.1.1 测流断面布置

在引水闸上游桩号 0+000、0+190 和引水闸下游桩号 0+393、0+600、1+100、1+750、1+900、2+600 等处分别布置 8 个测流断面。测流断面上每隔 20cm（原型 16m）布置一条垂线，每条垂线上按三点法测流，测点分布见图 7.3.2。

7.3.1.2 流态

闸室上游水面平静，进流平顺，仅在消能工况下，由于侧收缩的影响，在两边孔前有漏斗状旋涡形成。各工况下，闸室内水流较平稳。

流量、外江水位及闸门开启方式不同，对应的闸下游流态有所不同。在设计最大引水流量和设计引水流量工况下，闸孔敞泄时，闸下为淹没出流，消力池内无水跃形成。在消能工况下，闸门开启 8 孔（全开）和 6 孔（2 号、3 号、4 号、5 号、6 号、7 号）时，有水跃形成，水跃跃头位于闸室内；闸门开启 4 孔（3 号、4 号、5 号、6 号）时，在消力池斜坡上形成较稳定的水跃，水跃与尾水衔接较好，下游沉沙池进口段左岸有局部回流；闸门开启 2 孔（4 号、5 号）时，产生远驱水跃，水跃跃首位于尾坎下游（0+600），下游沉沙池进口段附近右岸有较大范围的回流。

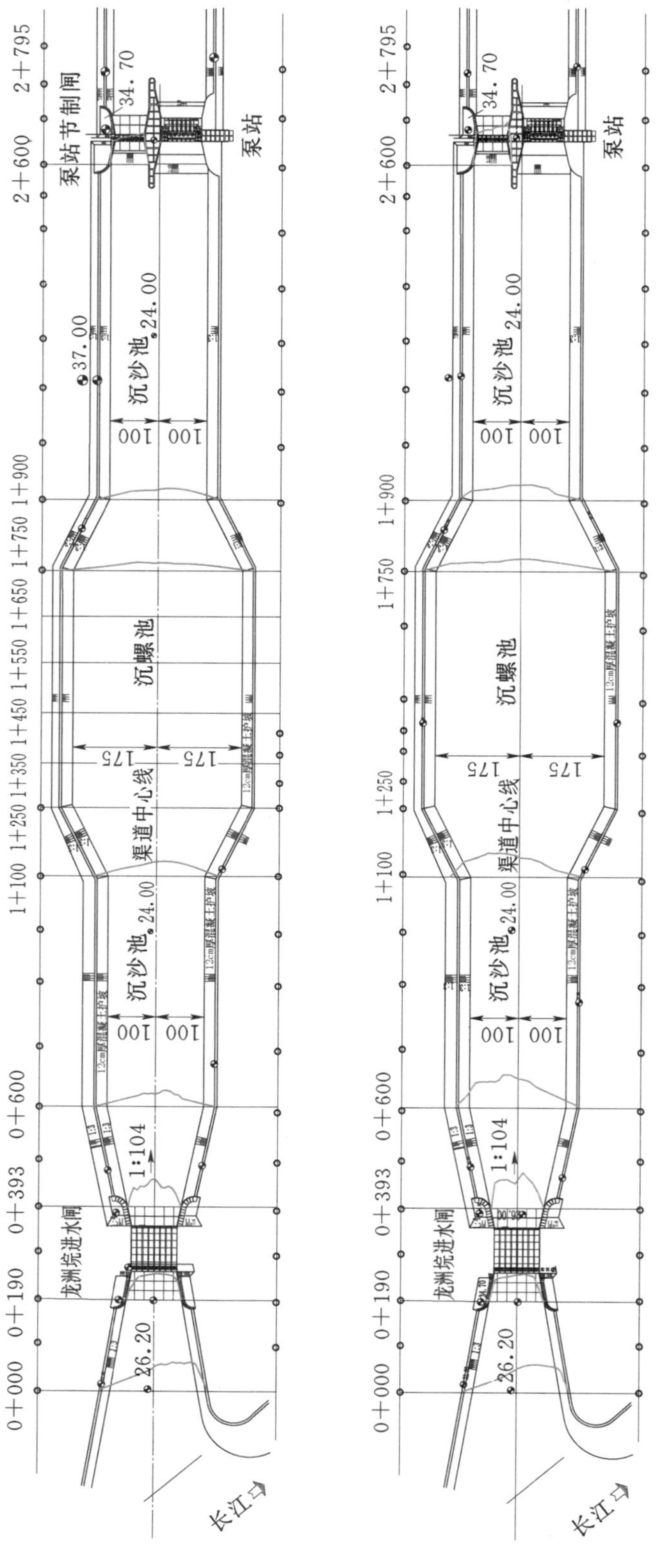

图例 —— 测流断面 —— 垂线平均流速(Q=350m³/s) —— 垂线平均流速(Q=500m³/s) —o—o— 模型导线

图 7.3.2 渠道流速分布平面图

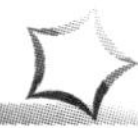

7.3.1.3 流速分布

从流速分布看，临近闸室上游断面（桩号 0+190）的流速大于远离闸室断面（桩号 0+000）的流速；从垂线平均流速来看，右岸大于左岸，主流偏右，表面流速大于底部流速。在消能工况（引水流量 500m^3/s，上游水位 40.20m）下，垂线平均流速最大值为 0.36～0.37m/s。在设计最大引水流量（流量 500m^3/s，上游水位 34.80m）和设计引水流量（流量 350m^3/s，上游水位 32.82m）工况下，垂线平均流速最大值分别为 0.68m/s、0.63m/s。横断面流速分布见图 7.3.3。

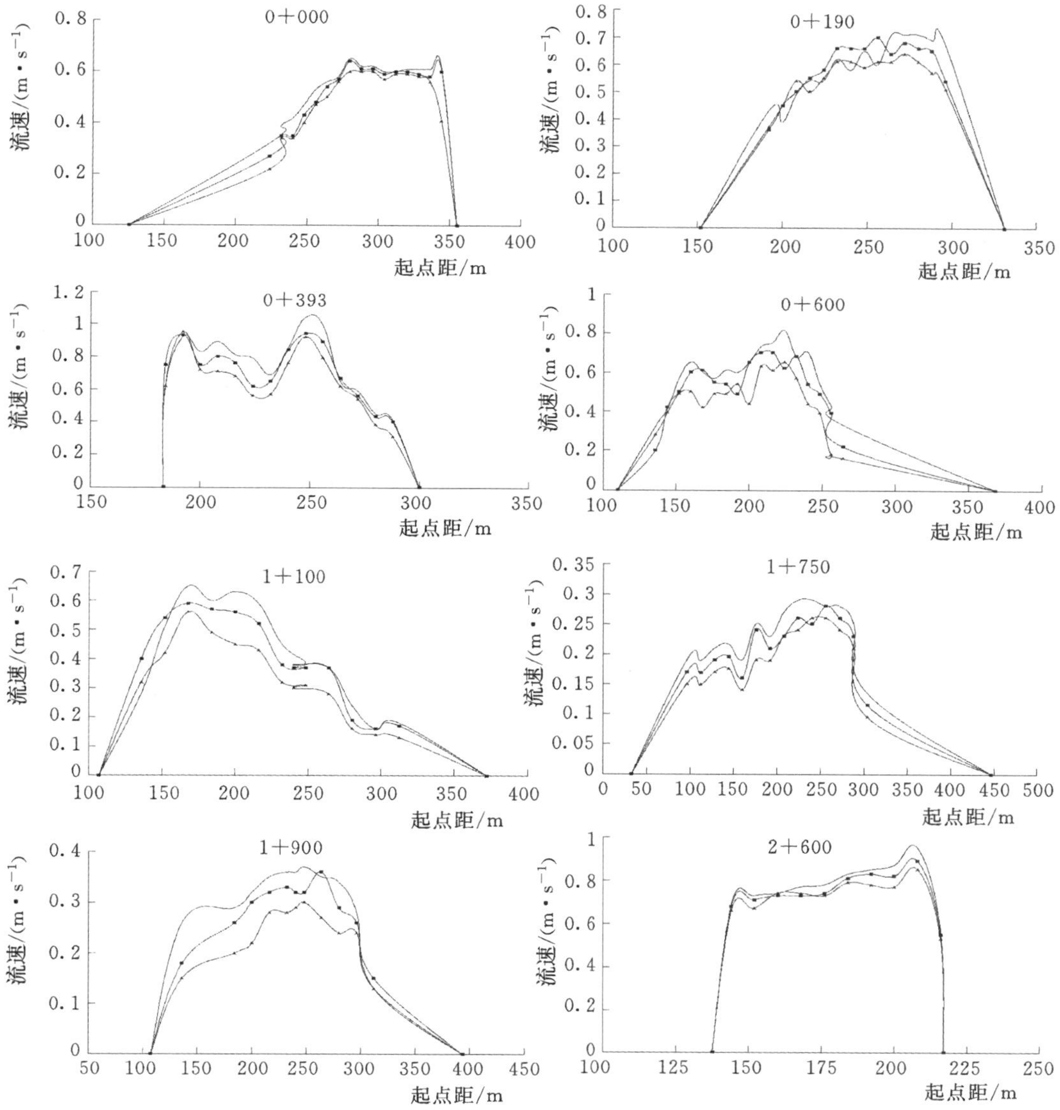

(a) Q=500m^3/s

图 7.3.3（一） 横断面流速分布图

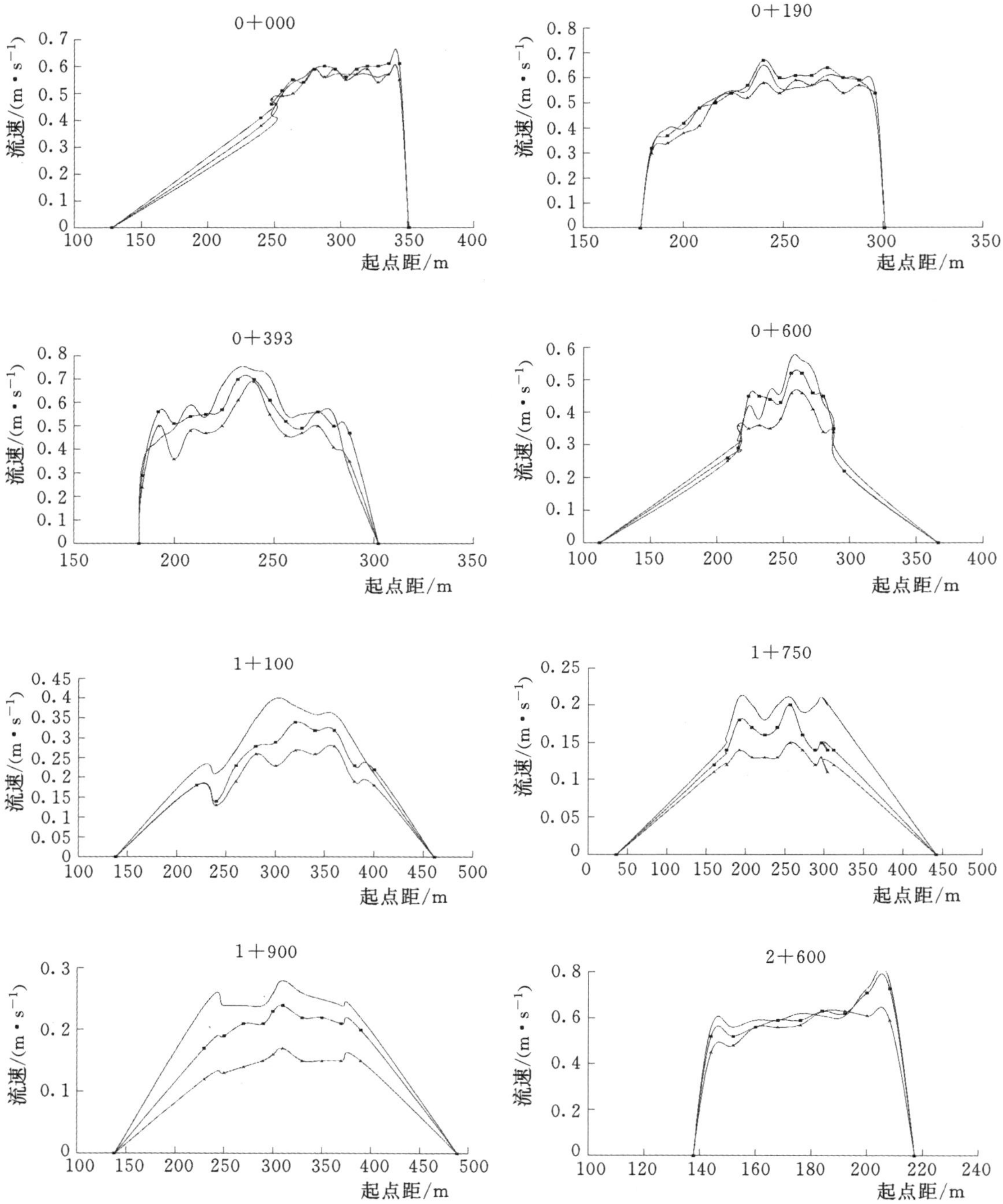

0+000

0+190

0+393

0+600

1+100

1+750

1+900

2+600

流速/(m·s⁻¹)　起点距/m

V(0.2h)　V(0.6h)　V(0.8h)

(b) $Q=350\text{m}^3/\text{s}$

图7.3.3（二）　横断面流速分布图

闸室下游流速分布与流量、外江水位、闸门运行方式关系密切，试验资料表明，消能工况时消力池后防冲护坦末端（桩号0+393）流速仍较大。当闸门开2孔、4孔、6孔、8孔时，其垂线平均流速最大值分别为5.03m/s、2.98m/s、2.02m/s和1.33m/s。在设计最大引水流量和设计引水流量工况下，防冲护坦末端流速减小，其垂线平均流速最大值分别为0.97m/s、0.71m/s。流速分布见图7.3.4。

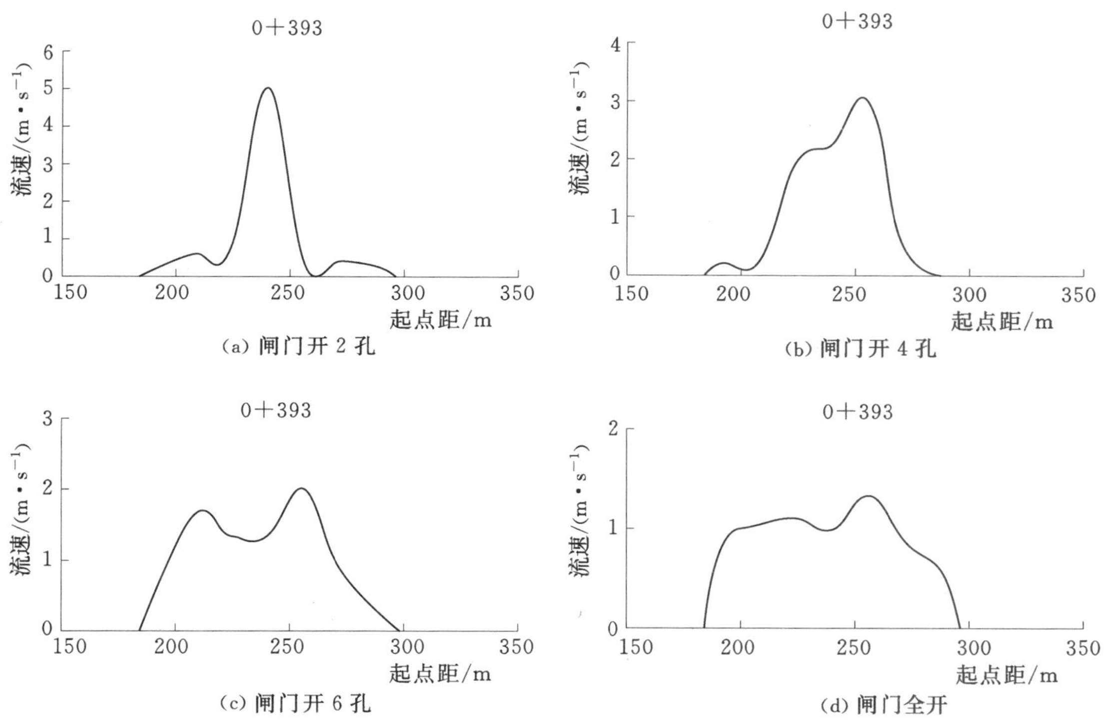

图7.3.4　消能工况下不同闸门运行方式流速分布图（$Q=500m^3/s$）

7.3.2　引江济汉工程取水口模型沉沙试验

7.3.2.1　悬移质含沙量的沿程变化

试验选择第1级（概化流量$354m^3/s$）、第6级（概化流量$374m^3/s$）流量和第9级（概化流量$89m^3/s$）流量对各断面悬移质含沙量进行了观测。表7.3.1和图7.3.5为第1级、6级、9级试验含沙量的沿程衰减情况。试验表明，在各级流量下，入口含沙量愈大，含沙量沿程衰减愈甚，特别是在桩号1+100断面以上，含沙量沿程衰减较快；以下含沙量沿程变化较缓。第1级流量时，桩号1+100断面含沙量为入池断面的53.67%，出口断面为39.93%；第6级流量时，桩号1+100断面含沙量为入池断面的69.19%，出口断面为

62.67%；第9级流量时，桩号1+100断面含沙量为入池断面的92.75%，出口断面为89.86%。受淤积的影响，后一级流量比前一级流量的沉沙效率降低。

表7.3.1 悬移质含沙量沿程变化表

断面号	第1级流量（354m³/s）		第6级流量（374m³/s）		第9级流量（89m³/s）	
	含沙量/(kg·m⁻³)	占沉沙池入口含沙量比例/%	含沙量/(kg·m⁻³)	占沉沙池入口含沙量比例/%	含沙量/(kg·m⁻³)	占沉沙池入口含沙量比例/%
0+393	1.172		0.726		0.069	
0+600	0.829	70.73	0.589	81.13	0.065	94.20
1+100	0.629	53.67	0.502	69.15	0.064	92.75
1+400	0.560	47.78	0.479	65.98	0.063	91.30
1+900	0.510	43.52	0.467	64.33	0.063	91.30
2+250	0.485	41.38	0.460	63.36	0.062	89.86
2+600	0.468	39.93	0.455	62.67	0.062	89.86

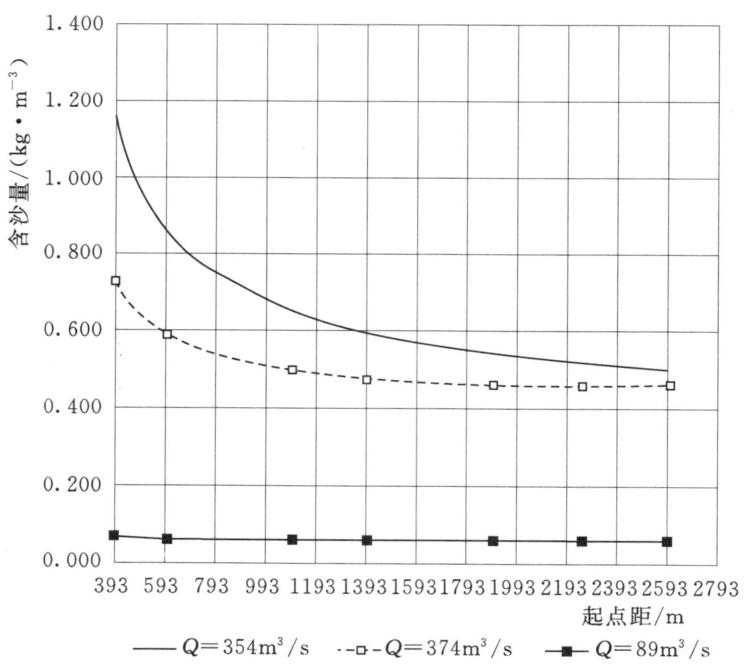

图7.3.5 悬移质含沙量沿程变化图

7.3.2.2 淤积物粒配的沿程变化

沉沙池内的泥沙运动属超饱和输沙问题。当含沙量较高的挟沙水流进入沉沙池后，由于断面突然扩大，水流挟沙力骤减，较粗颗粒泥沙首先在沉沙池入口附近沉积；较细颗粒泥沙，在沉沙池中部和尾部落淤；极细颗粒的泥沙不受水流挟沙力的限制，随水流流出沉沙池之外。图 7.3.6 为淤积物粒径的沿程变化情况，淤积物粒径的沿程细化与悬移质含沙量沿程衰减相对应，1+100 断面以上淤积物沿程细化极为明显，该断面以下淤沙中径沿程变化不大。

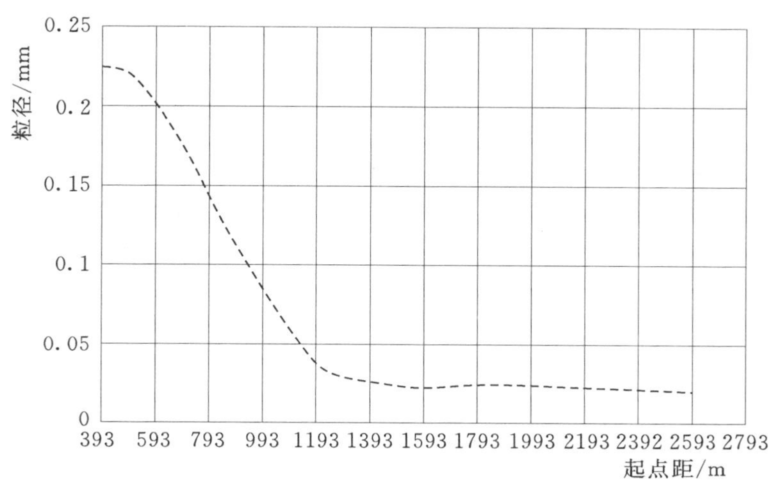

图 7.3.6 淤积物中径沿程变化图

7.3.2.3 淤积厚度

试验选择第 6 级（概化流量 374m³/s）流量和第 9 级（概化流量 89m³/s）流量对各断面淤积厚度进行了观测。表 7.3.2 和图 7.3.7 为第 6 级、9 级试验的沿程的淤积情况。实测资料表明，1+100 断面以上，类似于三角洲淤积形态，最大淤积厚度第 6 级流量为 3.59m，第 9 级流量为 3.93m；以下淤积厚度相对较小，第 6 级流量厚度为 2.23～3.30m，第 9 级流量厚度为 2.90～3.75m，且随着时间的推移，三角洲淤积顶点将不断向沉沙池尾部推进，尾部淤积加快，淤积线变缓。

7.3.3 引江济汉工程取水口模型沉螺试验

为防止钉螺扩散，在进水闸消能设施后设一沉螺池，以进行阻螺。通过清水与浑水模型试验观测沉螺池的池内流速，分析沉螺效果。

表 7.3.2　　沉沙池淤积厚度与高程变化表　　单位：m

断面号	第 6 级流量淤积厚度	淤积高程	第 9 级流量淤积厚度	淤积高程
0+393	0.73	27.23	0.97	27.47
0+600	3.59	28.09	3.93	28.43
1+100	3.57	28.07	3.92	28.42
1+400	3.30	27.80	3.75	28.25
1+750	2.69	27.19	3.34	27.84
1+900	2.41	26.91	3.08	27.58
2+600	2.23	26.73	2.90	27.40

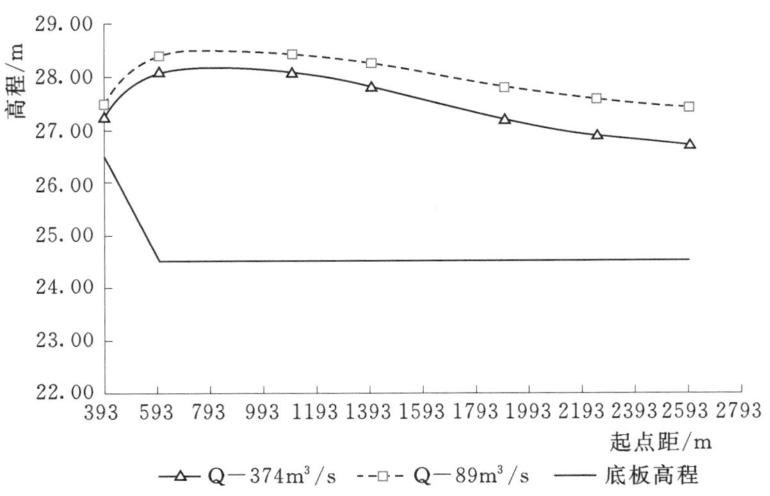

图 7.3.7　沉沙池淤积高程变化图

7.3.3.1　设计方案试验

1. 清水试验

清水模型对沉螺池桩号 1+250、1+350、1+450、1+550、1+650、1+750 断面的流速进行观测。当为设计引水流量工况（350m^3/s）时，除极个别断面垂线平均流速为 0.20m/s 外，其余流速均在 0.10～0.19m/s 之间。设计最大引水流量（500m^3/s）时，除部分垂线平均流速小于 0.20m/s 外，一般流速为 0.20～0.25m/s，最大流速为 0.27m/s 如图 7.3.8 所示。

2. 浑水试验

试验选择第 1 级（概化流量 $354m^3/s$，闸前水位 39.99m）和第 7 级（概化流量 $455m^3/s$，闸前水位 39.86m）流量，对沉螺池 1＋250、1＋350、1＋450、1＋550、1＋650、1＋750 等 6 个断面的流速进行观测。当为第 1 级流量时，除极个别断面垂线平均流速为 0.20m/s 外，其余均在 0.14～0.19m/s 之间。

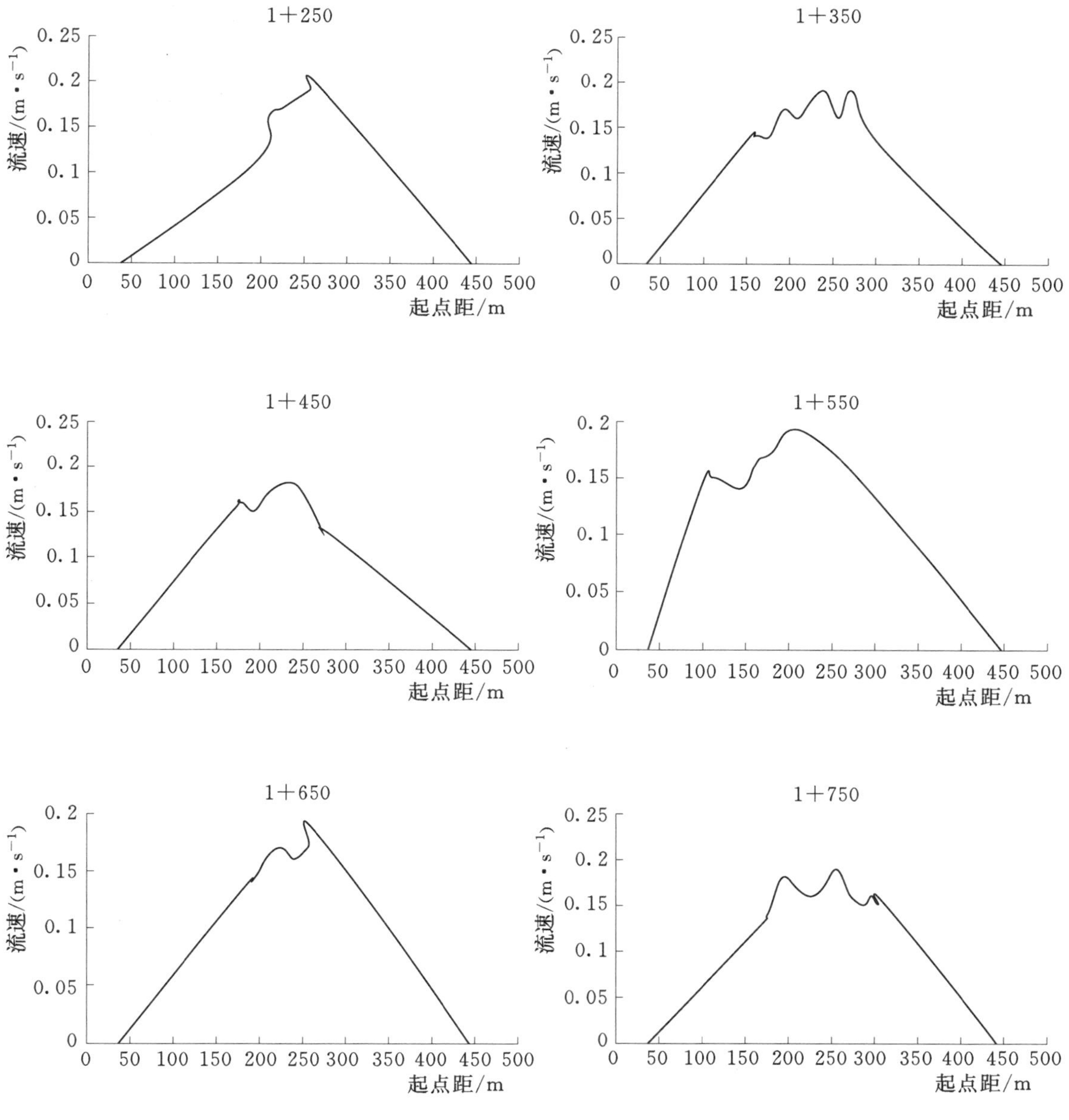

(a) $Q=350m^3/s$

图 7.3.8（一） 定床模型沉螺池典型断面流速分布图

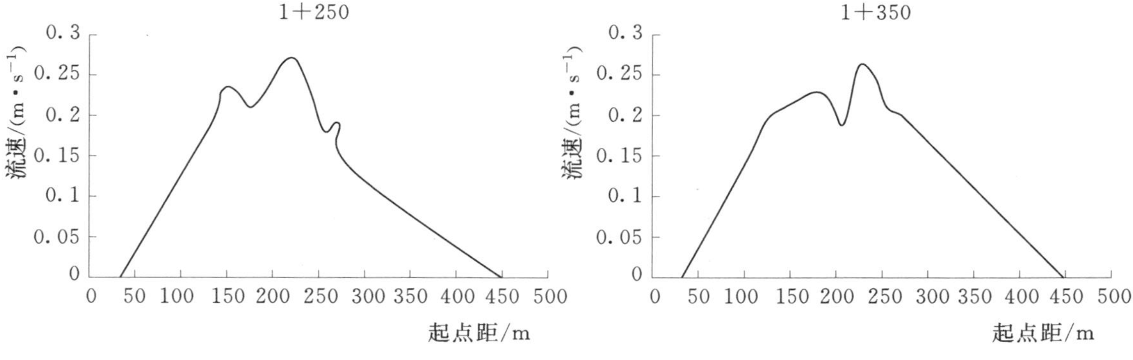

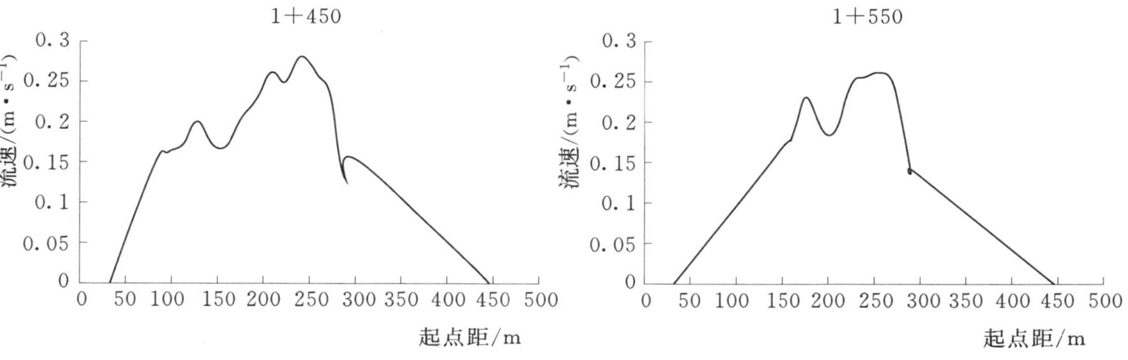

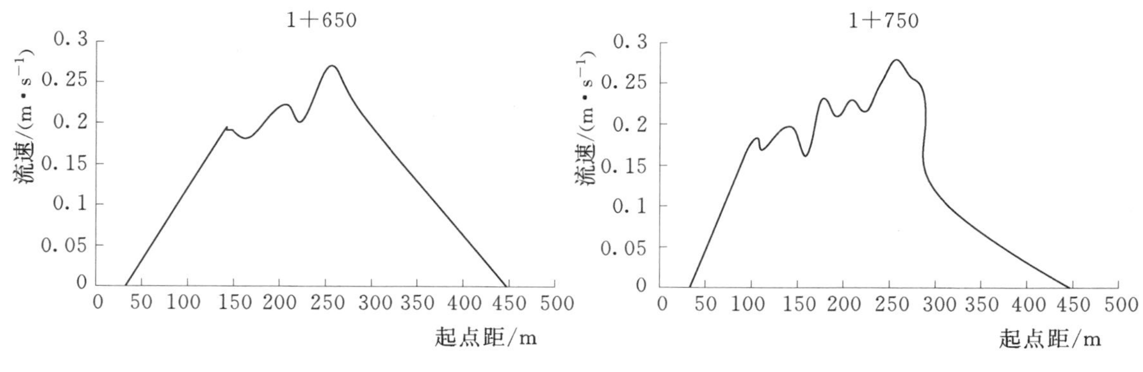

(b) $Q=500\text{m}^3/\text{s}$

图 7.3.8（二） 定床模型沉螺池典型断面流速分布图

当为第 7 级流量时，除部分垂线平均流速小于 0.20m/s 外，一般流速为 0.20～0.28m/s，最大为 0.30m/s。浑水试验第 7 级流量的流速较清水试验设计最大引水流量的实测流速略大（图 7.3.9），主要因沉螺池（沉沙池）泥沙淤积所致（泥沙淤积见前节所述）。

7.3.3.2 改进方案试验

从设计方案试验的清水和浑水模型试验成果可看出，当设计引水流量（350m³/s）工况时，沉螺池垂线平均流速小于0.20m/s，满足沉螺的要求；当浑水试验流量达455m³/s和清水试验设计最大引水流量（500m³/s）时，断面流速分布不均匀，中部流速较大，垂线平均流速大部分大于0.2m/s，难以满足沉螺的要求。为使沉螺池的断面流速分布趋于均匀，在模型上进行设计最大引水流量的探索试验。方案为沉螺池进口上游（桩号1＋100下游51.2m）设导流墩在距左导线188m、220m、234m、285m处布置两组八字形导流墩，导流墩长均为16m，导流墩平面扩散角均为45°，如图7.3.10所示。

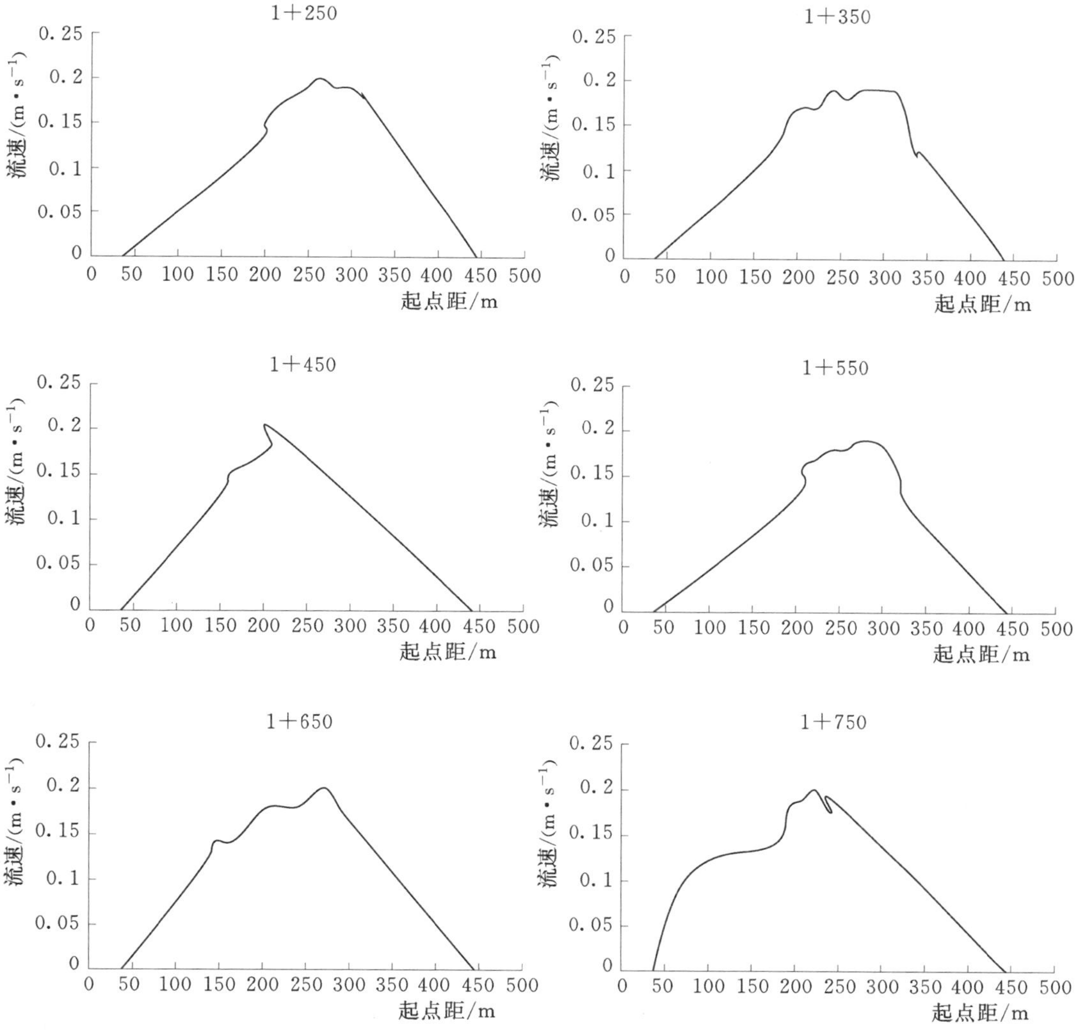

1＋250

流速/(m·s⁻¹)
0.25 0.2 0.15 0.1 0.05 0
0 50 100 150 200 250 300 350 400 450 500
起点距/m

1＋350

流速/(m·s⁻¹)
0.25 0.2 0.15 0.1 0.05 0
0 50 100 150 200 250 300 350 400 450 500
起点距/m

1＋450

流速/(m·s⁻¹)
0.25 0.2 0.15 0.1 0.05 0
0 50 100 150 200 250 300 350 400 450 500
起点距/m

1＋550

流速/(m·s⁻¹)
0.25 0.2 0.15 0.1 0.05 0
0 50 100 150 200 250 300 350 400 450 500
起点距/m

1＋650

流速/(m·s⁻¹)
0.25 0.2 0.15 0.1 0.05 0
0 50 100 150 200 250 300 350 400 450 500
起点距/m

1＋750

流速/(m·s⁻¹)
0.25 0.2 0.15 0.1 0.05 0
0 50 100 150 200 250 300 350 400 450 500
起点距/m

(a) Q=354m³/s

图7.3.9（一） 定床模型沉螺池典型断面流速分布图

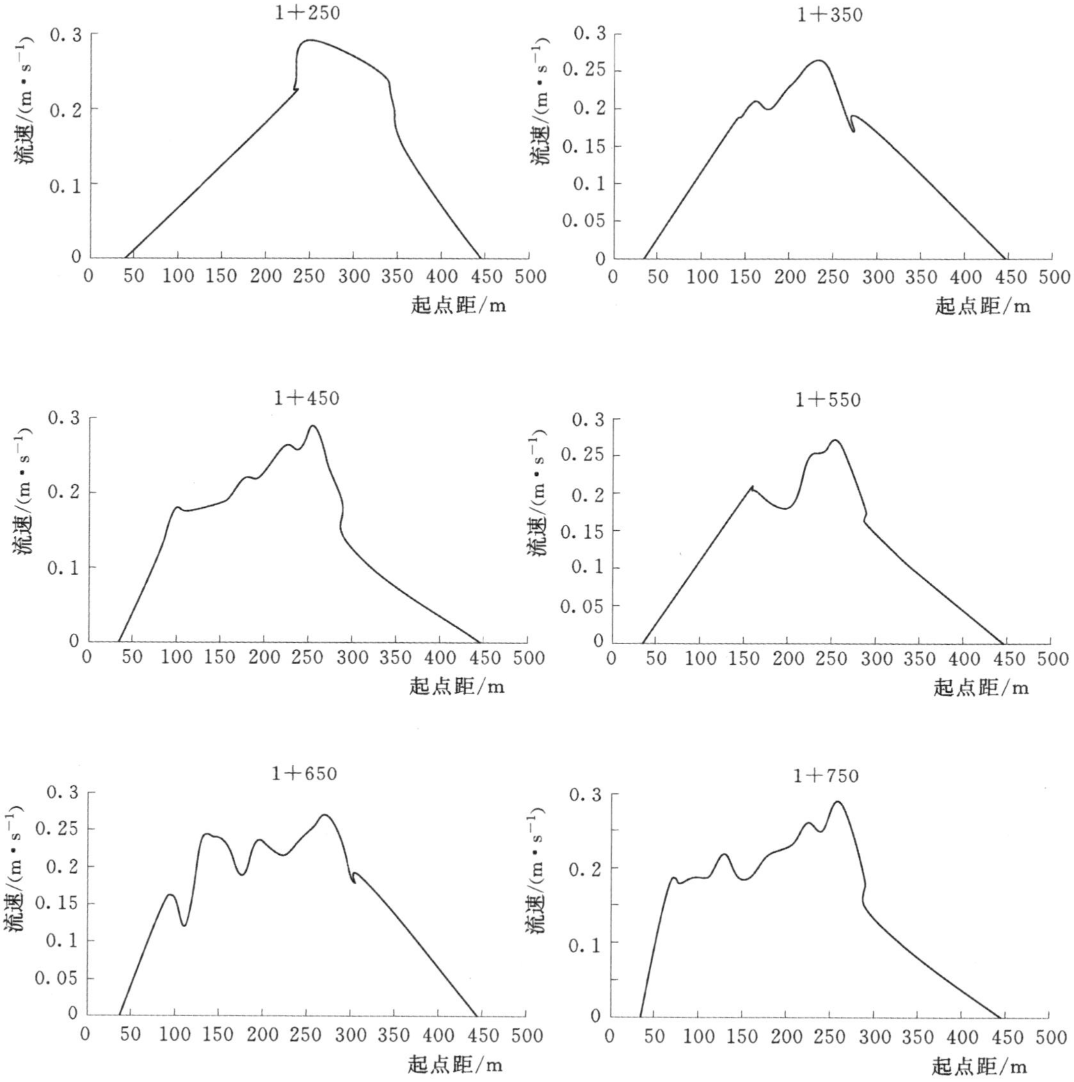

(b) $Q=455\text{m}^3/\text{s}$

图 7.3.9（二） 定床模型沉螺池典型断面流速分布图

试验对沉螺池桩号 1+350、1+450、1+550、1+750 断面进行了流速观测。试验表明，设导流墩后，沉螺池的断面流速分布较为均匀，垂线平均流速多数小于 0.20m/s，最大垂线平均流速为 0.23m/s，沉螺效果较设计方案好。

7.3.3.3 沉螺效果分析

由于钉螺的水力学特性与泥沙相似，可以根据沉速相似，计算出不同大小钉螺对应的泥沙粒径。根据计算，与钉螺沉速相似的泥沙粒径为 0.12～1.66mm（表 7.3.3），比照模型试验中沉积物中径变化表明，钉螺主要沉积在沉螺池前半部分，沉螺池能够满足要求，在沉沙的同时具有很好的沉螺效果。

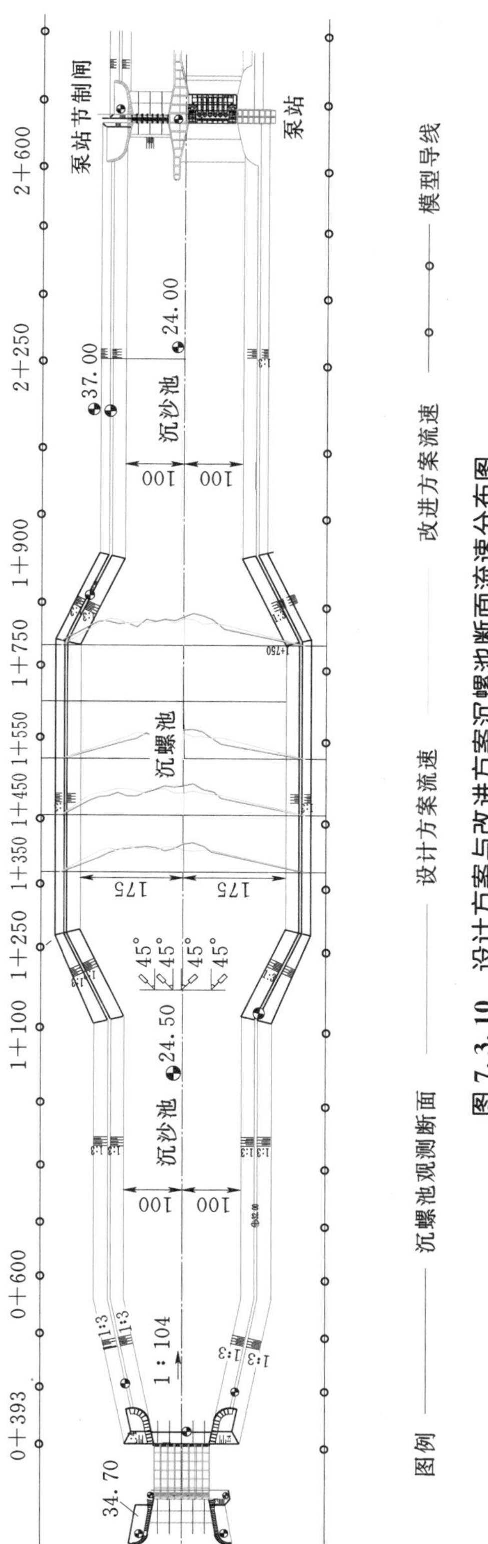

图 7.3.10 设计方案与改进方案沉螺池断面流速分布图

表 7.3.3 钉螺与相似沉速泥沙粒径对照表

钉螺	沉速范围/(cm·s^{-1})	对应泥沙粒径/mm
Ⅰ级钉螺	0.94～3.65	0.12～0.28
Ⅱ级钉螺	7.22～13.00	0.52～1.14
Ⅲ级钉螺	11.61～16.25	0.96～1.66

从清水和浑水模型试验成果可看出，采用设计方案，当设计引水流量350m^3/s工况时，沉螺池垂线平均流速小于0.20m/s，满足沉螺的要求；当浑水试验流量达455m^3/s和清水试验设计最大引水流量时，断面垂线平均流速大部分大于0.2m/s，难以满足沉螺的要求。从设计最大引水流量的清水试验成果可看出，采用改进方案时，沉螺池的断面流速趋于均匀，沉螺较为有利。

7.3.3.4 沉螺池辅助设施

由于设计最大引水工况时，沉螺池的断面垂线平均流速大部分大于钉螺的起动流速（0.2m/s），钉螺沉降到沉螺池底部后仍然可能会在底部滚动（以推移质形式运动），因此在沉螺池的后半区域底部宜采取措施（例如设置集螺沟，如图7.3.11所示）以阻止底部钉螺的运动。

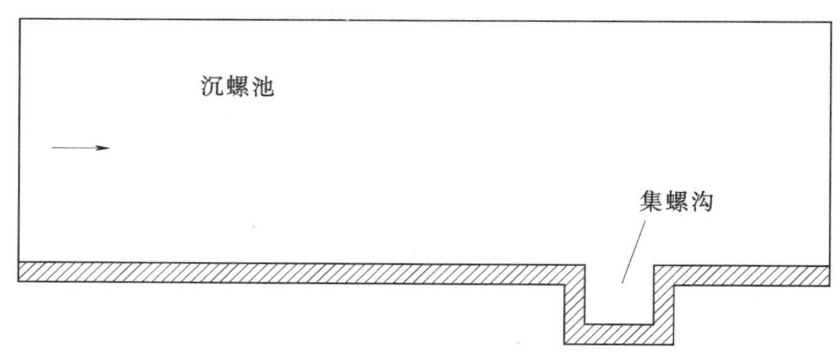

图 7.3.11 集螺沟结构示意图

另外，为了防止钉螺吸附在表面漂浮物上扩散到下游，在沉螺池的前半区域设置简易的浮坝拦截表面漂浮物（因本工程的水面较宽、引水量大，设置拦螺墙的造价比较高，且对水流结构和过流能力影响较大）。浮坝可采用木制或者充气设施，其随水位的升降而变化，浮坝露出水面和在水面以下的高度均大于10cm即可。

第8章

水利血防工程实践

前述的各类水利血防工程措施，包括阻螺工程和灭螺工程措施，都已在血吸虫病治理实践中得到不同程度的应用。本章通过一些典型实例分析这些工程防螺、阻螺、灭螺的效果。

8.1 沉螺池工程

8.1.1 应城市王台闸沉螺池工程

湖北省应城市王台闸位于汉江下游支流汉北河北岸，建于1971年，为一孔自流排灌涵闸。闸孔宽3m，高4m，设计引水流量$3m^3/s$，年平均引水30d。灌溉面积22000亩，涉及6个村，8000多人。建闸后因引汉北河水灌溉，垸外钉螺随之扩散到垸内，该情况已为1988年全省涵闸扩散钉螺实地调查所证实。

为防止因涵闸引水灌溉扩散钉螺，1992年对王台闸进行改建，在闸口出流处增设沉螺池加拦网防螺工程（图8.1.1）。其结构布局为：在闸内出口处建1个长30m，面宽30m，底宽10m，深2m的水泥预制结构沉螺池。沉螺池前端为10m×15m的消力池，其后端设两排高0.5m阻螺水泥桩，每排9根，每根间距1m，呈人字形布置。在前排水泥桩架设高拦螺网，后排水泥桩架设低拦网。

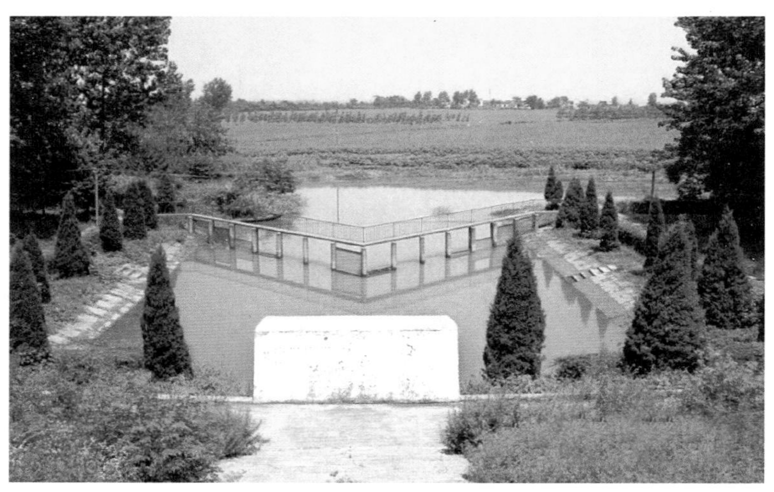

图 8.1.1　湖北应城王家台沉螺池及拦螺网

通过对 1992 年前螺情资料收集以及 1992 年增设防螺设施后的现场螺情调查结果比较显示（表 8.1.1），增设防螺设施后，闸内螺情得到有效控制，几年都未发现活螺，而闸外几乎无变化，证明沉螺池加拦网工程防螺效果是明显的。

表 8.1.1　王台闸增设防螺设施前后螺情变化情况

年份	地点	钉螺面积/亩	调查框数/0.11m²	捕活螺总数/只	活螺平均密度/(只/0.11m²)	阳性钉螺数/只	阳性率/%
1981	闸内	2	50	92	1.83	1	1.09
	闸外	1120	455	1761	3.87	60	3.41
1986	闸内	35	53	40	0.80	1	2.50
	闸外	1120	3017	2603	0.86	88	3.38
1991	闸内	536	681	157	0.23	1	0.64
	闸外	1120	2120	4834	2.28	164	3.39
1992	闸内	0	400	0	0	0	0
	闸外	1120	2351	8933	3.80	84	0.94
1993	闸内	0	400	0	0	0	0
	闸外	1120	556	934	1.68	27	2.89
1994	闸内	0	400	0	0	0	0
	闸外	1120	408	299	0.73	6	2.01

8.1.2 公安县下干渠沉螺池工程

湖北省公安县下干渠沉螺池工程位于麻豪口镇工农村。工农村位于长江南岸，由于引长江水灌溉，导致钉螺从垸外扩散至垸内，严重威胁着当地村民的用水安全。2005年，公安县实施了下干渠沉螺池工程（图8.1.2），该沉螺池设计流量为6.88m³/s，底长63.8m、底宽28m，沉螺池底板高程比所在渠道底板高程低2.00m，边坡1∶2，中间有筛孔墙及箱涵闸，沉螺池进水口上下游渠道各硬化20m，工程总投资120万元。

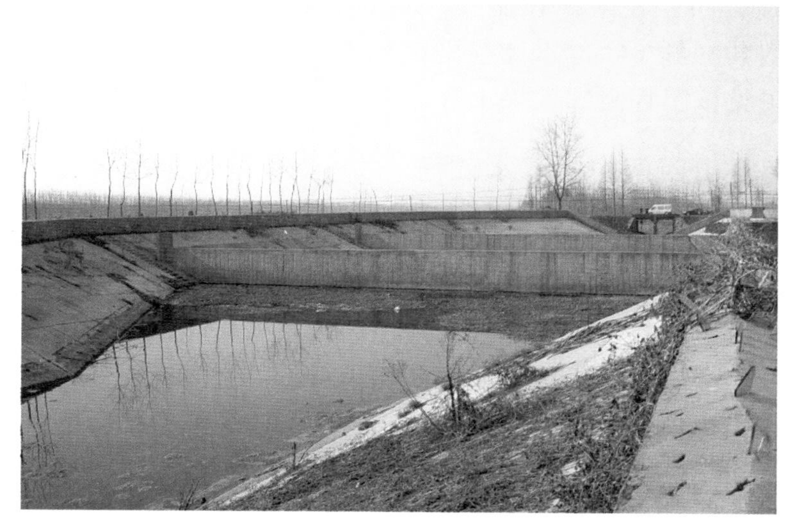

图8.1.2 湖北公安下干渠沉螺池工程

对工程前后的螺情进行了调查。工程建设前，下干渠沉螺池下游渠道调查活螺密度为1.09只/框；2006—2010年沉螺池下游渠道活螺框出现率及活螺密度呈现逐年下降趋势，活螺密度分别为1.08只/框、1.03只/框、0.76只/框、0.66只/框、0.35只/框。而沉螺池上游段渠道活螺密度则呈现上升趋势，2008—2010年活螺密度分别为0.91只/框、0.72只/框、1.48只/框，可见，该工程取得了较好的效果。

8.2 中层取水工程

8.2.1 湖北省嘉鱼双益闸中层取水工程

双益闸位于湖北省嘉鱼县合镇乡长江南岸的江堤上，1962年建成，为单孔圆管式涵闸，孔径1.35m，洞身全长53m，闸底高程23.00m，设计流量

2.2m^3/s，每年汛期直接引长江水灌溉5万亩农田（徐兴建等，1995）。

双益闸1987年被证实因引长江水灌溉造成钉螺大面积扩散后，于1988年关闭该闸改用电泵抽取无螺区的内湖水灌溉。为杜绝钉螺向垸内扩散，1992年根据中层取水原理以及双益闸地处的自然环境，在闸外增设了中层取水防止钉螺扩散工程，即采用进水罩形喇叭口设拦渣装置，使进水口大于引水涵道，而不致形成涡流；同时取水口底板高程确定为汛期常年水位以下3.00m。

阻螺设施建成后，1993年、1994年在双益闸设施范围内共查螺1440框，均未查获钉螺，而与其紧邻的外滩钉螺密度仍较高（0.71～1.23只/0.11m^2），且有阳性钉螺分布。在防螺设施引水灌溉期间的1993年、1994年7—8月，在防螺设施内共拦螺64h，累计拦网面积500m^2，共捞螺500网次，均未拦、捞获钉螺，可见该工程阻螺效果十分显著。

8.2.2 湖南君山西闸中层取水工程

西闸中层取水防螺工程位于君山区西北部长江村。该村北临长江，沿江防洪大堤长1840m，垸外洲滩面积140hm^2，均有钉螺分布。村民通过西闸引长江水灌溉农田时，导致垸外钉螺扩散入垸内。虽然常年用硝柳胺药物灭螺，但由于钉螺不断经涵闸向垸内扩散，因此垸内持续有钉螺存在。

为了防止钉螺扩散，君山区实施了西闸中层取水防螺工程（图8.2.1），该工程于2004年建成投入运行。该中层取水工程是在长江边建抽水船埠，用大功率抽水机抽取长江中层水进入密封涵管内，输入垸内灌溉。

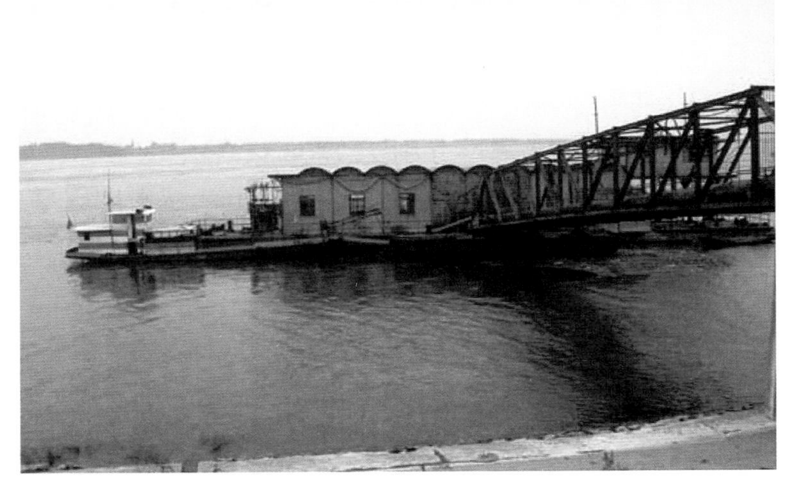

图8.2.1 湖南君山西闸中层取水工程

根据调查，实施中层取水后，垸内的钉螺分布面积大幅度下降，感染性螺下降为0，居民感染率明显下降，从以前的3%～5%左右下降到2%以下，稳

定于较低水平（表 8.2.1）。

表 8.2.1　2001—2008 年建闸前后长江村垸外及垸内螺情（胡钢等，2010）

年份	垸外				垸内			
	调查框数/框	活螺密度/(只/0.11m²)	感染螺数/只	感染螺密度/(只/0.11m²)	调查框数/框	活螺密度/(只/0.11m²)	感染螺数/只	感染螺密度/(只/0.11m²)
2001	2160	0.4593	18	0.0033	4500	0.0178	0	0.000
2002	1283	0.1208	3	0.0023	2959	2.0747	3	0.001
2003	1285	0.0584	15	0.0117	1085	0.3014	0	0.000
2004	1818	0.2613	2	0.0011	1085	0.1124	0	0.000
2005	2860	0.4709	59	0.0206	1936	0.4256	0	0.000
2006	2860	0.7163	54	0.0189	1936	0.1524	0	0.000
2007	2860	0.5790	41	0.0143	2069	0.0004	0	0.000
2008	2860	0.4521	17	0.0059	2069	0.0000	0	0.000

8.3 硬化护坡工程

8.3.1 南京三江河硬化护坡工程

三江河位于江苏省南京市东部的龙潭镇境内，属通江河道，呈冬陆夏水，水位无法控制的江滩型特点。由于沿河人口密集，居民经常接触河水，使这一地区血吸虫病流行难以控制。

1998—2000 年结合水利工程建设，在河道坡面上采用混凝土护坡措施，在加固河堤的前提下硬化河道，消灭河道内钉螺孳生地，以达到控制血吸虫病流行的目的。混凝土护坡工程长 12km，面积 14.4 万 m²。施工前首先清除堤坡上杂草，平整坡面，铺设沙石料压实，形成坡比 1∶3，然后再浇筑 8～10cm 厚混凝土，护坡覆盖范围为常年水位变幅范围（高程 4.00～9.20m）。

观测结果表明，工程前河道内钉螺面积、钉螺平均密度及钉螺感染率分别为 11.88 万 m²、60.65%、0.07%，工程实施后，均下降 100%，河道内已查不到钉螺，居民环阳率和粪检阳性率分别下降 73.23%和 100%（表 8.3.1、表 8.3.2）。

表 8.3.1 护坡前后河道内螺情指标的变化 (张科等，2002)

年份	调查框数/框	有螺框数/框	捕获螺数/只	阳性螺数/只	有螺面积/m^2	有螺框出现率/%	钉螺平均密度/(只/0.11m^2)	阳性钉螺密度/(只/0.11m^2)	钉螺感染率/%
1998	1850	1122	7347	5	118800	60.65	3.97	0.003	0.07
1999	1040	440	1918	14	55250	42.31	1.84	0.013	0.73
2000	527	65	158	0	6700	12.330	0.30	0	0
2001	221	0	0	0	0		0	0	0

表 8.3.2 护坡前后沿河居民病情变化 (张科等，2002)

年份	检查数/人	皮试/人		环试/人		粪孵/人		人群阳性率/%		
		人数	阳性数	人数	阳性数	人数	阳性数	皮试	环视	粪孵
1998	400	400	87	87	26	26	3	21.75	6.50	0.75
1999	412	412	40	40	7	7	2	9.71	1.70	0.49
2000	394	394	42	42	10	10	1	10.66	2.54	0.25
2001	461	461	43	43	8	8	0	9.33	1.74	0

8.3.2 江西余干三塘河硬化护坡工程

三塘河位于江西省余干县西北部，经十亩仂闸入信江尾闾汇入鄱阳湖，为蓄排两用的内河，河长 40.5km，是余干县血吸虫病的重点防控疫区之一。三塘河流域疫区内共有 78 个村委会，人口 13 万人，耕地 9 万亩，疫区有螺面积 330 万 m^2，人群平均感染率为 2.72%。由于三塘河河堤年久失修，河堤边坡崩塌，河道水流缓慢，河边杂草丛生，为钉螺的孳生和扩散蔓延提供了适宜场所，也给当地的查螺、灭螺工作带来许多困难。

为此，余干县实施了三塘河硬化护坡工程（图 8.3.1），对三塘河边坡进行整治硬化。硬化护坡长度为 10km，护坡高程上至当地最高有螺高程线以上 1.20～1.50m，下至坡脚。采用六边形混凝土预制块护坡，C15 混凝土护脚，迎水边坡坡比为 1∶2.5，工程总投资 1900 多万元。

工程实施后，钉螺面积从原有的 338.47 hm^2 下降到 265.09hm^2，下降了 21.7%，钉螺密度从 0.0312 只/0.11m^2 下降到 0.0239 只/0.11m^2，下降了 23.4%，感染血吸虫病人数从 1498 人减少到 1474 人，下降了 1.6%。

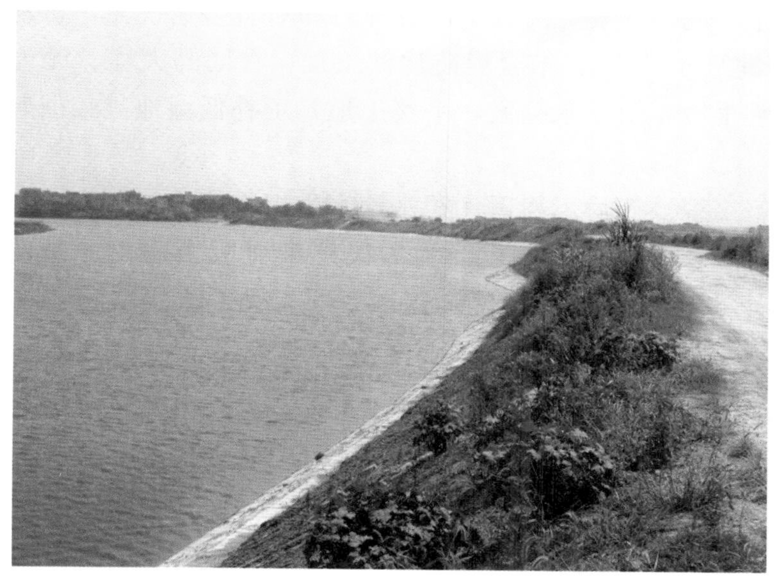

图 8.3.1 江西余干三塘河硬化护坡工程

8.4 填塘灭螺工程

8.4.1 湖北江汉平原填塘灭螺工程

1997 年湖北省利用世行贷款在江汉平原的血吸虫病流行区实施 160 项环境改造工程，涉及 36 个县、市，总投资 6300 万元。工程按不同环境改造方法可分为蓄水养殖、开新填旧、翻耕种植、综合治理、填塘灭螺（土埋吹沙）、沟渠硬化等 6 类。现根据钉螺面积、易感地带面积、活螺密度、感染性钉螺密度等指标的变化评价填塘灭螺环境改造项目的效果。

工程实施前的 1997 年钉螺面积 154hm^2，易感地带面积 154.5hm^2，活螺密度 0.86 只/0.11m^2，感染性钉螺密度 0.0014 只/0.11m^2；工程实施后的 2001 年钉螺面积 1.8hm^2，易感地带面积 0hm^2，活螺密度 0.01 只/0.11m^2，感染性钉螺密度 0 只/0.11m^2，分别下降了 98.8%、100%、98.7%、100%。由此可见，填塘灭螺的灭螺效果较佳，特别是对减少易感地带面积和感染性钉螺密度作用最好。值得注意的是土埋吹沙过程中必须控制施工质量，尽可能抬高填埋地面高程，平整不留积水，提高灭螺效果。

8.4.2 安徽长江干堤填塘灭螺工程

安徽省长江干堤靠近两岸滩地多积水，坑、凼、塘、沟渠密集，多为血吸虫病易感地带。同马大堤、无为大堤外滩分布有较多居民点，极易发生血吸虫病感染。20 世纪 80 年末，结合堤防达标工程，在同马大堤、无为大堤外滩通过冲填与盖重手段，引江水挂淤，平整土地，填补低湿地，较彻底改造钉螺孳生环境。

据调查，工程实施后工程区无积水和水生植物孳生，所含虫和菌的潮湿土壤，经风吹日晒，无病源残体；当地居民感染血吸虫病由原来的 9%减少到 1.5%，居住该处水利系统长江河道管理所职工无一人再受感染。表 8.4.1 为填塘灭螺措施实施前后螺情变化。

表 8.4.1　填塘灭螺措施实施前后的螺情变化表

地点	年份	工程类别	工程量	处理措施	螺情/(只·m^{-2})	
					工程前	工程后
同马大堤	1990	江地盖重	挑土方 30 万 m^3	风干日晒，取土；低凹处冲填	15	0
无为大堤	1988	填塘固基	引水冲填土方 80 万 m^3	排除地表水，填塘	10	0

8.5 封堵湖汊灭螺工程

8.5.1 江西都昌封堵湖汊灭螺工程

都昌县地处江西省北部，为鄱阳湖区血吸虫病流行最为严重的地区之一，人口 60 余万人。全县原有钉螺面积 15800hm^2，60%以上分布在鄱阳湖内湖湖汊两侧的洲滩上，高程为 13.50～16.50m。截至 1985 年都昌县共建大小堵汊蓄水工程 146 座，其中 44 座蓄水前蓄水区内有螺。对历史有螺情资料的 41 座进行统计分析表明，堵汊后 1 年无螺的有 6 座，6 年后无螺有 22 座，15 年后全部无螺。

以其中新妙湖大坝建成后区内钉螺面积调查为例，该湖汊最低限制水位为 12.00～13.00m、最高维持水位为 16.00～18.00m（洪水年超越 19.00m）的水情条件下，汊内钉螺面积呈逐年减少态势，建坝后第 1 年与建坝前相同，为 4471.1hm^2，第 2 年减少至 3133hm^2，减幅为 30%；至第 7 年减少至 1945.8hm^2，减幅 56.5%；第 12 年为 144.3hm^2，减少 96.8%；第 17 年无活螺发现。建坝 12 年后未再发生急性血吸虫病病例（胡飞等，2003）。

8.5.2 湖南益阳沱江封堵湖汊工程

沱江位于湖南省益阳市南县境内，属藕池河水系东支支流，全长42.39km。沱江上下游建闸堵口工程2001年开工建设，2003年完工。建闸堵口工程改变了沱江河道往复型水流形态和特征，为沱江河道形成河道型水库提供了条件，为沱江外河洲滩实施水淹灭螺提供了可能。

2002年沱江上、下坝关闸蓄水前查螺，钉螺死亡率6.3%，11月底枯水位时查螺，钉螺死亡率21.5%，校正死亡率16.2%（余力等，2003）。该数据说明2002年水淹灭螺起到了一定的作用。

8.6 抬洲降滩工程

8.6.1 湖南长沙傅家洲、玉龙洲抬洲降滩工程

傅家洲、玉龙洲位于长沙市城区湘江两个江心洲，历史上为非血吸虫病流行区，1997年发现钉螺，有螺面积104.56万m^2。1998年在钉螺密度较高的傅家洲东侧边缘按29.00m高程挖土向内平推，堆砌成宽50m、高程为35.00m的平台，使该平台处于常年水位以上，抬高及降低了傅家洲局部高程；在玉龙洲普遍取土0.5m，填埋在玉龙洲与傅家洲相连的串沟中，多余土则堆至傅家洲设置的内侧平台周围。两洲共计取土16.5万m^3，形成平台面积4hm^2。

通过对傅家洲、玉龙洲采取抬洲降滩措施，取得了较好的灭螺效果，两个滩的钉螺密度、钉螺感染率改造前为5.54只/0.11m^2、2.38%，改造后分别下降84.12%、60.5%（皮建刚等，2000）。

8.6.2 湖南益阳沱江抬洲降滩工程

湖南益阳沱江抬洲工程共6处，总长度约13.67km。抬高后的洲滩顶面高程在最高有螺高程线以上1.00m，为32.00m，降滩后的洲滩顶部高程低于最高无螺高程线以下0.50m，即28.00m。降滩工程实施后，大片滩地变为鱼塘，减少了钉螺的孳生环境。

根据调查，抬洲降滩工程实施后钉螺的数量显著减少，同时增加后的鱼塘也给当地带来较大的经济效益。工程实施后，基本解除沿岸6乡镇116个村17万人的血吸虫病威胁。并且通过抬洲、降滩开发优质养殖水面亩，每年可产无污染鲜鱼750t，产值450万元，开发洲滩5000亩种植速生扬，年经济效

益100万元。

8.7 防螺平台带工程

8.7.1 湖南常德麻河堤防螺平台带工程

洞庭湖区堤外洲滩属血吸虫病易感地带，宽约1200m，近堤范围内面积约5亿m^2，在该地带感染的血吸虫病人数占湖南省病人总数的85%。自1989年起，有关部门选择常德市的麻河堤段外洲结合堤防加固修筑护堤平台灭螺试点，并对治理效果进行现场监测。

麻河堤段外洲内低外高，平均洲宽1000m，距堤100m范围由于往年修筑大堤取土，表面高低不平，形成积水坑凼，是钉螺分布的密集带和血吸虫病的主要易感地带。1989年采用挖泥船取距堤脚80～160m范围内洲滩的泥沙，将距堤脚80m内的洲滩，填高至当地有螺高程（35.00m），形成长2000m，宽80m的护堤平台，同时在平台外侧因取土开挖一条长2000m，宽80m并与湖相通的隔离沟。隔离沟每年3—10月为淹水期，钉螺的繁殖受到了影响，同时阻断人畜进入湖区，基本杜绝了人畜粪便污染，形成了安全隔离带。隔离沟外侧为芦苇洲滩和湖区。监测表明，平台区堤内居民血吸虫病感染率由16.52%下降至1.75%，芦苇洲滩钉螺密度下降42%。平台区与芦苇区治理前后的螺情变化如表8.7.1所示。

表8.7.1 常德市麻河堤段外洲治理前后的螺情变化表

年份	平台区		芦苇区	
	钉螺平均密度/(只/0.11m^2)	感染钉螺平均密度/(只/0.11m^2)	钉螺平均密度/(只/0.11m^2)	感染钉螺平均密度/(只/0.11m^2)
1989（治理前）	1.23	0.06	0.78	0.020
1990	0.03	0	0.86	0.014
1991	0.05	0	0.55	0.008
1992	0.13	0	0.45	0.002

8.7.2 湖北武汉江滩防螺平台带工程

武汉市地处长江中游，南岸武昌、青山区与北岸的江岸、江汉、汉阳区隔江相望。20世纪80—90年代，钉螺大面积扩散，急性血吸虫病人成批发生，1989年，仅武昌杨园一处暴发急性血吸虫病感染1604例，严重威胁城区人民

的身体健康。1989年冬至1990年春开展了大规模江滩综合治理工程，其主要措施是临堤脚填土，形成护堤平台，同时在平台上修建群众娱乐休闲公园，服从双防（防汛、防螺），兴利除害。

工程实施后，经过3次调查显示，江滩钉螺面积大幅度减少，在填土区均未查到活螺；活螺框出现率与活螺平均密度明显下降，下降幅度均在77%以上；减轻了对人畜的危害，灭螺前五城区钉螺感染率为0.2%，整治后均未发现感染性钉螺。

8.8 防螺隔离沟工程

8.8.1 湖南东、南洞庭湖隔离沟工程

洞庭湖区血吸虫病易感地带主要集中在沿大堤外侧150m左右湖（草）洲。根据洞庭湖区防洪建设的需要，1996—2001年在南洞庭湖和东洞庭湖3处堤段实施防螺隔离沟工程。资阳区利民堤段外洲隔离沟于1998年建成，全长8km；查盘洲镇隔离沟2001年3月竣工，全长2km；建新农场隔离沟1999年建成，全长16km。3处堤段外滩改造前近堤脚150～260m为白泥洲、草洲，其外侧为芦杂洲和芦苇洲，在白泥洲、草洲上采用吹填外平台或机械推土护堤形成防螺隔离沟。隔离沟宽度85～120m，沟底高程低于当地钉螺分布线0.80～1.50m，隔离沟外侧湖洲面宽20m左右保持平整，枯水季节处于水淹或干涸状态。

据调查，改造前资阳区利民、查盘洲镇、新建农场外洲钉螺感染率分别为3.02%、1.88%、4.26%，改造后感染钉螺密度显著下降，钉螺感染率下降幅度十分明显，分别达78.46%、96.43%、100%，改造区居民粪检阳性率平均下降了45%（朱诗好等，2002）。这表明防螺隔离沟具有改造血吸虫病易感地带环境的作用。值得注意的是对于泥沙淤积较快的外洲隔离沟，应及时清理淤泥，否则也有可能再成为钉螺的孳生地。

8.8.2 湖南华容新洲垸隔离沟工程

洞庭湖北岸的华容县新洲垸，属湖沼型血吸虫病流行区，近堤200m宽为洼地，居民沿湖堤内侧50～100m范围居住。近年结合水利建设在湖堤外200m内感染钉螺密度较高的洼地，开挖一条宽20m、深3.1m、面积约60hm^2的隔离沟，不仅减少了人畜感染率，而且增加泄洪排渍流量，降低地表水位，改变钉螺孳生环境。

8.9 大流量引调水工程

南水北调中线引江济汉工程引水规模大，2010 设计水平年的设计引水流量为 350m^3/s，最大引水流量为 500m^3/s；2030 水平年增加机组后设计流量为 430m^3/s。为防止钉螺和血吸虫病扩散，在进水口下游修建了沉螺池，对输水渠道进行了硬化护坡。

8.9.1 沉螺池布置

沉螺池位于沉沙池内，属于沉沙池的一部分❶。渠底高程 24.60m，分上游连接段、工作段和下游连接段，在工作段尾部，设有一高为 0.5m 的拦螺坎。上游连接段长 353.0m，进口处桩号 1＋197m、底宽 200m；出口处桩号 1＋550m、底宽 350m。进口和出口之间以 12°角扩散角连接，后接工作段，工作段长 300m、底宽 350m。下游连接段长 353.0m，进口处桩号 1＋850m、底宽 350m；出口处桩号 2＋203m、底宽 200m。进口和出口之间在渠道右侧以 12°角收缩角连接（图 8.9.1～图 8.9.4）。

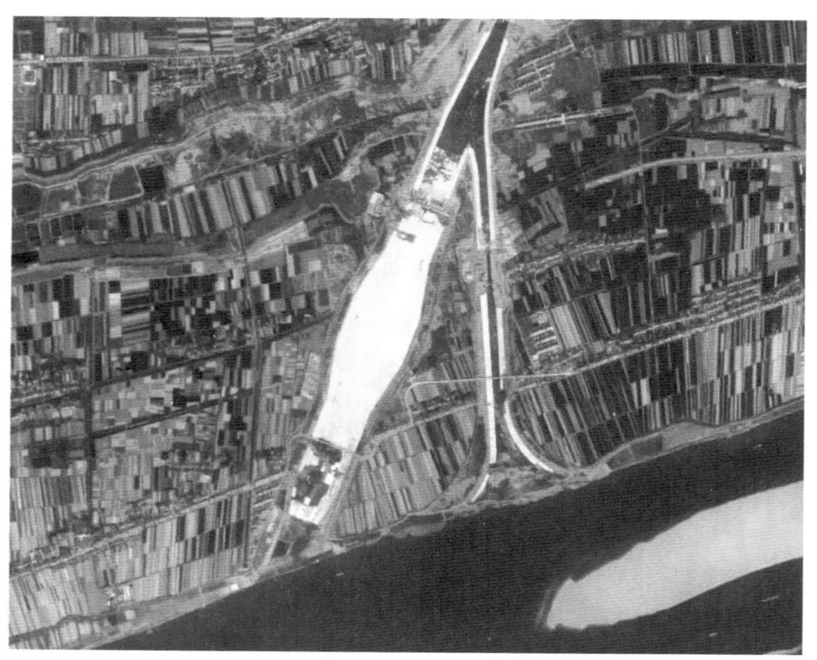

图 8.9.1 建设中的引江济汉工程进口段俯视图

❶ 长江水利委员会长江科学院，南水北调引江济汉工程取水口河段局部模型试验研究报告，2007。

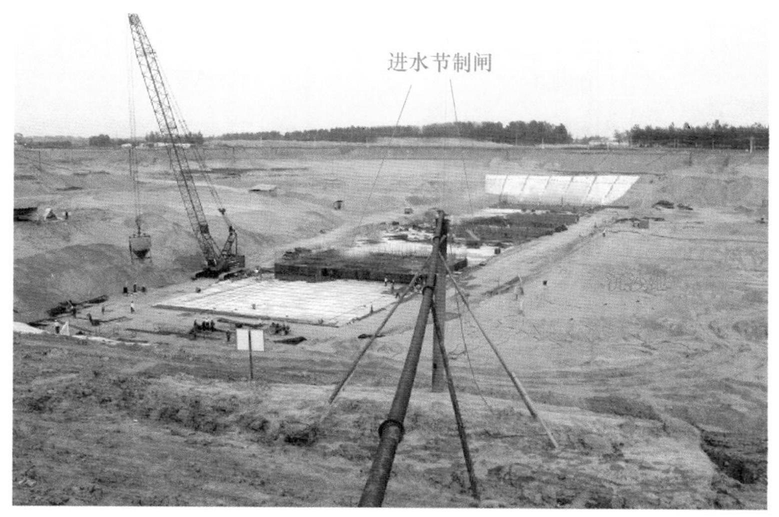

图 8.9.2 建设中的引江济汉工程沉螺池与进水节制闸

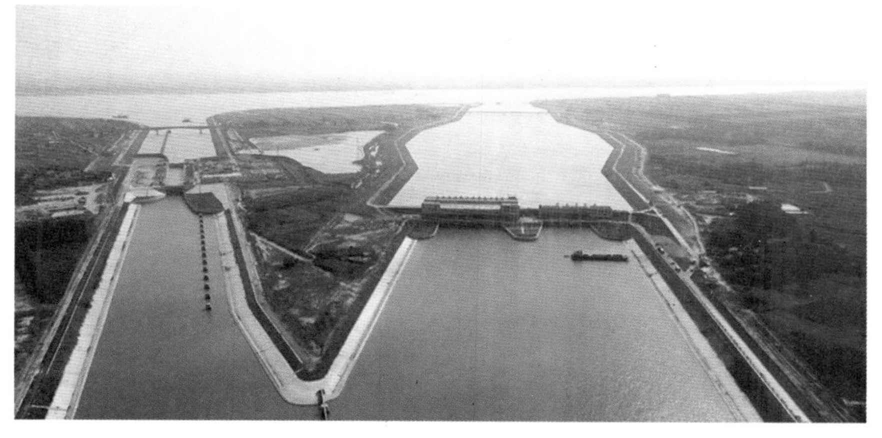

图 8.9.3 建成后的引江济汉工程沉螺池与进水节制闸

沉螺池内设置拦螺设施，以便在各种工况下均能起到拦截和集中水体表层的漂浮物的作用，防止钉螺依附在漂浮物表面，漂向下游。根据沉沙池水位变化情况，采用拦螺排的型式。

拦螺排布置在沉螺池上游天鹅桥处，由桥墩将拦螺排分为 12 块，每块排体长 18.3m，由 3 个单元节柔性连接组成。天鹅桥桥墩上设有浮筒，拦螺排排体两侧通过钢丝绳与浮筒连接，排体可随水位的变化而上下浮动。

单个单元节长 6m，由浮箱、平衡配重和拦污栅条组成。浮箱尺寸为 6m×0.63m×0.5m（长×宽×高），采用 3mm 厚钢板制成；拦螺栅条为高 1.8m、宽 50mm、厚 5mm 的扁铁，焊在浮箱的侧面，栅条间距 150mm；平衡配重为 0.97m×0.63m×0.5m（长×宽×高）的盒子（盒内装有配重），通过 4 根长

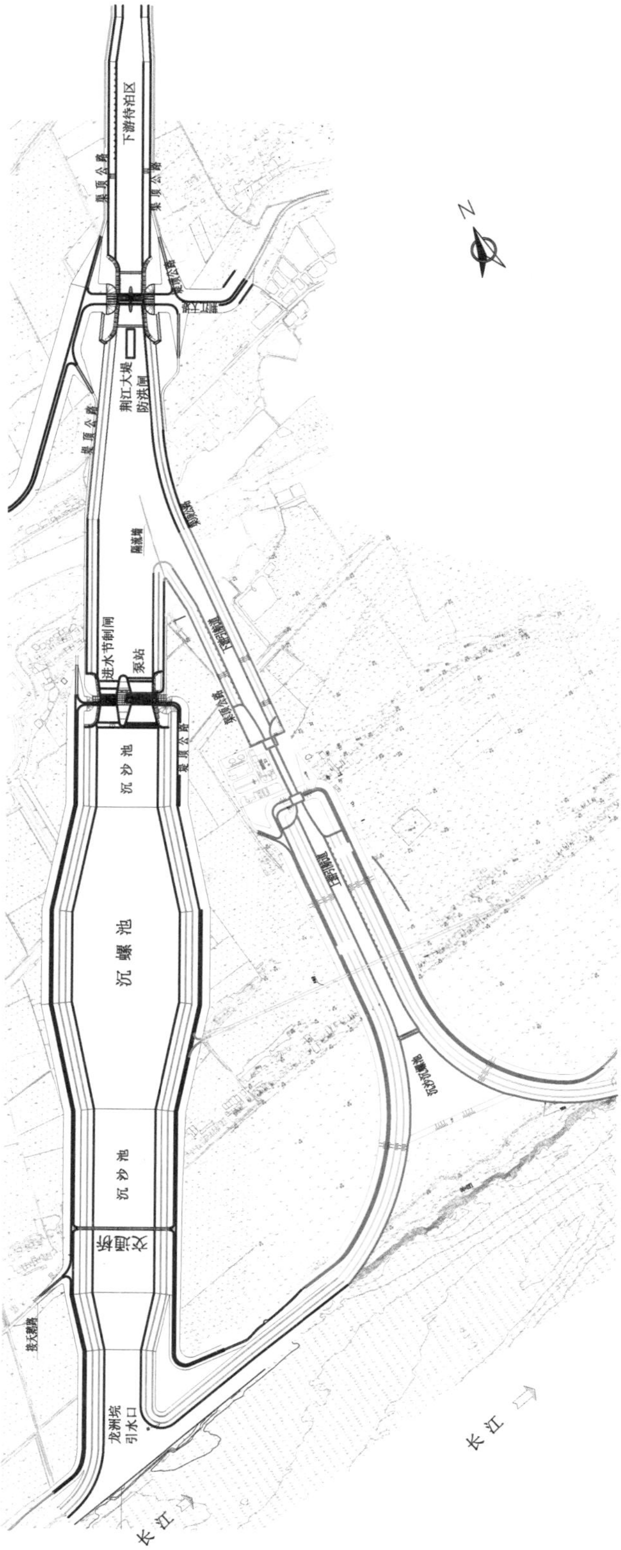

图 8.9.4 引江济汉工程进口段总布置图

1.4m的钢条焊在浮箱的另一侧面中间处。当栅条间塞有漂浮物时，通过浮箱另一侧面的配重维持拦污排的平衡。

单元节之间的连接铰构造为：在连接处两侧的浮箱顶面边缘各焊接一连接环，连接环伸出边缘150mm，中间用ϕ20mm卡马卡住，连接环采用ϕ30mm元钢制成。

8.9.2 输水渠道硬化

引江济汉渠道沿线均采用了15cm厚的混凝土进行渠道硬化。渠线输水设计流量350m^3/s时，渠线两侧混凝土硬化高出水面86cm，最大引用流量500m^3/s，渠线两侧混凝土硬化高出水面15cm，渠线两侧采用混凝土硬化措施将不利于钉螺孳生。

引江济汉工程已实施，并于2014年9月通水运用。上述防螺措施的防螺效果有待观测验证。

8.10 中小流域综合防螺灭螺治理工程

钉螺扩散通常是以流域范围内扩散为主，因此，按水系分成若干单元，因地制宜，按照先上游，后下游，由近及远，先易后难的原则，通过流域整体规划，运用水利血防技术结合防洪工程进行综合治理，能够起到较好的防螺灭螺效果。

8.10.1 流域概况

富水流域位于湖北省东南部，东部与江西省相连，属长江中游下段南岸的一级支流。富水干流全长194.6km，流域面积5310km^2。其中富水水库大坝以上控制流域面积2450km^2，下游区间面积2860km^2。

富水流域属副热带地区，夏季炎热，冬季寒冷。阳新站年平均气温16.6℃，极端最高气温41.4℃，极端最低气温−4.9℃，全年无霜期240～280d。流域内雨量丰沛，多年平均降水量1600mm，下游地区略小为1466mm，降水年内分配不均，主要集中在4—8月份，占全年降水量的2/3。下游区域受季风、台风影响，常遭受暴雨袭击，其暴雨洪水多发生在4—8月份。

8.10.2 血吸虫疫情

阳新县是湖北省，乃至全国血吸虫疫情重灾区，是全国有名的“虫窝子”。新中国成立以来，阳新县对富水下游进行了水利结合灭螺综合治理，累计消灭钉螺面积22万余亩（王义乾等，2012）。随着富水下游水患得到初步治理，大面积钉螺也基本消灭，当地严重的血吸虫疫情得到有效控制。

进入20世纪80年代，特别是20世纪90年代以来，富水流域连续发生特大洪涝灾害，洪水泛滥导致钉螺随着洪水大量扩散繁衍，原已灭光钉螺的地方重新出现钉螺，原已得到基本控制的血吸虫疫情出现严重反弹，致使钉螺灭而不断，血吸虫病去而复返（邹先胜等，2004）。富水下游干流防洪灭螺治理一期工程保护区钉螺面积2.59万亩，主要分布在富水干流河道外滩、堤内垦殖区和养殖区（图8.10.1），血吸虫病人0.47万人（其中晚血病人181人），病牛92头。

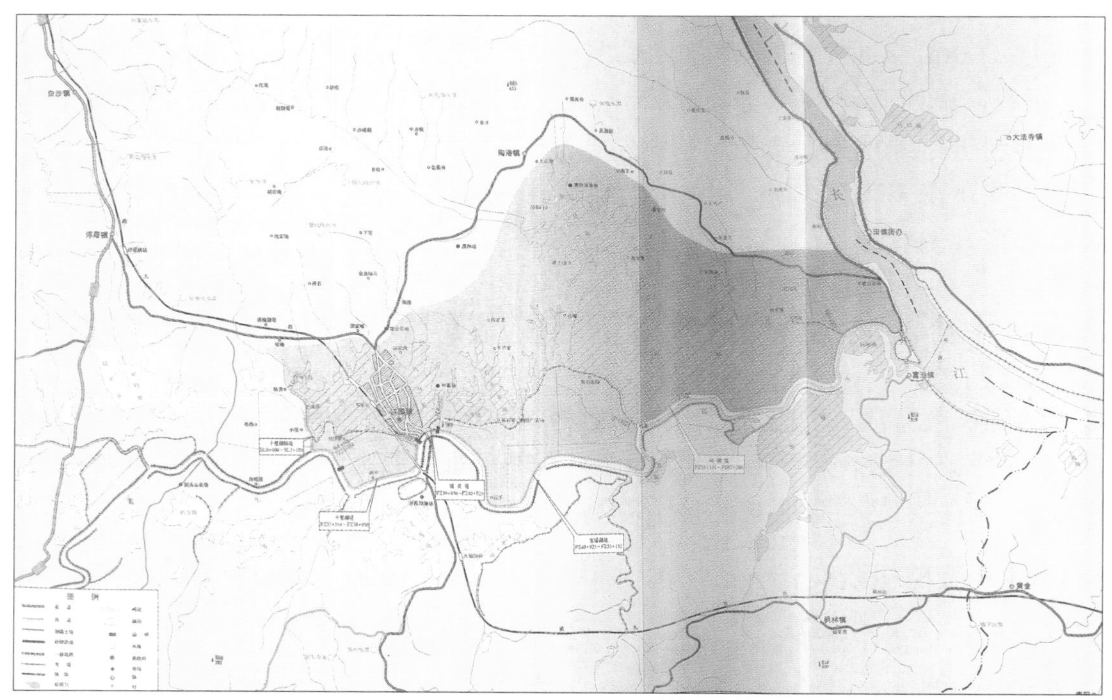

图8.10.1 富水下游干流防洪灭螺治理一期工程钉螺分布范围示意图

8.10.3 防洪灭螺工程措施

工程项目包括堤防工程、灭螺工程和涵闸改造工程。

1. 堤防工程

一期工程加高加固堤防总长度35.937km，二期加高加固堤防总长度8.429km，主要工程措施包括堤身加培、锥探灌浆、草皮护坡、现浇混凝土面板护坡、填塘固基及堤顶沥青路面等。

2. 灭螺工程

由于富水下游干流防洪灭螺治理工程范围内大部分堤防段外滩宽度较宽，滩面高差较大，滩面高程较高；随着富水大闸整险加固工程的实施，富水下游

河道具备了非汛期富水大闸反向挡水恒定河道水位 17.00m 水淹灭螺的条件；同时堤防工程建设需要大量土方，而当地耕地资源非常有限。综合以上因素，富水下游干流防洪灭螺治理工程范围内河道外滩采用"抬洲降滩"和"控制水位灭螺"的综合水利灭螺措施。主要工程措施包括堤外脚修建灭螺平台（结合堤防外平台填筑）、河道外滩进行降滩疏挖（开挖土方用于堤身填筑）。一期工程外滩灭螺治理长度 31.379km（图 8.10.2），二期治理长度 5.963km。

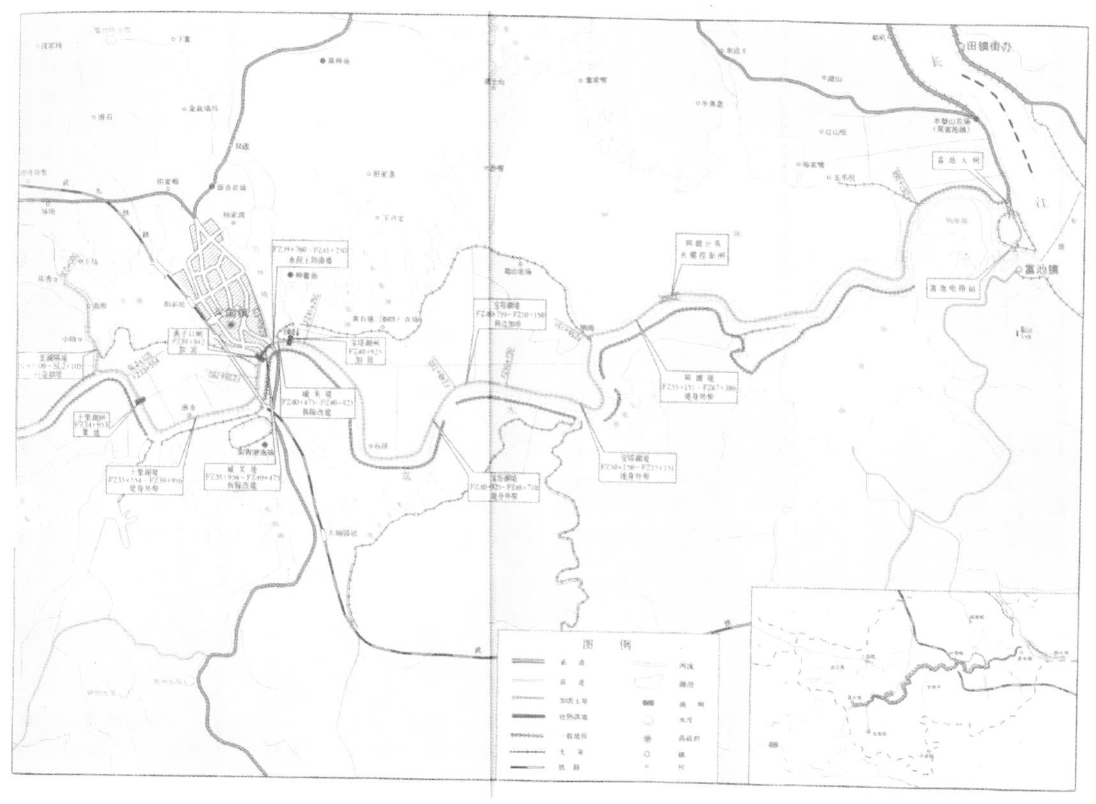

图 8.10.2　富水下游干流防洪灭螺治理一期工程平面布置示意图

（1）灭螺平台。根据非汛期富水大闸反向挡水控制河道水位 17.00m 水淹灭螺的运用条件，确定堤外脚灭螺平台填筑宽度 10.0m，填筑高程 17.70～17.50m。灭螺平台同时作为堤外平台，是堤身的组成部分。

（2）平滩。根据有关规范的要求，结合河道外滩灭螺治理的需要，堤外脚 10.0～50.0m 范围的河道外滩进行降滩平整，对现状滩面宽度不足 50.0m 的外滩，只对堤外脚 10.0m 范围以外的外滩滩面进行降滩平整。施工完成以后，河道外滩高程不高于 16.00m，横向坡度为 2%，滩面倾向河道。若堤外脚 10.0～50.0m 范围的河道外滩天然高程低于 16.00m，本着尽量减少土方填筑的原则，合理确定降滩平整以后河道外滩的高程。

（3）降滩。根据规范和外滩灭螺治理的有关技术要求，结合堤防土方填筑的需要，对现状滩面宽度大于50.0m的外滩，将堤外脚50.0m以外范围的外滩进行降滩开挖，其开挖土方用于本堤段堤防的土方填筑，多余部分运至堤内指定堆料场；施工完成以后，对外滩取土区进行场地平整。

3. 涵闸改造工程

共重建涵闸3座，加固涵闸3座，新建沉螺池2座。

为防止灌溉引水导致富水河道内钉螺向垸内扩散，在宝塔湖闸泵站前池后侧增设沉螺池和下游渠道硬化段。泵站前池宽度30.0m，长度30.0m，池底高程9.00～64.00m，可以作为沉螺池上游渠道硬化段使用；沉螺池下游渠道硬化段长度8.0m，采用直线扭曲面与原有渠道连接；堤内渠道渠顶高程15.14m，渠底高程10.14m，渠道底宽4.0m，渠道边坡1∶2.0，渠道最大灌溉水位14.34m。沉螺池池底高程7.92m，沉螺池宽度23.0m，沉螺池长度40.0m。沉螺池内共设置2道筛孔墙，筛孔墙共布置18孔筛孔，分1排布置，单孔孔口尺寸1.0m×1.0m。

由于五里湖闸泵房前池（或堤内渠道）规模较大，其长度和宽度均大于沉螺池计算宽度和长度，能满足钉螺沉降要求，因此采用将泵房前池改建为沉螺池的方案，即将泵房前池挖深使之满足沉螺池深度要求，泵房前池原挡墙改建为混凝土重力式挡墙，修整泵房前池边坡并采用C15混凝土预制块硬化，底板采用C25现浇混凝土硬化，改造后沉螺池进口连接段长度17.81m，工作段长26.00m，宽15.28～21.30m，池底高程9.80m，底板厚40cm，下设10m厚C10混凝土垫层和10cm厚粗砂垫层；沉螺池边坡1∶2.0，采用12cm厚的C15混凝土预制块进行硬化，预制块下设5cm厚粗砂垫层。沉螺池内设1道拦螺墙，拦螺墙采用C25钢筋混凝土结构，墙厚50cm，拦螺墙上部为实体墙，以拦截附着在漂浮物上的钉螺；下部设有一排9孔筛孔，孔顶高程11.10m，单孔孔口尺寸1.0m×1.0m。工作段末端以垂直面与出口连接段相连，出口连接段底高程10.80m，长8.0m，其边坡和底板分别采用混凝土预制块和C25混凝土进行硬化。堤内渠道渠顶高程16.27m，渠道灌溉水位13.80m，渠道底宽15.0m。五里湖涵闸沉螺池的设计充分利用了现有的泵房前池，在确保其灭螺功能的前提下尽量节省土建工程投资，并简化了施工工序。

8.10.4　工程效果

富水下游防洪灭螺治理一期工程实施后，取得了明显的效益。从工程远近期效益分析结果显示，短期血防效益显著，治理后2005年、2006年未查出钉

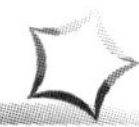

螺（表 8.10.1），未发生急感病例，人畜感染率逐年下降（表 8.10.2、表 8.10.3）。2007 年后，在治理的河滩又发现零星钉螺，究其原因是未治理的河对岸湖滩钉螺以漂浮物为载体，随水流、风速向治理后的宝塔湖滩漂流扩散，加上淤泥沉积，杂草生长，重新形成有利于钉螺孳生的环境有关（梁勋寅等，2010）。这也说明血防综合治理应按水系分布遵循先上游后下游、左右岸同步实施的原则，才能达到水利与血防的双重效益。

表 8.10.1　阳新县富水下游防洪灭螺一期工程实施后螺情变化

年份	环境总面积 /hm^2	查出有螺面积 /hm^2	活螺框出现率 /%	活螺平均密度 /(只/0.11m^2)	感染螺平均密度 /(只/0.11m^2)	钉螺感染率 /%
2004	246.6	246.60	80.02	9.61	0.152	2.30
2005	246.6	0.00	0.00	0.00	0.000	0.00
2006	246.6	0.00	0.00	0.00	0.000	0.00
2007	246.6	40.20	1.27	0.03	0.000	0.00
2008	246.6	103.20	6.55	0.21	0.000	0.00

表 8.10.2　阳新县富水下游防洪灭螺一期工程实施后人群感染率变化

年份	血检人数 /人	血检阳性人数/人	粪检人数 /人	粪检阳性人数/人	阳性率/%	晚血病人数 /人	急感病例数 /例
2004	2453	787	484	249	16.50	9	2
2005	2185	468	4689	299	13.69	8	0
2006	2059	473	449	201	10.29	7	0
2007	1736	456	436	155	9.34	8	0
2008	1319	157	149	48	3.83	8	0

表 8.10.3　阳新县富水下游防洪灭螺一期工程实施后耕牛感染率变化

年份	检查数/头	阳性数/头	阳性率/%
2004	370	129	34.87
2005	350	115	32.86
2006	338	17	5.03
2007	380	24	6.32
2008	203	7	3.45

参 考 文 献

[1] Anwar H O. Turbulent flow in a vortex [J]. Journal of hydraulic research, 1969, 7 (1): 1-29.

[2] Cecen K, Bayazit M. Some laboratory studies of sediment controlling structures [C]. Proceedings of the Ninth Congress of the ICID, Moscow, Soviet Union, 1975, 107-110.

[3] Chimbari M, Chandiwana S, Ndlela B, Ndhlovu P, Chitsiko R, Thomson A, Bolton P. Schistosomiasis control measures for small irrigation schemes in Zimbabwe. Final report on monitoring at Mushandike Irrigation Scheme [R]. HR Wallingford Report, 1993, OD, 128.

[4] Chitsulo L, Engels D, Montresor A, Savioli L. The global status of schistosomiasis and its control [J]. Acta tropica, 2000, 77 (1): 41-51.

[5] Draper A J, Bolton P. Design note for schistosomiasis control: Mushandike Irrigation scheme, Zimbabwe [M]. Hydraulics Research, 1986.

[6] Engels D, Chitsulo L, Montresor A, Savioli L. The global epidemiological situation of schistosomiasis and new approaches to control and research [J]. Acta tropica, 2002, 82 (2): 139-146.

[7] Keshavarzi A R, Gheisi A R. Trap efficiency of vortex settling chamber for exclusion of fine suspended sediment particles in irrigation canals [J]. Irrigation and drainage, 2006, 55: 419-434.

[8] Murray S P. Settling velocities and vertical diffusion of particles in turbulent water [J]. Journal of geophysical research, 1970, 75 (9): 1647-1654.

[9] Quick M C. Scale relationships between geometrically similar free spiral vortices [J]. Civil Engineering and Public Works Review, 1962, 10 (2): 32-35.

[10] Thomson A, Chimbari M, Chandiwana, S, Ndlela B, Chitsiko R. Control of schistosomiasis: a practical guide for irrigation development [R], Report OD/TN. 1996.

[11] Utzinger J, Zhou X N, Chen M G, Bergquist R. Conquering schistosomiasis in China: the long march [J]. Acta Tropica, 2005, 96 (2-3): 69-96.

[12] WHO. World Health Organization new strategy on schistosomiasis control [J]. Southeast Asian J Trop Med Public Health, 1984, 15: 469-470.

[13] Zhou X N, Wang L Y, Chen M G, Wu X H, Jiang Q W, Chen X Y, Zhang Y, Jürg U. The public health significance and control of schistosomiasis in China-then and now [J]. Acta Tropica, 2005, 96 (2): 97-105.

[14] SL 318—2011,水利血防技术规范 [S]. 北京:中国水利水电出版社,2011.

[15] 陈红根，林丹丹．洪涝灾害对鄱阳湖区血吸虫病传播的影响及其控制策略研究Ⅰ．洪灾当年与灾后1年疫情分析 [J]．中国血吸虫病防治杂志，2001，13 (3)：141-146.

[16] 陈名刚．世界血吸虫病流行情况及防治进展 [J]．中国血吸虫病防治杂志，2002，14 (2)：81-83.

[17] 邓淑媛．泄水建筑物进水口水面漩涡的形成及其克服方法的探讨 [J]．水利水运科学研究，1986，(4)：51-56.

[18] 方雄，尹常明．水力旋流防螺装置研究 [J]．中国血吸虫病防治杂志，2004，16 (6)：461-462.

[19] 高风华，张世清，张功华，等．水利血吸虫病防治工程控制钉螺效果评价 [J]．热带病与寄生虫学，2012，9 (2)：69-73.

[20] 郭家钢．中国血吸虫病综合治理的历史与现状 [J]．中华预防医学杂志，2006，40 (4)：225-228.

[21] 洪青标，姜玉骥，杨坤，等．钉螺卵在恒温环境中发育零点和有效积温的研究 [J]．中国血吸虫病防治杂志，2005，16 (6)：432-435.

[22] 胡飞，林丹丹，张宝龙，等．都昌县堵汊蓄水工程对血吸虫病传播影响的研究 [J]．中国血吸虫病防治杂志，2003，15 (3)：177-181.

[23] 胡钢，朱朝峰，李君祥，等．君山区西闸中层引水工程防螺防蚴效果 [J]．中国血吸虫病防治杂志，2010，22 (3)：281-283.

[24] 黄轶昕，孙乐平，洪青标，等．洪涝灾害后长江下游洲滩钉螺消长和扩散趋势纵向观察 [J]．中国血吸虫病防治杂志，2004，16 (4)：253-256.

[25] 李大美，赖永根．无螺取水设计 [J]．水电能源科学，2001，19 (3)：85-88.

[26] 李国祥，周培盛，柯常禄，等．南湖湾部队农场涵闸拦螺工程结构及防螺灭蚴效果观察 [J]．中国媒介生物学及控制杂志，1996，7 (2)：154-156.

[27] 李景保，朱翔，周国华，等．洞庭湖区灾害性洪水对生态灾害群发的复合效应 [J]．生态学报，2002，22 (3)：334-340.

[28] 李石柱，郑浩，高婧，等．2012年全国血吸虫病疫情通报 [J]．中国血吸虫病防治杂志，2013，25 (6)：557-563.

[29] 李欣，刘云国，吴立勋，程政红．洞庭湖的景观动态分析 [J]．长江流域资源与环境，2002，11 (6)：543-548.

[30] 梁勋寅，王金胜，王能日，等．湖北省阳新县富水下游防洪灭螺治理一期工程疫情监测 [J]．中国血吸虫病防治杂志，2010，22 (5)：490-492.

[31] 卢金友，王家生，魏国远，等．“平垸行洪、退田还湖”对血吸虫病扩散的影响及对策研究 [J]．长江科学院院报，2011，28 (1)：1-5.

[32] 卢金友．SL/Z 318—2005 水利血防技术导则（试行）实施指南 [M]．北京：中国水利水电出版社，2005.

[33] 卢金友，黄悦，宫平．三峡工程运用后长江中下游冲淤变化 [J]．人民长江，2006 (9)：55-57.

[34] 卢金友，魏国远，王家生，等．沉螺池阻螺措施优化试验研究 [J]．人民长江，

2009 (13): 97 - 99.

[35] 卢金友，姚仕明，邵学军，等．三峡工程运用后初期坝下游江湖响应过程［M］．北京：科学出版社，2012.

[36] 卢金友，朱勇辉．三峡水库下游江湖演变与治理若干问题探讨［J］．长江科学院院报，2014 (2): 88 - 107.

[37] 毛守白．血吸虫生物学与血吸虫病的防治［M］．北京：人民卫生出版社，1990.

[38] 聂国祥，陈燕国．关于我国钉螺分布最高高程的管见［J］．中国血吸虫病防治杂志，1999，11 (2): 120.

[39] 宁安，陈年高，钟久河，等．鄱阳湖洲滩钉螺分布与水位变化的关系［J］．中国血吸虫病防治杂志，2004，15 (6): 429 - 433.

[40] 彭汛．水利工程与血吸虫病防治［M］．北京：中国水利水电出版社，2011.

[41] 皮建刚，罗旺德，胡天文，等．长沙市岳麓区傅家洲玉龙洲地区环改灭螺报告［J］．中国血吸虫病防治杂志，2000，12 (5): 318.

[42] 钱宁，万兆惠．泥沙运动力学［M］．北京：科学出版社，1983.

[43] 邱秀云，侯杰，周著．排沙漏斗的流场特性及输沙机理［J］．中国农村水利水电，1999 (4): 3 - 6.

[44] 佘力，陈杰，郭志贤，等．洞庭湖区沱江堵口建闸水淹灭螺研究［J］．中国血吸虫病防治杂志，2003，15 (4): 302 - 303.

[45] 唐国柱．钉螺扩散的研究［A］//卫生部血吸虫病研究资料汇编（1980 年—1985 年）［C］．南京：南京大学出版社，1987.

[46] 王义乾，梁勋寅，袁修柏，等．湖北省阳新县血吸虫病综合治理效果［J］．中国血吸虫病防治杂志，2012，24 (2): 237 - 238.

[47] 王毓洁，易平，罗志红，等．洞庭湖区涵闸运行与钉螺扩散分布的关系［J］．中国血吸虫病防治杂志，2012，24 (2): 183 - 185.

[48] 吴刚，苏瑞平，张旭东．长江中下游滩地植被与钉螺孳生关系的研究［J］．生态学报，1999，19 (1): 118 - 121.

[49] 吴晓华，许静，陈名刚．血吸虫病的预防与控制：WHO 专家委员会的报告［J］．国外医学寄生虫病分册，2003，30 (5): 214 - 218.

[50] 吴昭武，卓尚炯，吴秋泉，等．渠道分支口防钉螺扩散装置的实验研究［J］．中国血吸虫病防治杂志，2003，15 (4): 298 - 299.

[51] 魏国远，王家生，卢金友，等．中层取水防螺措施优化试验研究．长江科学院院报，2009 (5): 1 - 4.

[52] 徐兴建，杨先详，黄水生，等．中层取水工程设施防治涵闸扩散钉螺研究［J］．湖北预防医学杂志，1995，6 (2): 36 - 38.

[53] 徐兴建，杨先祥，宇传华，等．钉螺和螺卵的重率测定［J］．中国血吸虫病防治杂志，1993，5 (5): 303 - 304.

[54] 杨先祥，徐兴建，宇传华，等．钉螺和螺卵的静水沉降及运动方式的实验研究［J］．动物学杂志，1994，29 (6): 1 - 3.

[55] 袁鸿昌．中国血吸虫病防治成就与经验［J］．中华流行病学杂志，1999，20 (1): 3

-6.

[56] 张功华，汪天平，张世清，等．长江安徽段新生洲滩的形成与钉螺滋生关系研究[J]．中国媒介生物学及控制杂志，1998，9（6）：461-463.

[57] 张科，王朝新，徐国坤，等．栖霞区三江河混凝土护坡控制血吸虫病效果观察[J]．中国血吸虫病防治杂志，2002，14（5）：398-399.

[58] 张利娟．鄱阳湖区水位变化对血吸虫病传播的影响[D]：〔硕士学位论文〕．北京：中国疾病预防控制中心，2008.

[59] 张世清，汪天平，张功华，等．安徽省移民建镇试区血吸虫病流行因素调查[J]．中国寄生虫病防治杂志，2004，17（5）：288-290.

[60] 张威，熊正安，徐兴建，等．钉螺静水沉速及其在江河扩散运动方式初探[J]．长江科学院院报，1990，7（4）：70-74.

[61] 张威，熊正安，潘庆燊，等．钉螺扩散方式及防治钉螺扩散工程研究[J]．人民长江，1993，24（8）：45-49.

[62] 张威，熊正安，陈伟，等．钉螺起动流速试验研究[J]．长江科学院院报，1994a，11（4）：23-29.

[63] 张威，熊正安，杨先祥，等．钉螺动水沉降速度研究[J]．长江科学院院报，1994b，11（1）：62-68.

[64] 张旭东，杨晓春，彭镇华．钉螺分布与滩地环境因子的关系[J]．生态学报，1999，19（2）：265-269.

[65] 郑江．我国血吸虫病防治的成就及面临的问题[J]．中国寄生虫学与寄生虫病杂志，2009，27（5）：398-401.

[66] 周晓农，汪天平，林丹丹，等．我国血吸虫病的防治策略及其效果[J]．国际医学寄生虫病杂志，2009，36（5）：266-273.

[67] 周晓农．实用钉螺学[M]．北京：科学出版社，2005.

[68] 周著，唐毅，吴持恭．排沙漏斗水流结构及对输沙过程的影响[J]．水动力学研究与进展：A辑，1996（2）：181-187.

[69] 朱红，元艺，徐兴建．南水北调中线引江济汉工程对血吸虫病传播风险评估及干预措施[J]．中国血吸虫病防治杂志，2010，22（5）：415-419.

[70] 朱诗好，魏望远，徐昕，等．大堤外侧隔离沟改造血吸虫易感地带的效果[J]．中国血吸虫病防治杂志2002，14（6）：431-435.

[71] 邹先胜，廖林贵，胡承雄，等．阳新县血吸虫病流行现状与防治对策[J]．中国血吸虫病防治杂志，2004，16（5）：391-392.